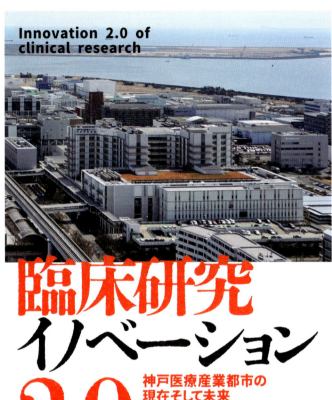

Innovation 2.0 of clinical research

臨床研究イノベーション 2.0

神戸医療産業都市の現在そして未来

監修：木原康樹　編集：橋田 亨

MCメディカ出版

発刊に寄せて

　今、最先端にいるということはどうしてわかるか。その先に道がないということでわかる。なぜ最先端のその先を求めるか。今に満足せず、もっと良いものを求めるからである。なぜ最先端のその先の医療を求めるのか。今に満足せず、今最善とされるもののその先を目指すからである。より効果的な医療、より患者に優しい医療を求めるからである。

　地域医療を主たる任務とする市民病院がなぜ臨床研究をする必要があるのか。今最善と考えられている医療が、すなわち最先端の医療である。最先端の、すなわち今最善の医療を尽くしてこそ、その先を求めることになる。今最善の医療を尽くしていれば、その先にまだ道はない。地域医療の最前線に立ちながら、より効果的で、より負担の少ない医療を求めるなら、自分たちで道を開かなければならない。それがすなわち臨床研究であり、臨床研究の目的である。道を開くためには最先端にいなければならないし、最先端にいてこそ開くべき道が見えてくる。これが地域医療従事者としての矜持であり、中央市民病院一同の矜持である。

　地域医療を担う医療者であるからこそ、現在の最先端医療の問題や限界を日々痛感することになる。臨床医が行う臨床研究の意義がここにある。研究を行えば、そこから得られる結論があり、今後の研究の指針があり、さらなる疑問が生じてくる。これらをまとめ上げたものが研究論文であり、医療者間のコミュニケーションの最も信頼できる手段である。また論文を仕上げることは、ある問題点についてのこれまでの歴史、今解決すべき問題点、研究から明らかになった事実と推論、未解決の点とその解決のための提言などを含む。これらを完成することは執

筆した臨床医がある研究課題についての解決能力と他者からの批判に耐えうる知識と理解力を持っていることを示すものである。論文執筆能力とはそのようなものであり、優れた臨床医としての証左である。

　最先端を追求するのは、今最善と思われる医療を行っているからこそである。もっと優しい医療を求めるからである。病める人を救うという mission を根底に、病める人を救いたいという passion があり、病める人とともに歩みたいという compassion を持つことが臨床研究の基本理念である。

　井村裕夫先生が構想・推進されてきた神戸医療産業都市における臨床研究推進拠点としての役割は、優れた地域医療、先端医療を行っている中央市民病院の責務であり、そこで得られた臨床研究推進のための知識と情報を広く提供することによって全国での臨床研究がさらに推進されることを期待する。

　2025 年 2 月

地方独立行政法人 神戸市民病院機構

理事長　橋本信夫

監修の序
天空の架け橋

　港島は神戸市街沖に位置する人工島であり、ポートアイランドの愛称で親しまれている。三宮と島とを結ぶポートライナーの医療センター駅周辺は、第2工期において造成された島南半分の中心街区である。駅の改札を出て左に曲がると、そのまま先端医療センターの2階ロビーに直結している。大理石をふんだんに配したロビー吹き抜けは南からの陽光を入れて眩しい。2000年に設立された先端医療振興財団の中核施設として着工されたこの建物は2003年に完工し、2014年には「滲出型加齢黄斑変性に対する自家iPS細胞由来網膜色素上皮シート移植に関する臨床研究」で世界初の移植手術を実施したほか、多くの臨床研究や医療機器開発の拠点として輝かしい歴史を創出してきた。まさに神戸医療産業都市構想の象徴的存在である。京都大学総長、日本学士院長などを歴任した井村裕夫がここ先端医療振興財団の理事長に就任したのは2004年であり、日本初の医療産業クラスターの整備が着々と進行している時代であった。

　先端医療センターの建物は鉄筋5階建てであり、2階部分には前述のエントランスロビーと外来診療施設を有し、3～4階は財団の事務室や会議室が占めた。一方1階には、手術室、独自のサイクロトロン装置を擁するPET（ポジトロン断層法）診断装置や放射線治療室が配備され、特殊な診断過程や治療手法にも対応する高度な設備が整えられていた。加えて最上階の5階部分は天井からの採光が配慮された明るい個室病棟60床からなり、そのうちの19床は無菌室・準無菌室仕様として出入口や空調・水回りが配置されていた。すなわち先端医療センター病院は、通常の診療のみではなく実験的な臨床研究を実現するためのテストベッドとして整備されており、その建設から20年を経た現代においても最先端を誇れる医療施設であった。

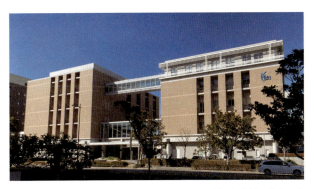

神戸国際ビジネスセンター前より道路を隔てて北側の旧先端医療センター (IBRI)、現在の神戸市立医療センター中央市民病院井村記念南館を臨む。右手先端医療センター病院部門と左手同研究部門とは2階のロビーだけでなく5階の病棟部分と研究所内細胞培養施設 (CPC) とが天空の通路で結ばれている。研究部門の左手奥には理化学研究所神戸キャンパス、かつての発生・再生科学総合研究センター (CDB) が連なる。[著者撮影]

　最上階の病棟南端には、この病棟と建物西側半分とを直結する通路がある。現在は閉ざされ使われることのない天空の架け橋の向こう側には、先端医療センター研究部門が配されており、そこにあるGMP準拠の細胞培養施設（CPC）から直接病棟へのアクセスが可能であった。さらに研究部門は西隣に設置された理化学研究所発生・再生科学総合研究センター（CDB）と連結していた。つまり臨床患者からの検体や試料が基礎研究部門へ届けられたり、基礎研究部門の試験的薬物などがこの架け橋を渡って直接被験者に提供されたりする場面が想定されていたわけであり、この建物の構造はそのようなベッドサイドツーベンチ・ベンチツーベッドサイドの理念を愚直に表現していた。

　井村裕夫が『臨床研究イノベーション』（中山書店）を執筆・出版したのは2006年である。先端医療センター（IBRI、2000年）を中核として、同2000年には理研CDB（発生・再生科学総合研究センター）が誘致され、続いて臨床研究情報センター（TRI、2001年）が設立、2006年には神戸医療機器開発センター（MEDDEC）が稼働し、さらには理研分子イメージングセンター（MIC、

2006年）の建設が進んでいるという具合に、トランスレーショナルリサーチ（TR、橋渡し研究）の死の谷を埋める仕掛けが文字通りクラスターとして港島周辺に立ち上がりつつあった。その様子を、井村は「胸に温め続けていたが、思いもよらずそれを実現する機会を得た」と記載している。実際にCDBを中心に研究が顕著に活性化し、国際的な成果が次々発表された。とりわけ笹井らがマウスES細胞から網膜組織を再生することに成功（2011年）して、2014年には前述のごとく高橋らによる自家iPS細胞を用いた世界初の臨床試験へと進行し、再生医療都市神戸の名が世界に轟いた。

　一方、先端医療センターのその後は、必ずしも順風満帆であったわけではない。2014年のSTAP細胞を廻る研究不正疑惑などを発端に理研CDBは再編され、再生医療を中心とした研究から多細胞システム形成へと軸足を移すこととなった。MICでの臨床試験早期におけるPETマイクロドーシングは放射性同位元素取り扱いをめぐる厳しい規制の下で実現が困難であった。加えて、ディオバン事件などを契機としてわが国の臨床研究制度が抜本的に見直され、改正臨床研究法として2018年より施行されるに至った。文部科学省の主導するTR拠点整備事業により、国立大学を中心とした橋渡し研究拠点のネットワークが整備されたり、厚生労働省のもとでは、臨床研究中核病院の指定が並行して進められたりした。そのため神戸医療産業都市のかつての優位性は次第に相対化していった。

　2017年11月に先端医療センター病院は閉院し、病床は神戸市立医療センター中央市民病院に合併吸収、名称は同院井村記念南館と改められた。先端医療センターの臨床研究・治験などを継承するために中央市民病院には新たに臨床研究推進センター（CCRI）が設立された。先端医療センター研究部門は財団法人 先端医療振興財団を改組（2018年4月）した公益財団法人 神戸医療産業都市推進機構に吸収され、同機構の研究部門となった。その結果、先端医療センターを構成していた東西2棟の機能的ダイナミズムは体制からして失われ、両者の「橋渡し」を具体に実現するはずであった「天空の架け橋」は無念にも象徴にすぎない存在となった。

　このような歴史の栄光や挫折を反芻しながら、ここポートアイランドで医療に

携わり、同時に医療の進歩を作り出そうとしている人々が数多集積している。その人々は、かつて井村裕夫が見た夢を再び実現するためには、その後の30年間に生じた内外の変化を冷静に認識するとともに、その間、この人工島ポートアイランドに蓄えられた様々なインフラや人材を精緻に調査し、それをどのように結合するべきかを考えている。そのような智恵を纏めるための本書を『臨床研究イノベーション2.0』と名付けたのは、井村と意を共にしつつも、彼を乗り越えるためである。人々は使われることのない「天空の架け橋」を見上げつつ、それ以外にも様々なパスウェイが在ることを明確に認識している。本書はその実現のための一歩であることをその序に記載しておきたい。

2025年2月

神戸市立医療センター中央市民病院

病院長　木原康樹

Contents

発刊に寄せて
橋本信夫 ……………………………………………………………… 2

監修の序　天空の架け橋
木原康樹 ……………………………………………………………… 4

執筆者一覧 …………………………………………………………… 12

第1章　臨床研究とは

01　基礎研究と臨床研究—臨床研究と橋渡し研究の重要性—
杉山大介 ……………………………………………………………… 16

02　臨床研究の歴史と医の倫理
久米 学 ……………………………………………………………… 28

03　臨床研究の種類と規制
小田稔彦 ……………………………………………………………… 39

04　医療現場での臨床研究のすすめ—啓発と教育—
宮越千智 ……………………………………………………………… 59

05　臨床研究を支える組織と人材
興津美由紀、小田稔彦、室井延之 ………………………………… 66

第2章　神戸医療産業都市構想

01 日本最大級のバイオメディカルクラスターの歩み
村上雅義 …………………………………………………………… 76

02 クラスター形成によるイノベーション創出
山手政伸 …………………………………………………………… 85

03 産学官医連携による研究開発から事業化まで
川本篤彦 …………………………………………………………… 97

04 これからの医療産業都市のあり方
西川尚斗 …………………………………………………………… 111

第3章　先端医療開発の実例

01 iPS 細胞などを用いた再生医療
髙橋政代 …………………………………………………………… 120

02 iPS 細胞を用いたパーキンソン病治療に対する細胞移植
森実飛鳥 …………………………………………………………… 130

03 国産初の手術支援ロボット "hinotori™" の開発
藤澤正人 …………………………………………………………… 140

04 「富岳」で目指すシミュレーション・AI 駆動型次世代医療・創薬
奥野恭史、荒木望嗣 ……………………………………………… 152

第4章　臨床現場から発した臨床研究

01 脳卒中医療と脳血管デバイス開発
坂井信幸 ……………………………………………………… 162

02 PET を活用した臨床研究：認知症および悪性腫瘍への応用
山根登茂彦 …………………………………………………… 171

03 難治性疾患の治療法開発に向けて
古川 裕 ……………………………………………………… 180

04 人工内耳術後の臨床研究の新たな展開
山本典生 ……………………………………………………… 185

05 膠原病の新たな病態バイオマーカーの開発
大村浩一郎 …………………………………………………… 193

06 急速破壊型股関節症のメカニズム解明と治療開発
安田 義 ……………………………………………………… 198

07 10 年間日本一の救命救急と臨床研究
松岡由典、有吉孝一 ………………………………………… 205

08 100 年に一度の現象の真っ只中での臨床研究
土井朝子 ……………………………………………………… 212

09 医療現場の疑問に応える臨床疫学研究
宮越千智 ……………………………………………………… 218

10 こどもの注射の痛みを和らげる医工連携の成果
岡藤郁夫 ……………………………………………………… 224

11 最適な薬物治療につなげる臨床薬学研究
池末裕明 ……………………………………………………… 231

12 こどもの難治性疾患に治療の道を拓く
飯島一誠 ……………………………………………………… 238

13 低侵襲がん医療と臨床研究
秦 明登、馬屋原 博、藤井正彦 ………………………… 249

14 大学薬学部と医療機関の連携
福島恵造、岸本修一 ……………………………………………… 257

15 CURE-KOBE へつながる地域一体型リハビリテーション研究
岩田健太郎 ……………………………………………………… 264

16 心不全患者の心エコーと臨床研究
鳥居裕太 ………………………………………………………… 273

第5章　医療の未来を拓く臨床研究

01 日本型エコシステム構築による医療機器イノベーション
保多隆裕 ………………………………………………………… 284

02 レギュラトリーサイエンス研究と人材養成
坂井千秋 ………………………………………………………… 292

03 日本の医薬品安全保障と創薬エコシステム
　—神戸医療産業都市の役割—
橋田 亨 ………………………………………………………… 300

04 ファーマコメトリクス研究の国際連携とこれから
水野知行 ………………………………………………………… 309

05 臨床研究における次世代情報基盤のあり方
竹村匡正 ………………………………………………………… 320

06 求められる未来の医療と臨床研究
木原康樹 ………………………………………………………… 328

結びに当たって：変貌する医学と神戸医療産業都市のチャレンジ
成宮 周 …………………………………………………………… 341

執筆者一覧

〈監修〉　木原康樹　神戸市立医療センター中央市民病院 病院長

〈編集〉　橋田　亨　神戸市立医療センター中央市民病院 院長補佐／臨床研究推進センター長

執筆（50音順）

荒木望嗣　京都大学大学院医学研究科人間健康科学系専攻ビッグデータ医科学分野 特定准教授

有吉孝一　神戸市立医療センター中央市民病院救命救急センター長／救急科 部長

飯島一誠　兵庫県立こども病院 院長

池末裕明　名古屋大学医学部附属病院薬剤部 教授・薬剤部長
前 神戸市立医療センター中央市民病院薬剤部 副部長

岩田健太郎　神戸市立医療センター中央市民病院リハビリテーション技術部 技師長代行

大村浩一郎　神戸市立医療センター中央市民病院臨床研究推進センター臨床免疫研究部 部長

岡藤郁夫　神戸市立医療センター中央市民病院小児科 医長

興津美由紀　神戸市立医療センター中央市民病院臨床研究推進センター CRC 主査

奥野恭史　京都大学大学院医学研究科人間健康科学系専攻ビッグデータ医科学分野 教授

小田稔彦　神戸市立医療センター中央市民病院臨床研究推進センター 主幹／薬剤部 主幹

川本篤彦　公益財団法人 神戸医療産業都市推進機構医療イノベーション推進センター センター長

岸本修一　神戸学院大学薬学部 教授

木原康樹　神戸市立医療センター中央市民病院 病院長

久米　学　神戸市立医療センター中央市民病院 副薬剤部長／臨床研究監査室 部長代行／
臨床研究審査室 部長代行

坂井千秋　京都大学医学研究科医療機器等開発規制科学講座 兼 脳神経外科 特定准教授

坂井信幸　医療法人清仁会　シミズ病院 院長／脳神経外科
神戸市立医療センター中央市民病院臨床研究推進センター脳血管治療研究部 顧問

杉山大介　広島大学トランスレーショナルリサーチセンター 教授
神戸市立医療センター中央市民病院臨床研究推進センター 顧問

髙橋政代	神戸市立神戸アイセンター病院研究センター 顧問 株式会社ビジョンケア／株式会社 VC Cell Therapy 代表取締役社長
竹村匡正	兵庫県立大学大学院情報科学研究科 教授 神戸市立医療センター中央市民病院臨床研究推進センター臨床 AI 研究部 顧問
土井朝子	神戸市立医療センター中央市民病院感染症科 医長／感染管理室 室長
鳥居裕太	神戸市立医療センター中央市民病院臨床検査技術部
成宮　周	公益財団法人 神戸医療産業都市推進機構 理事長
西川尚斗	神戸市企画調整局 局長（医療産業担当）
橋田　亨	神戸市立医療センター中央市民病院 院長補佐／臨床研究推進センター長 神戸学院大学薬学部 教授
秦　明登	神戸低侵襲がん医療センター呼吸器腫瘍内科 主任部長
福島恵造	神戸学院大学薬学部 講師
藤井正彦	神戸低侵襲がん医療センター 理事長／病院長
藤澤正人	神戸大学 学長
古川　裕	神戸市立医療センター中央市民病院 副院長／循環器内科 部長／ 臨床研究推進センター難病研究部 部長
松岡由典	神戸市立医療センター中央市民病院救急科 医長／臨床研究推進センター学術研究推進部 副部長
馬屋原　博	神戸低侵襲がん医療センタ-放射線治療科 部長
水野知行	シンシナティ小児病院トランスレーショナル・臨床薬理部門 准教授、シンシナティ大学医学部 小児科学 准教授、京都大学大学院医学研究科先端国際医学講座 客員教授
宮越千智	神戸市立医療センター中央市民病院臨床研究推進センター学術研究推進部 部長／ 臨床 AI 研究部 部長／高難度研究推進部 部長／データ管理部 部長／小児科 医長
村上雅義	公益財団法人 神戸医療産業都市推進機構 専務理事（代表専務理事）
室井延之	神戸市立医療センター中央市民病院臨床研究推進センター管理支援部 部長／薬剤部 部長 神戸市立神戸アイセンター病院 薬剤部長
森実飛鳥	神戸市立医療センター中央市民病院臨床研究推進センター再生医療研究部 部長／ 細胞治療センター センター長
保多隆裕	神戸大学大学院医学研究科医療創成工学専攻 特命教授
安田　義	神戸市立医療センター中央市民病院 副院長／整形外科 部長
山手政伸	公益財団法人 神戸医療産業都市推進機構クラスター推進センター センター長
山根登茂彦	神戸市立医療センター中央市民病院臨床研究推進センター分子イメージング研究部 部長
山本典生	神戸市立医療センター中央市民病院臨床研究推進センター難聴研究部 部長

13

第 1 章

臨床研究とは

1

01 基礎研究と臨床研究
―臨床研究と橋渡し研究の重要性―

杉山大介

はじめに

　学術研究とは、研究者の自由な発想と研究意欲を源泉として行われる知的創造活動であり、人間の精神生活を構成する要素としてそれ自体優れた文化的価値を有するものである[1]。学術研究は人文・社会科学、自然科学のあらゆる学問分野にわたるものであるが、その視点や立場によりさまざまな分類が存在し、殊に医療分野を含む自然科学研究においては、基礎研究、応用研究、開発研究という段階が存在する[2]。

　2014年（平成26年）7月22日に健康・医療戦略推進本部は第1期医療分野研究開発推進計画を決定し、医療分野の研究開発に係る課題として、①文部科学省、厚生労働省、経済産業省が、バラバラに研究開発を実施しており、基礎から切れ目なく研究開発を支援する体制が不十分、②臨床研究・治験の実施体制が不十分で新薬の創出に時間がかかる、を挙げた[3]。すなわち、医療分野における橋渡し研究および臨床研究を強化する政策が掲げられている。本項では、臨床研究と橋渡し研究の重要性に関して概説する。

基礎研究

　基礎研究は主に、「真理の探究」「基本原理の解明」や「新たな知の発見、創出や蓄積」などを志向する研究活動である[4]。「令和元年版 科学技術白書」では、

複数のノーベル賞受賞者のコメントを記載している。2015年（平成27年）にノーベル物理学賞を受賞した梶田隆章氏は、「基礎研究は、今すぐ私たちの生活に役立つ性格のものではない。やがて人々の生活に役立つという側面と、物事の真理、自然界のより深い理解に近づくことを通して、人類全体の共通の知的財産を構築する側面、その二つがある」と述べている[4]。また、2016年（平成28年）にノーベル生理学・医学賞を受賞した大隅良典氏、2018年（平成30年）にノーベル生理学・医学賞を受賞した本庶 佑氏は、令和元年の時点で、応用・開発研究偏重になりつつあった傾向を危惧していた。同白書では、基礎研究の価値に関して、「基礎研究は決して『役に立たない』営みではなく、研究領域によって研究期間などの状況は大きく異なるものの、科学技術が急速に進展し、分野融合が複雑に起こっている現在においては、かなり短期間の尺度で、私たちの暮らしや社会に大きな影響を与え、私たちが日常的に実感できる価値をもたらす場面が多くなってきている。また、国際社会において、『人類全体の共通の知的財産の構築』に我が国が積極的に貢献し、世界から尊敬を集め、国民自らが誇りを持てるような国を目指していくという視点は極めて重要である」と言及しており[4]、基礎研究の重要性がうかがえる。何よりも、基礎研究による知の創出がなければ、応用研究、開発研究へ展開することは不可能である。そして実用化のためには、応用研究、開発研究へ一気通貫で推進するための橋渡し研究が重要となる。

臨床研究

　臨床研究は、医療における疾病の予防方法、診断方法および治療方法の改善、疾病原因および病態の理解ならびに患者の生活の質の向上を目的として実施される医学系研究であって、人を対象とするものと定義される[5]。2007年（平成19年）3月28日に作成された文部科学省の「医学教育の改善・充実に関する調査研究協力者会議最終報告」には、「臨床研究は、疾病の要因の探索、新しい医療技術の開発及び最適な医療の提供に必要なエビデンスの形成等において重要な役割を果たしている」と記載されている[6]。また、厚生労働省のウェブサイトでは、

■表 1-1-1　日本の分野ごとの論文数、Top10％補正論文数、Top1％補正論文数の伸び率
　　　　　分数カウント法［論文の生産への貢献度］

分数カウント 分野	論文数			論文数 Top10％補正論文数			Top1％補正論文数		
	PY2001 ~2003年 (平均値)	PY2011 ~2013年 (平均値)	伸び率	PY2001 ~2003年 (平均値)	PY2011 ~2013年 (平均値)	伸び率	PY2001 ~2003年 (平均値)	PY2011 ~2013年 (平均値)	伸び率
化学	10,416	9,134	↓ -12%	951	787	↓ -17%	91	64	↓ -30%
材料科学	4,542	3,607	↓ -21%	417	263	↓ -37%	32	32	→ -2%
物理学	10,836	8,825	↓ -19%	765	675	↓ -12%	59	55	↓ -8%
計算機科学 ・数学	2,219	2,433	↑ 10%	103	119	↑ 16%	8	8	→ 0%
工学	4,575	4,398	→ -4%	305	274	↓ -10%	22	29	↑ 35%
環境・地球科学	1,832	253100%	↑ 38%	113	195	↑ 73%	7	23	↑ 217%
臨床医学	13,241	14,990	↑ 13%	750	971	↑ 29%	47	51	↑ 9%
基礎生命科学	18,586	18,502	→ 0%	1,146	1,160	→ 1%	96	102	↑ 6%

PY：出版年（publication year）
トムソン・ロイター Web of Science XML（SCIE, 2014 年末バージョン）を基に、科学技術・学術政策研究所が集計

（文献 8 より転載）

「臨床研究は、医薬品・医療機器等の開発候補物質が実用化可能かといった開発の探索的研究手段として、重要なものです。また、同種同効薬同士の有効性に関する比較研究や、手術と抗がん剤の組み合わせとの関係で最も効果的な医薬品投与時期の研究など、様々な診療ガイドライン等の検討を行う場面においても臨床研究が実施されています」と記載されており、臨床研究の重要性が簡潔にまとめられている [7]。ここでの臨床研究とは、基礎研究、応用研究、開発研究の分類上は、どちらかと言えば応用研究、開発研究に該当すると考えられる。

　文部科学省科学技術・学術政策研究所は調査資料として定期的に「科学研究のベンチマーキング」を発行し、自然科学系の論文を基礎生命科学、臨床医学ほか、計 8 つの分野に分類して分析している。「科学研究のベンチマーキング 2015」では、日本の分野ごとの論文数の伸び率を、2001～2003 年と 2011～2013 年の平均値を比較して解析している [8]。分数カウント法で見ると、基礎生命科学（伸び率 0％）、臨床医学（＋13％）と論文数の伸び率がプラスを示している（表 1-1-

■表 1-1-2　分野毎の主要国の論文数、Top10%補正論文数、Top1%補正論文数の伸び率【分数】

分数カウント		論文数			Top10%補正論文数			Top1%補正論文数		
分野	国名	PY2001~2003年（平均値）	PY2011~2013年（平均値）	伸び率	PY2001~2003年（平均値）	PY2011~2013年（平均値）	伸び率	PY2001~2003年（平均値）	PY2011~2013年（平均値）	伸び率
臨床医学	米国	51,341	72,062	40%	7,552	10,343	37%	874	1,208	38%
	中国	2,333	18,146	678%	141	1,275	803%	13	68	402%
	ドイツ	12,406	15,110	22%	947	1,622	71%	78	159	104%
	英国	13,349	16,417	23%	1,416	2,156	52%	144	253	76%
	日本	13,241	14,990	13%	750	971	29%	47	51	9%
	フランス	7,576	9,120	20%	587	1,031	76%	51	114	122%
	韓国	1,796	8,558	377%	92	420	359%	3	20	656%
	全世界	159,309	267,630	68%	15,931	26,763	68%	1,593	2,676	68%
基礎生命科学	米国	70,276	84,550	20%	10,004	12,416	24%	1,152	1,487	29%
	中国	4,255	32,334	660%	186	2,323	1147%	13	152	1036%
	ドイツ	13,916	17,334	25%	1,438	2,215	54%	141	225	59%
	英国	14,842	15,850	7%	2,060	2,523	22%	227	291	28%
	日本	18,586	18,502	0%	1,146	1,160	1%	96	102	6%
	フランス	10,335	11,558	12%	994	1,427	43%	83	134	62%
	韓国	3,151	9,236	193%	146	496	240%	11	28	147%
	全世界	222,764	346,958	56%	22,276	34,696	56%	2,228	3,470	56%

PY：出版年（publication year）　　　　　　　　　　　　　　　　　　　（文献8より改変）

1)[8]。しかしながら、環境・地球科学分野（伸び率＋38％）と比較すると、伸び悩んでいる。分野別の解析を見ると、論文数、Top10%補正論文数、Top1%論文数、そのいずれにおいても、基礎生命科学研究の伸び率は芳しくなく、臨床医学研究の伸び率は良い。しかしながら、2011～2013年の基礎生命科学研究論文数は第3位と健闘しており、臨床医学研究のTop10%補正論文数、Top1%論文数は、米国、中国、ドイツ、英国、フランスに遅れをとっている（**表 1-1-2**）[8]。

　これらデータを踏まえて、さまざまな国家プロジェクトが動き出すことになる。2012年（平成24年）には、日本発の革新的な医薬品・医療機器の創出などを目的に、国際水準の臨床研究、難病などの医師主導治験および市販後臨床研究等の

中心的役割を担う「臨床研究中核病院」を整備する事業である、臨床研究中核病院整備事業が開始された[9]。

2013年（平成25年）4月23日、第7回産業競争力会議が開催された[10]。その配布資料には、医療分野における基礎、応用、開発の研究力を向上させるために、"「日本版NIH」の骨子"が記載されている[11]。National Institutes of Health（NIH）とは米国国立衛生研究所のことであり、21の研究所と6つのセンターから構成されている[12]。中でもNational Center for Advancing Translational Sciences（NCATS）は、トランスレーショナルサイエンスを推進するために2011年に設立された、NIHの中では最も若い組織である[13]。トランスレーショナルサイエンスとは、医薬品等の研究シーズを実用化するための「橋渡し研究（トランスレーショナルリサーチ）」を効率よく遂行するための考え方や原理について科学的に議論する学問分野と定義されており[14]、日本版NIHはNCATSの仕組みを参考にしようとしたことが推測される。

"「日本版NIH」の骨子"には以下の項目が記載されている（**表 1-1-3**）[11]。

その後、医療分野における法整備が進み、2014年には、再生医療等製品を新たに定義した医薬品医療機器等法（医薬品、医療機器等の品質、有効性及び安全性の確保等に関する法律）、再生医療に関する研究と治療に関する再生医療等安全性確保法（再生医療等の安全性の確保等に関する法律）、健康・医療戦略推進法、国立研究開発法人日本医療研究開発機構法が施行され、2015年（平成27年）4月1日に国立研究開発法人 日本医療研究開発機構（Japan Agency for Medical Research and Development；AMED）が誕生した。また、臨床研究中核病院整備事業に続き、2015年（平成27年）3月31日、局長通知医政発0331第69号にて「医療法の一部改正（臨床研究中核病院関係）の施行等について」が通知され[15]、同年4月1日より、臨床研究中核病院制度が開始となった。その趣旨として、「臨床研究中核病院制度は、日本発の革新的医薬品、医療機器等及び医療技術の開発等に必要となる質の高い臨床研究や治験を推進するため、国際水準の臨床研究や医師主導治験の中心的な役割を担う病院として、特定臨床研究に関する計画を立案し、及び実施する能力、他の病院又は診療所と共同して特定臨床研究

■表 1-1-3 「日本版 NIH」の骨子

○次の取組により、医療分野の研究開発の司令塔機能（「日本版 NIH」）を創設するため、所要の法整備を行う。
　一．司令塔の本部として、内閣に、総理・担当大臣・関係閣僚からなる推進本部を設置する。
　　　・政治の強力なリーダーシップにより、①医療分野の研究開発に関する総合戦略を策定し、重点化すべき研究分野とその目標を決定するとともに、②同戦略の実施のために必要な、各省に計上されている医療分野の研究開発関連予算を一元化し（調整費など）、戦略的・重点的な予算配分を行う。
　一．一元的な研究管理の実務を担う中核組織を創設する。
　　　・総合戦略に基づき、個別の研究テーマの選定、研究の進捗管理、事後評価など、国として戦略的に行うべき実用化のための研究を基礎段階から一気通貫で管理し、実務レベルの中核機能を果たす独立行政法人を設置する。
　　　※独立行政法人の設置は、スクラップアンドビルド原則に基づき行うこととし、公的部門の肥大化は行わない。
　一．研究を臨床につなげるため、国際水準の質の高い臨床研究・治験が確実に実施される仕組みを構築する。
　　　・臨床研究中核病院及び早期・探索的臨床試験拠点において、企業の要求水準を満たすような国際水準の質の高い臨床研究・治験が確実に実施されるよう、所要の措置を講ずる。
　　　・臨床研究・治験の実施状況（対象疾患、実施内容、進捗状況等）を適切に把握するため、知的財産の保護等に十分に留意しつつ、こうした状況を網羅的に俯瞰できるデータベースを構築する。
　　　・民間資金も積極的に活用し、臨床研究・治験機能を高める。
以上の三点を有機的・一体的につなげることで、司令塔機能の発揮に万全を期す。

（文献 11 より転載）

を実施する場合にあっては、特定臨床研究の実施の主導的な役割を果たす能力、他の病院又は診療所に対し、特定臨床研究の実施に関する相談に応じ、必要な情報の提供、助言その他の援助を行う能力、特定臨床研究に関する研修を行う能力を備え、かかる病院としてふさわしい人員配置、構造設備等を有するものについて臨床研究中核病院として承認するものであること」と記載されている。臨床研究中核病院制度が開始されて 10 年以上が経過し、2025 年 2 月時点で、15 の医療機関が承認されている[16]。臨床研究中核病院の承認には、臨床研究に携わる医師、歯科医師、薬剤師、看護師、臨床研究支援者（臨床研究コーディネーター、モニター、プロジェクトマネージャー、研究調整員、メディカルライター、研究倫理相談員、臨床検査専門員、研究監査員）、データ管理者、データマネージャー、生物統計家、薬事専門家などの人員要件を申請書に記載するのみならず、特定臨床研究の実施実績、援助実績、研修実績なども記載する必要がある[16]。

第 1 章｜臨床研究とは　21

2018年（平成30年）4月1日、医薬品等を人に対して用いることにより、その医薬品等の有効性・安全性を明らかにする臨床研究を法律の対象とすることとし、臨床研究の対象者をはじめとする国民の臨床研究に対する信頼の確保を図ることを通じてその実施を推進し、もって保健衛生の向上に寄与することを目的として、臨床研究の実施の手続、認定臨床研究審査委員会による審査意見業務の適切な実施のための措置、臨床研究に関する資金等の提供に関する情報の公表の制度等を定める「臨床研究法」が施行された[7]。併せて、医療機関などで実施される臨床研究について、「臨床研究法」および「再生医療等安全性確保法」の規定に基づき、厚生労働大臣に対して、実施計画の提出などの届出手続を行うためのシステムとして、Japan Registry of Clinical Trials；jRCT）が新設された[17]。jRCTは世界保健機関（WHO）により、WHOが指定する臨床研究データベース（WHO Primary Registry）として承認されており、医学雑誌編集者国際委員会（International Committee of Medical Journal Editors；ICMJE）が定める論文投稿に係る勧告における臨床研究データベースの要件を満たしている[17]。臨床研究の重要性を鑑みて、国家プロジェクトにより臨床研究を推進する体制が整備され、現在に至っている。

　「科学研究のベンチマーキング2023」においては、日本の分野ごとの論文数の伸び率に関して、2009～2011年と2019～2021年の平均値を比較して解析している[18]。論文数、Top10％補正論文数、Top1％論文数、そのいずれにおいても、基礎生命科学研究の伸び率は芳しくなく、臨床医学研究の伸び率は良い。しかしながら、2001～2003年と2019～2021年の平均値を比較すると、臨床医学研究に関しては、論文数（45％）、Top10％補正論文数（52％）、Top1％論文数（38％）、基礎生命科学研究に関しては、論文数（－1％）、Top10％補正論文数（－23％）、Top1％論文数（－19％）の伸び率であり、基礎生命科学研究の伸び悩みがうかがえる（**表1-1-4**）[18]。臨床医学研究の論文数は、ドイツ、英国、フランスを抜いて3位につけている。また、中国の成長が著しいことがかがえる。Top10％補正論文数、Top1％論文数は、「科学研究のベンチマーキング2015」の結果と同様に、米国、中国、ドイツ、英国、フランスに遅れをとっている。臨床研究推進

■表 1-1-4 分野ごとの主要国の論文数、Top10%補正論文数、Top1%補正論文数の伸び率【分数】

分数カウント		論文数			Top10%補正論文数			Top1%補正論文数		
分野	国名	PY2009~2011年（平均値）	PY2019~2021年（平均値）	伸び率	PY2009~2011年（平均値）	PY2019~2021年（平均値）	伸び率	PY2009~2011年（平均値）	PY2019~2021年（平均値）	伸び率
臨床医学	米国	68,124	91,986	35%	10,035	11,761	17%	1,152	1,392	21%
	中国	11,068	58,292	427%	709	5,117	621%	44	402	805%
	ドイツ	14,697	17,200	17%	1,339	1,745	30%	116	164	41%
	英国	15,423	18,820	22%	2,008	2,723	36%	223	347	55%
	日本	14,089	19,219	36%	858	1,139	33%	52	65	26%
	フランス	9,209	10,360	13%	893	1,190	33%	92	134	46%
	韓国	6,811	12,434	83%	339	730	115%	11	53	359%
	全世界	241,877	382,487	58%	24,188	38,249	58%	2,419	3,825	58%
基礎生命科学	米国	81,204	86,840	7%	11,720	10,598	-10%	1,369	1,281	-6%
	中国	22,506	97,409	333%	1,804	10,752	496%	115	918	695%
	ドイツ	16,449	18,801	14%	1,917	2,084	9%	197	228	16%
	英国	15,568	16,383	5%	2,352	2,271	-3%	263	272	3%
	日本	18,140	18,379	1%	1,134	881	-22%	105	78	-25%
	フランス	11,158	11,767	5%	1,294	1,199	-7%	123	118	-4%
	韓国	7,895	11,667	48%	444	826	86%	31	71	131%
	全世界	316,122	471,064	49%	31,612	47,106	49%	3,161	4,711	49%

PY：出版年（publication year）

（文献 18 より改変）

体制の強化によりその成果が垣間見えるものの、基礎研究の推進力が弱まっていることが示唆される。

橋渡し研究

　2021 年（令和 3 年）3 月 31 日に発表された橋渡し研究支援機関認定制度実施要綱では、「大学等において、高度かつ先進性の高い基礎研究成果や臨床現場からのニーズに基づくシーズの発掘・育成及び非臨床試験から臨床試験への展開を通して、医療への実用化を最終目標とする研究」と定義されている[19]。

2007年（平成19年）頃より橋渡し研究は注目され、「医学教育の改善・充実に関する調査研究協力者会議最終報告」では、「新しい医療技術の開発においては、生命科学の進歩を実際の医療へ展開する臨床への橋渡し研究（トランスレーショナルリサーチ）はますますその重要度が高まっている」と記載されている[6]。また、2007年（平成19年）4月26日には、「革新的医薬品・医療機器創出のための5か年戦略」が決定され、橋渡し研究を推進する体制、研究環境整備が開始された[20]。2007年（平成19年）度より第1期事業である「橋渡し研究支援推進プログラム」が開始され、2012年（平成24年）度より第2期事業である「橋渡し研究加速ネットワークプログラム」、2017年（平成29年）度より第3期事業期間である「橋渡し研究戦略的推進プログラム」が実施された。前述したとおり、2015年（平成27年）にはAMEDが設置され、臨床研究中核病院制度が開始された。2019年（令和元年）8月7日に発表された橋渡し研究総合支援戦略では、これら3期にわたる橋渡し研究整備事業における成果指標として、支援シーズ数による支援実績ならびに、医師主導治験届、企業治験届、ライセンスアウト、先進医療承認、製造販売承認申請、製造販売承認取得、保険医療化、その他の商品化に関する件数による開発実績が報告されている[21]。実用化は企業が主体となって実施するというこれまでの固定観念を覆し、アカデミア発シーズの実用化へ向けて、15年にわたる意識改革が行われたことになる。

2021年（令和3年）3月31日からは、文部科学省による橋渡し研究支援拠点認定制度が開始となった。現在12機関が認定されており、そのうち9機関は臨床研究中核病院にも認定されている[22]。橋渡し研究支援機関の認定には、橋渡し研究支援を実施する専門人材として、薬事担当者、メディカルライター、非臨床（安全性・動態）品質管理担当者、試験物品質管理担当者、臨床研究コーディネーター、データマネージャー、生物統計家、安全性情報担当者、情報システム担当者、モニター監査担当者、研究倫理相談員、法務担当者、起業・資金調達支援者、産学連携担当者、知的財産管理担当者、広報担当者、教育担当者、開発企画担当者、シーズ発掘担当者、シーズ評価担当者、プロジェクトマネージャー、拠点間連携担当者、拠点外支援担当者等の人員要件を申請書に記載する必要があ

る[23]。シーズ発掘、知的財産マネジメント、産学連携、品質管理以外の部分は臨床研究中核病院の人員要件と重複していることから、橋渡し研究支援機関および臨床研究中核病院が両輪となって一気通貫の開発推進体制を担っていることがうかがえる。AMEDでは、橋渡し研究支援機関および臨床研究中核病院を革新的医療技術創出拠点と称し、橋渡し、臨床研究の更なる強化を図り、シーズの開発及び実用化を推進している[24]。

おわりに

2007年（平成19年）に決定された「革新的医薬品・医療機器創出のための5か年戦略」を皮切りに、2014年（平成26年）に決定された第1期医療分野研究開発推進計画を経て、医療分野における橋渡し研究・臨床研究を強化する政策が推進されてきた。筆者は2012年より2020年まで革新的医療技術創出拠点である九州大学病院ARO次世代医療センターに在籍し、これら国家プロジェクトの推進に尽力し、新しい文化を醸成するための"産みの苦しみ"を体感してきた。また、革新的医療技術創出拠点の承認・認定維持のためには、莫大なエフォートを割く必要があることも経験した。

間違いなく日本は成長し、橋渡し研究や臨床研究を推進する基盤は整備されたものの、新たな課題が山積しつつある。電子化、Internet of Things（IoT）、人工知能（artificial intelligence；AI）などの技術革新が進み、リアルワールドデータの対応も必要である。臨床試験においては、GCPリノベーション（E8の近代化と引き続き行われるE6の刷新）が話題の一つであり、Good Manufacturing Practice（GMP）では当然であったQuality by Designという概念も、臨床試験の品質を担保する上で大切になっている。Decentralized clinical trials（DCT）も実施可能になり、国際化も進んでいることから、取り残されない努力も必要になる。また、常にサステナブルに橋渡し研究・臨床研究を推進するためには、支援体制の維持に加えて、組織の経済的な自立化、人員育成、キャリアパス形成を考えなければいけないものの、未着手の課題も散見される。橋渡し研究・臨床研

究が未来のために重要であることは言うまでもないが、「科学研究のベンチマーキング」を読み解く限り、基礎研究の推進力が弱まっていることが示唆される。基礎研究は開発の源であり、基礎研究の成果なくして応用研究、開発研究の発展はあり得ない。これからも、PDCAサイクルを回しながら、さらに基礎研究・橋渡し研究・臨床研究の継続的な発展を期待したい。

引用・参考文献

1) 文部科学省. 学術研究における評価の在り方について（報告）. https://www.mext.go.jp/b_menu/shingi/gijyutu/gijyutu4/toushin/attach/1337686.htm［2025/2/5 閲覧］
2) 文部科学省. 科学技術白書. 昭和42年版.
3) 医療分野研究開発推進計画. 平成26年7月22日健康・医療戦略推進本部決定. https://www.kantei.go.jp/jp/singi/kenkouiryou/senryaku/suishinplan_kettei.pdf［2025/2/18 閲覧］
4) 文部科学省. 令和元年版科学技術白書. https://www.mext.go.jp/b_menu/hakusho/html/hpaa201901/1411294.htm［2025/2/5 閲覧］
5) 厚生労働省. 臨床研究に関する倫理指針. 平成15年7月30日（平成16年12月28日全部改正）. https://www.mhlw.go.jp/general/seido/kousei/i-kenkyu/rinri/0504sisin.html［2025/2/5 閲覧］
6) 医学教育の改善・充実に関する調査研究協力者会議最終報告. 平成19年3月28日. https://www.mhlw.go.jp/shingi/2007/04/dl/s0420-9e-1.pdf［2025/2/5 閲覧］
7) 厚生労働省. 臨床研究法について. https://www.mhlw.go.jp/stf/seisakunitsuite/bunya/0000163417.html［2025/2/18 閲覧］
8) 科学技術・学術政策研究所. 科学研究のベンチマーキング2015. https://www.nistep.go.jp/archives/22400［2025/2/18 閲覧］
9) 厚生労働省. 臨床研究中核病院整備事業の公募結果. https://www.mhlw.go.jp/stf/houdou/2r985200000304vd.html［2025/2/17 閲覧］
10) 産業競争力会議. https://www.kantei.go.jp/jp/singi/keizaisaisei/skkkaigi/kaisai.html［2025/2/18 閲覧］
11) 「日本版NIH」の骨子及び「一般社団法人MEJ（Medical Excellence Japan）」の骨子. https://www.kantei.go.jp/jp/singi/keizaisaisei/skkkaigi/dai7/siryou06.pdf［2025/2/18 閲覧］
12) National Institutes of Health. Institutes at NIH. https://www.nih.gov/institutes-nih/list-institutes-centers［2025/2/17 閲覧］
13) National Center for Advancing Translational Sciences. https://ncats.nih.gov［2025/2/17 閲覧］
14) 国立研究開発法人日本医療研究開発機構. トランスレーショナルサイエンティストの素養とは ―

Translation Together からの提言—. https://www.amed.go.jp/news/topics/translation_together_20190513.html［2025/2/17 閲覧］

15）医療法の一部改正（臨床研究中核病院関係）の施行等について（平成 27 年 3 月 31 日医政発 0331 第 69 号）

16）厚生労働省. 臨床研究中核病院について. https://www.mhlw.go.jp/stf/seisakunitsuite/bunya/tyukaku.html［2025/2/18 閲覧］

17）臨床研究等提出・公開システム. https://jrct.niph.go.jp［2025/2/18 閲覧］

18）科学技術・学術政策研究所. 科学研究のベンチマーキング 2023. https://www.nistep.go.jp/archives/55391［2025/2/18 閲覧］

19）橋渡し研究支援機関認定制度実施要綱. 令和 3 年 4 月 31 日文部科学大臣決定. 令和 4 年 6 月 30 日改正. https://www.mext.go.jp/content/20220622-mxt_life-000013675_2.pdf［2025/2/18 閲覧］

20）内閣府・文部科学省・厚生労働省・経済産業省. 革新的医薬品・医療機器創出のための 5 か年戦略. 平成 19 年 4 月 26 日. 平成 20 年 5 月 23 日一部改定. https://www8.cao.go.jp/cstp/project/bt2/haihu2/sanko1_2.pdf［2025/2/18 閲覧］

21）橋渡し研究戦略的推進プログラム中間評価委員会. 橋渡し研究総合支援戦略. 令和元年 8 月 7 日. https://www.mext.go.jp/component/b_menu/shingi/toushin/__icsFiles/afieldfile/2019/09/20/1421363_002_1.pdf［2025/2/18 閲覧］

22）文部科学省. 橋渡し研究支援機関　機関一覧. https://www.mext.go.jp/a_menu/kagaku/hashiwatashi/index_00005.htm［2025/2/18 閲覧］

23）文部科学省. 橋渡し研究支援機関認定制度. https://www.mext.go.jp/a_menu/kagaku/hashiwatashi/index.htm［2025/2/18 閲覧］

24）国立研究開発法人日本医療研究開発機構. 革新的医療技術創出拠点ポータルサイト. https://top.auth.amed-sd.gcmcloud.jp［2025/2/18 閲覧］

Profile ｜ 杉山大介 ｜ 広島大学トランスレーショナルリサーチセンター 教授、神戸市立医療センター中央市民病院臨床研究推進センター 顧問

1996 年群馬大学医学部卒業。2003 年東京大学大学院医学研究科博士課程修了。フランス政府給費留学生、日本学術振興会海外特別研究員を経て、2006 年より九州大学へ奉職。2012 年より AMED 革新的医療技術創出拠点である九州大学 ARO 次世代医療センターに入職し、副センター長として橋渡し研究支援機能を立ち上げる。2020 年より広島大学トランスレーショナルリサーチセンター教授。現在に至る。神戸市立医療センター中央市民病院臨床研究推進センター顧問、群馬大学客員教授、台湾中央研究院客員教授を兼任。

02 臨床研究の歴史と医の倫理

久米 学

はじめに

　臨床研究は、医学の発展と福祉の向上に不可欠である。しかし、過去には、人権や倫理的配慮を欠いた状況で行われてきた。例えば、被験者の同意を得ることなく行われた実験や、経済的・社会的に弱い立場にある人々を対象にした研究が行われることがあった。その結果、被験者が深刻な健康被害を受ける事例や、科学の名のもとに人間の尊厳が無視されることも生じた。特に20世紀に入ると、科学の進歩とともに医療技術が飛躍的に進歩する一方で、その影には数多くの非人道的な研究が存在した。これらの事例は、研究倫理の重要性を改めて問い直す契機となり、国際的な倫理規範の制定を促した（**表 1-2-1**）[1]。人類が医学の進歩を追求する中で、どのようにして倫理的な枠組みを形成してきたのかを振り返ることは、臨床研究の意義を理解するうえで極めて重要である。

　本項では、このような背景を踏まえ、ニュルンベルク綱領、ヘルシンキ宣言、ベルモントレポートといった代表的な倫理規範がどのように誕生し、臨床研究の実践に影響を与えたのかを詳述する。さらに、臨床研究の倫理的課題として利益相反の問題が挙げられる。この課題も、臨床研究の歴史の中で繰り返されてきた倫理的な問題の一環と捉えられる。臨床研究の歴史を振り返り、現代の倫理的課題を解決するための指針を見出すことは、研究者としての責務であり、医療の質を向上させる基盤となる。本項を通じて、研究者が臨床研究の倫理的側面について深く理解し、実践に活かす契機となることを願う。

■表 1-2-1　研究倫理に関わる主な年表

年代	事例
1796 年	Edward Jenner が英国で、被験者（息子や近所の子どもたち）の同意やリスクの説明なしに天然痘ワクチンの実験を実施
1932〜1972 年	タスキギー梅毒研究：研究者が被験者に治療を提供せず
1939〜1945 年	ドイツ・オーストリアの科学者による強制収容所囚人や日本の科学者による中国戦争捕虜に対する研究
1946〜1947 年	ロチェスター大学の研究者が人体にウラン -234 を注入し耐性を研究
1947 年	ヒトを対象とした研究の倫理規範としてニュルンベルク綱領が採択される
1940〜1980 年代	米国政府が放射線の影響を研究するため、被験者（がん患者、妊婦、軍人など）に未説明での研究を実施
1950〜1963 年	米国のマインドコントロール研究：被験者に無意識のまま LSD（リゼルグ酸ジエチルアミド）を投与
1960 年	The Jewish Chronic Disease Hospital で、患者にがん細胞を注入する研究をインフォームド・コンセントなしで実施（研究者：Chester Southam）
1956〜1980 年	S. Krugman と J. Giles による知的障害児への肝炎実験（ニューヨーク州保健局が承認）
1964 年	世界医師会がヘルシンキ宣言を発表。ヒト対象研究の倫理原則を掲げる
1960〜1985 年	実験動物の人道的扱いに関する方針策定
1974 年	米国議会が国家研究法（National Research Act）を可決し、ヒトを対象とした研究に関する連邦規則を制定
1979 年	米国の「生物医学および行動学研究の対象者保護のための国家委員会」がベルモントレポートを発表。ヒトを対象とした研究の倫理原則を強調
1981 年	米国保健教育福祉省（現：米国保健福祉省）がヒトを対象とした研究規則を大幅改定
1989 年	米国国立衛生研究所（National Institutes of Health；NIH）がすべての大学院生に研究倫理教育を必須化
1990 年	米国がヒトゲノムプロジェクトを開始
1991 年	米国政府機関が Common Rule を採用。ただし環境保護庁は除外
1993 年	不妊治療研究者がヒト胚のクローン作製に成功
1998 年	ヒト胚性幹細胞の培養技術が確立。一部の国では研究が禁止され、他の国では推進される
1999 年以降	NIH と被験者保護局（Office for Human Research Protections；OHRP）が、米国政府が実施または支援する研究における被験者保護を指導。研究倫理教育を研究者に義務付ける
2002 年	国際医学団体協議会（Council for International Organizations of Medical Sciences；CIOMS）と世界保健機関（World Health Organization；WHO）が、「人を対象とする生物医学研究に関する国際的倫理指針」を採択

（文献 1 より改変）

02

臨床研究の歴史と医の倫理

第 1 章｜臨床研究とは　29

非人道的な事例と倫理規範の誕生

ニュルンベルク綱領

ニュルンベルク綱領は、第二次世界大戦後のニュルンベルク裁判を契機に1947年に制定された[2]。この規範は、非人道的な人体実験に対する反省から生まれたものである。**表 1-2-2**[1] に示した実験には、強制収容所に収容された人々を対象とした高高度試験や凍傷実験が含まれ、多くの犠牲者を出した。これらの実験では、被験者の生存や健康が軽視され、科学的探求が名目とされていたが、その実態は人間性を否定するものであった。

ニュルンベルク綱領は、このような非人道的な行為に対する厳しい反省から生まれた 10 カ条の倫理規範である。

◆**主な内容**

①**被験者の自主的な同意**：研究への参加は、被験者が自発的に同意する必要があ

■表 1-2-2　ナチスによる医学研究実験

分野	実験内容
遺伝学	遺伝に関する実験
感染症	感染症に関する研究
低体温・凍結	低温環境での耐久性を調査する実験
高高度（減圧）	高高度環境における人体の耐性を調査する実験
不妊手術	不妊化を目的とした手術の研究
双子の病原体曝露	双子を病原体にさらす実験
放射線照射	放射線照射に関する実験
薬理学的実験	薬物の効果を調べる実験
栄養・飢餓	栄養不足や飢餓状態での人体影響の調査
外傷	外傷を引き起こして人体への影響を調査する実験

（文献 1 より作成）

り、同意の前に研究内容やリスクについて十分な説明を受けるべきである。

②**研究の社会的利益**：実験は人類の利益に寄与し、ほかの手段では得られない重要な結果を目指すべきである。

③**動物実験の優先**：人体実験を行う前に、可能な限り動物実験やその他の手段で安全性を確認すべきである。

④**不要な苦痛の回避**：実験は被験者に不必要な身体的・精神的苦痛や傷害を与えないように設計されるべきである。

⑤**死亡や重篤な障害の回避**：被験者が死亡する可能性がある場合や、重篤な障害を引き起こす可能性が高い場合は、研究を実施してはならない。

⑥**研究者の責任**：実験は適切な資格を持つ科学者によって行われるべきであり、研究者は常に被験者の安全を最優先に考えるべきである。

これらの規定は、現代の研究倫理の基盤となっている。

ヘルシンキ宣言

ヘルシンキ宣言は、1964年に世界医師会（World Medical Association）によって採択され、ニュルンベルク綱領を基盤にしつつ、臨床研究の現場に即した倫理的指針を提供するものである[3]。この宣言は、医師が臨床研究を行う際の倫理的責任を明確にし、人間の尊厳と権利を保護することを目的としている。

◆**主な内容**

①**被験者の福祉の優先**：研究の目的がいかに科学的で有益であっても、被験者の福祉が最優先されるべきである。

②**インフォームド・コンセントの強化**：被験者が研究に参加することに同意する際、適切で十分な情報提供を受け、自由意思に基づいて決定を下せることを求めている。

③**倫理審査の義務化**：すべての臨床研究は、独立した倫理審査委員会の審査と承認を受ける必要がある。

ヘルシンキ宣言はその後も改訂を重ね、最新の医療技術や社会的状況に対応す

る倫理基準を提供し続けている。この宣言は、国際的な研究倫理の基準として広く認知され、各国の研究指針や法律に影響を与えている。

ベルモントレポート

ベルモントレポートは、1979年に米国で発表され、タスキギー梅毒実験を契機として作成された報告書である[4, 5]。この報告書は、以下の3つの基本原則を提唱している。

①**人格の尊重**：すべての人間は、自分自身の価値を尊重される権利を持つ。この原則は、インフォームド・コンセントを重要視している。

②**善行**：被験者の利益を最優先にし、害を避ける努力をすること。

③**正義**：研究の利益とリスクを公平に分配し、特定の集団が不当にリスクを負わされることを防ぐこと。

ベルモントレポートは、米国国内での倫理規範整備の基礎を築き、今日の臨床研究の基盤となっている。さらに、この報告書は国際的にも大きな影響を与え、多くの国の研究倫理の指針に影響を与えている。

日本における研究倫理規範の整備

非人道的な事例

日本における代表的な非人道的事例として、第二次世界大戦中に行われた731部隊による人体実験が挙げられる[6]。この部隊は、満州に拠点を置き、細菌戦の研究を目的として設立された日本陸軍の機関であり、正式名称は「関東軍防疫給水部」と呼ばれていた。

◆実験内容

731部隊では、以下のような残虐な実験が行われた。

①**感染実験**：ペスト菌や炭疽菌を用いて人為的に感染を引き起こし、その進行を

観察した。
②**極寒環境実験**：氷点下の環境下で人間の耐久性を試す実験が行われ、凍傷の進行を確認するために被験者の四肢を切断した。
③**毒ガス実験**：化学兵器の効果を測定するため、捕虜に対して毒ガスを使用した。
④**生体解剖**：実験後に被験者を殺害し、内臓や臓器の変化を観察する目的で解剖を実施した。

これらの被験者には、中国人捕虜や反体制派、さらには日本国内で不法に拘束された人々が含まれていたとされる。これらの実験は、人間の尊厳を完全に無視した扱いを特徴としており、数千人に及ぶ犠牲者を出したと推定されている。

◆**国際社会と国内の対応**

731部隊の問題は、現在でも国際的な議論の的となっており、日本国内でも過去の行為をどう捉えるかについて意見が分かれている。これらの事例は、日本の研究倫理の欠如を象徴するものであり、戦後の倫理規範整備が遅れた原因の一つと考えられる。

研究倫理規範の整備

ニュルンベルク綱領（1947年）やヘルシンキ宣言（1964年）が国際基準として確立する中、日本ではこれらの規範を国内で具体的に適用する動きが限定的であった。

◆**戦後の研究倫理規範の整備の遅れ**
①**早期対応の欠如**：日本では、戦後の復興において経済的・産業的発展が優先され、研究倫理の確立が後回しにされた。
②**研究倫理教育の不足**：医療従事者や研究者への研究倫理教育が不十分であり、多くの研究者が国際基準についての知識を持たない状況が続いた。

◆**原因と背景**
①**研究の自由を優先**：戦後の日本では、科学研究の自由が重視される一方で、被験者保護の意識が欠如していた。これにより、倫理的な基準を設ける必要性が

十分に認識されなかったと考えられる。

②**国際的な圧力による対応**：国内の動きではなく、国際社会からの批判や外圧により倫理規範の整備が進められた事例が多い。例えば、タスキギー梅毒実験が発覚した後の米国での動きが、日本における倫理意識向上に影響を与えたと考えられる。

◆**近年の状況**

①**国際基準への対応**：ヘルシンキ宣言やICH-GCPの導入により、国際基準への適合が進められた。

②**臨床研究に関する倫理指針の策定**：研究倫理に対する理解を深めるため、厚生労働省をはじめとする政府機関が中心となり、「人を対象とする生命科学・医学系研究に関する倫理指針」などの具体的な倫理指針が策定された。

③**臨床研究法の制定**：ディオバン事件[7]などの問題を契機に、臨床研究法（2017年）が制定され[8]、利益相反の開示や研究の信頼性が確保される制度が整備された。

利益相反に関する事例

ゲルシンガー事件

◆**概要**

　1999年、米国で発生したゲルシンガー事件は、臨床研究における利益相反と被験者保護の欠如を象徴する事例である[9]。ジェシー・ゲルシンガーは、遺伝性代謝疾患であるオルニチントランスカルバミラーゼ欠損症（OTCD）の遺伝子治療試験に参加したが、アデノウイルスベクターの投与が急性免疫応答を引き起こし死亡した。

◆**問題点**

①**リスク情報の不足**：過去の動物実験で同様のリスクが確認されていたが、被験者やその家族への十分な情報提供が行われていなかった。

②**利益相反の存在**：試験を主導した研究者が、関連企業から経済的利益を得ており、公正性が損なわれた可能性がある。

③**倫理審査の不備**：独立した倫理審査委員会がリスク評価を適切に行っていなかったことが判明した。

米国ではこの事件をきっかけに利益相反管理が強化された。

ディオバン事件

◆ 概要

日本では、2013年に発覚したディオバン事件が、利益相反の象徴的な事例である。ノバルティスファーマが資金提供した臨床試験で、降圧薬ディオバンの有効性が改ざんされたことが判明した[7]。

◆ 問題点

- 製薬企業の販売戦略や大学研究者の動機が、純粋な医学的研究に基づくものでなかった。
- 製薬会社社員によるデータの改ざんが発覚し、研究の信頼性が著しく低下した。
- 倫理審査委員会が適切に機能していなかった。
- 臨床研究に関わる資料が廃棄されており、データ管理が不十分であった。

ディオバン事件を受けて、日本政府は2017年に「臨床研究法」を制定した[8]。これにより、利益相反の開示と研究の信頼性が確保される制度が整備された。

今後の課題と対策

倫理審査の課題

◆ 課題

日本では倫理審査委員会の審査基準の一貫性や審査委員の不足、審査プロセスの時間的・費用的負担が問題視されている。

第1章｜臨床研究とは　**35**

上記課題に対しては、以下のような対策が考えられる。

- 倫理審査基準の統一と透明性の向上：全国的に統一された審査基準を導入し、透明性を高める取り組みが必要である。
- 審査委員の教育・研修の充実：最新の医療技術や倫理課題に対応できるよう、審査委員の教育・研修プログラムを整備する。
- 効率的な審査プロセスの確立：電子申請やデジタルツールを活用し、審査プロセスを効率化し、研究全体を円滑に進行する。

AI と倫理

AI 技術の進展は、医療における新たな可能性を切り開く一方で、倫理的課題への対応が求められている。欧州では 2024 年 5 月に「AI 法（Artificial Intelligence Act）」が成立した。本法は、AI システムを、そのリスクの強度と範囲によって 4 段階に分類し、規制の内容を調整するリスクベースアプローチを採用しており、透明性、公平性、プライバシー保護を義務づけるものである[10]。一方、日本では AI 倫理に関する包括的な法律は存在しないが、AI 活用を支える枠組みは整備されつつある。2019 年に日本政府が発表した「人間中心の AI 社会原則」では、公平性や説明責任が強調されており、AI の適正使用が求められている[11]。また法整備に向けた議論も進んでいる。AI を活用することにより、医療・福祉のさらなる向上が期待できるが、一方でデータの偏りや誤用によるリスクも存在する。これらの課題に対応するためには、倫理原則を踏まえた法整備と、それに基づく実践的なガイドラインの策定と運用が必要である。

おわりに

臨床研究の歴史は、非人道的な事例への反省から始まり、ニュルンベルク綱領、ヘルシンキ宣言、ベルモントレポートなどの国際的な倫理規範を通じて、被験者の権利と尊厳を守る基盤が築かれてきた。

現代では、AI の急速な普及などの技術の発展や研究の国際化が進む中で、新たな倫理的課題が次々に浮上している。これらの課題に対応するためには、以下の取り組みが必要である。

①**倫理規範の見直しと更新**：進化する技術や国際的な研究環境に適応するため、既存の倫理規範を継続的に見直す必要がある。

②**研究倫理教育の充実**：研究者や医療従事者への教育だけでなく、被験者や一般市民への啓発活動を通じて、研究倫理への理解を深める必要がある。

③**国際的連携の推進**：新たな課題に対して国際的な基準を策定し、研究の透明性と公正性を保証する仕組みを構築する必要がある。

　臨床研究は医学の進歩を支える基盤であり、その実践における被験者保護は、研究の信頼性と社会的な理解を得るための前提条件である。過去の事例から学び、現代の課題に適切に対応することで、臨床研究は持続可能な形でさらに発展していくと考える。

引用・参考文献

1）　Artal R, Rubenfeld S. Ethical issues in research. Best Pract Res Clin Obstet Gynaecol. 2017;43:107-14.
2）　Katz J. The Nuremberg Code and the Nuremberg Trial. A reappraisal. JAMA. 1996;276(20):1662-6.
3）　Declaration of Helsinki. https://www.wma.net/what-we-do/medical-ethics/declaration-of-helsinki/ [2024/12/26 閲覧]
4）　The Belmont Report. https://www.hhs.gov/ohrp/regulations-and-policy/belmont-report/read-the-belmont-report/index.html [2024/12/26 閲覧]
5）　Jones JH. Bad blood : the Tuskegee syphilis experiment. New and Expanded Edition. New York, Free Press, 1993.
6）　常石敬一. 七三一部隊：生物兵器犯罪の真実. 東京，講談社，1995.
7）　高血圧症治療薬の臨床研究事案を踏まえた対応及び再発防止策について（報告書）. https://www.mhlw.go.jp/stf/shingi/0000043367.html [2024/12/26 閲覧]
8）　臨床研究法（平成 29 年法律第 16 号）.
9）　Wilson JM. Lessons learned from the gene therapy trial for ornithine transcarbamylase deficiency. Mol Genet Metab. 2009;96(4):151-7.

10）The EU Artificial Intelligence Act.https://artificialintelligenceact.eu/ ［2024/12/26 閲覧］
11）内閣府. 人間中心の AI 社会原則. https://www8.cao.go.jp/cstp/aigensoku.pdf ［2024/12/26 閲覧］

Profile | **久米 学** | 神戸市立医療センター中央市民病院 副薬剤部長／臨床研究監査室 部長代行／臨床研究審査室 部長代行

2000 年 4 月に神戸大学医学部附属病院薬剤部に入職し、2010 年に同薬剤部副薬剤部長、2019 年に同臨床研究推進センター副センター長（兼務）に就任。院内の臨床研究に関わる体制整備に従事し、2021 年 4 月に臨床研究中核病院の承認を取得した。2022 年 4 月より神戸市立医療センター中央市民病院薬剤部副部長、臨床研究監査室部長代行（兼務）、2024 年 9 月に同臨床研究審査室部長代行（兼務）に就任し、現在に至る。

03 | 臨床研究の種類と規制

小田稔彦

はじめに

　医学・医療技術の発展と公衆衛生の向上のために、臨床研究は必要不可欠である。一方で、臨床研究は一般診療とは異なり社会・集団の利益に資するための活動であることから、そこには常に倫理的な課題、すなわち他人の利益のために参加者個人には搾取されるリスクが内在する[1]。

　社会からの信頼を維持し健全な研究活動を推進するうえで、研究者は、国際的な倫理規範はもとより、わが国で適用されるさまざまな規制（法令・指針など）を遵守し、倫理的・科学的に研究を実施することが求められている。

　現在、多くの医療機関で実施されている臨床研究は、① Good Clinical Practice（GCP）が適用される治験、②臨床研究法が適用される特定臨床研究、③倫理指針が適用される臨床研究に大別できるであろう。したがって、本項ではこれら3つの国内規制を中心に概説する。加えて、近年進歩が著しい再生医療・細胞治療技術を用いた研究の規制についても触れておきたい。

治験とGCP

GCP

　薬事承認目的の臨床試験は「治験」として、わが国ではほかの臨床試験と法体

系上も区別されている。GCP とは、治験を含む医薬品の臨床試験の実施に関する基準のことを指す用語であり，わが国における GCP は、通称「GCP 省令」と呼ばれる厚生労働省令に示された基準である[2]。

薬機法（医薬品、医療機器等の品質、有効性及び安全性の確保等に関する法律）では、医薬品等の薬事承認の申請時に提出される臨床試験成績は、「厚生労働省令で定める基準」に従って収集・作成されなければならないことが定められている[3]。また治験依頼者（又は自ら治験を実施する者）及び実施医療機関は、「厚生労働省令で定める基準」に従って、それぞれ治験を依頼、実施などしなければならないことが規定されている[3]。この「厚生労働省令で定める基準」が GCP 省令のことである。

GCP 省令の概要

GCP 省令の章構成を**表 1-3-1** に示した[2]。第二章「治験の準備に関する基準」と第三章「治験の管理に関する基準」は、それぞれ第一節部分が治験依頼者（開発企業）の遵守事項、第二節部分が医師主導治験における「自ら治験を実施する者」の遵守事項である。第四章は治験実施医療機関及び治験審査委員会

■表 1-3-1　GCP 省令の章構成

第一章　総則
第二章　治験の準備に関する基準
　第一節　治験の依頼をしようとする者による治験の準備に関する基準
　第二節　自ら治験を実施しようとする者による治験の準備に関する基準
第三章　治験の管理に関する基準
　第一節　治験依頼者による治験の管理に関する基準
　第二節　自ら治験を実施する者による治験の管理に関する基準
第四章　治験を行う基準
　第一節　治験審査委員会
　第二節　実施医療機関
　第三節　治験責任医師
　第四節　被験者の同意
第五章　再審査等の資料の基準
第六章　治験の依頼等の基準

(Institutional Review Board；IRB）が遵守すべき事項となっており、第一節が IRB に係る事項、第二節が医療機関の実施体制などに係る規定、第三節が治験責任医師の要件や責務、第四節が被験者の同意に係る規定となっている。第五章は、製造販売後臨床試験について GCP 省令を適用する際の読替え規定等である。

また課長通知として発出されている「GCP ガイダンス」は、GCP 省令に適合した治験を円滑に実施するために、GCP 省令の各条文についての解釈や運用方針等、より具体的かつ実務的な内容が記載されており、医療機関での実務において最も参照される文書である[4]。

GCP 法制化とその後の変遷

わが国で最も古い GCP は、1989 年（平成元年）10 月に当時の厚生省薬務局長通知として発出された GCP（いわゆる「旧 GCP」）である[5]。しかし、旧 GCP はわが国特有の制度に基づく規定が多く、被験者からの口頭による同意も許容されていた[5]。また、旧 GCP は法的拘束力を持たなかった。

医薬品開発の国際化に伴う臨床試験データの相互受入れを促進するため、日米 EU 三極による医薬品規制調和国際会議（International Council for Harmonisation of Technical Requirements for Pharmaceuticals for Human Use；ICH）において、ヘルシンキ宣言の原則に基づき国・地域ごとの GCP を踏まえた国際的ガイドライン（ICH-GCP）が作成され、1996 年に最終合意に至った[6]。

一方、わが国では、1980 年代に非加熱血液製剤による HIV 感染が社会問題化し、また 1993 年に生じた新規抗ウイルス薬の他剤併用による薬害事件などを受けて、ICH-GCP への準拠と治験の規制強化が必要とされた[7]。その後、1996 年 6 月の薬事法（現・薬機法）改正により[8]、わが国の GCP が法制化され、「GCP 省令」が 1997 年 4 月から施行された。

GCP 省令では、旧 GCP において試験実施主体であった治験総括医師の制度が廃止され、治験依頼者（開発企業）の責任が強化されるとともに、治験依頼者及び治験責任医師の責務や役割が明確化された。また、IRB 機能の充実、文書同意

の義務化、健康被害への補償措置（保険、医療の提供など）、記録の保管、モニタリング・監査、規制当局による調査などの受入れ義務など、特に治験の責任体制や質の確保のための規定が充実化された。

GCP 省令はその後度々改正されているが、2003 年の改正[9]では、医師自らが治験を計画し実施する医師主導治験が可能となった。また、2016 年の改正[10]で拡大治験制度、2022 年の改正[11]で医薬品等の緊急承認制度に係る内容が反映された。

なお、2005 年には医療機器 GCP 省令[12]、2014 年には再生医療等製品 GCP 省令[13]がそれぞれ施行されたため、現在はいずれも医薬品と横並びの法規制となっている。

今後の動向

わが国の治験は海外に比べ非効率・高コストな面があると指摘されている[14]。現在、国内の治験効率化を図るための仕組み（治験エコシステム）早期導入を目指した「治験エコシステム導入推進事業」が独立行政法人 医薬品医療機器総合機構（Pharmaceuticals and Medical Devices Agency；PMDA）により進められている[15]。

国際的な動向としては、ICH-GCP の見直し作業が進行中であり、その改訂版［ICH E6（R3）］が間もなく最終合意に至ると思われる[16]。

今後これらの成果や内容をもとに、国内の GCP 省令やガイダンスが改正される可能性がある。

特定臨床研究と臨床研究法

臨床研究法制定の経緯

従来、治験以外の臨床試験は臨床研究に関する倫理指針[17]が適用となり、法

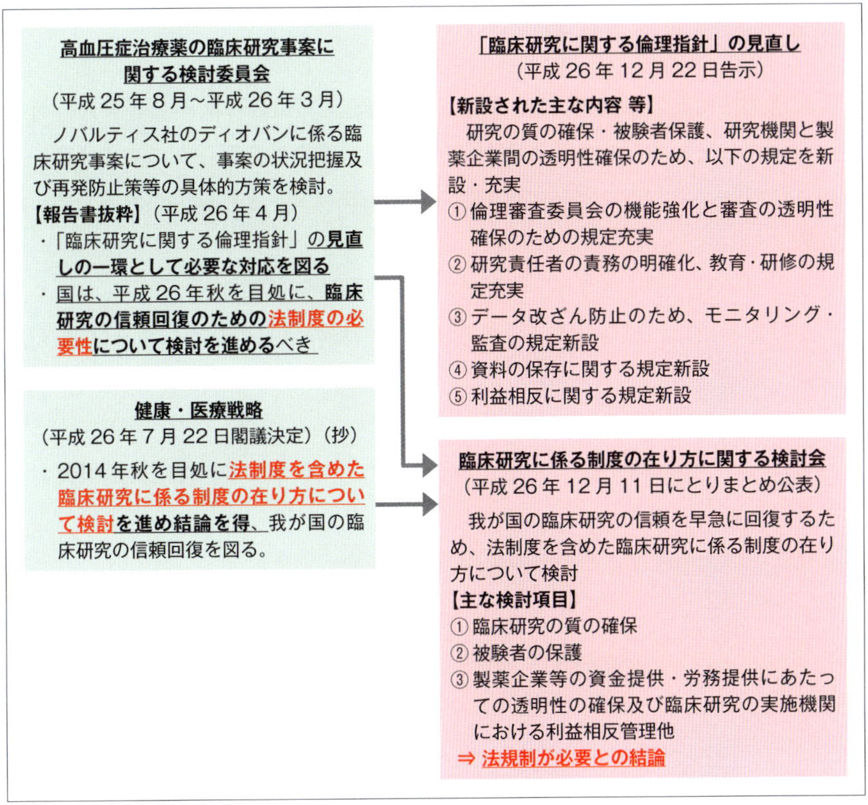

■図 1-3-1　臨床研究の不正事案に関する検討の経緯（厚生労働省「臨床研究法の概要」）
（文献 18 より転載）

規制の対象ではなかった。しかし、2013 年以降に臨床試験の不適正事案が相次いだことを受け、厚生労働省が設置した検討会など（「高血圧症治療薬の臨床研究事案に関する検討委員会」及び「臨床研究に係る制度の在り方に関する検討会」）において再発防止策に加え、法制度を含めた臨床研究に係る制度のあり方が検討された。その結果、わが国の臨床研究の信頼回復のためには法規制が必要との結論に至った（**図 1-3-1**）[18]。このような経緯から、2017 年 4 月 7 日に臨床研究法が成立し [19]、2018 年 4 月 1 日に施行された。

第 1 章｜臨床研究とは　43

臨床研究法の適用範囲

　臨床研究法における臨床研究（「法の臨床研究」）とは、「医薬品等を人に対して用いることにより、当該医薬品等の有効性又は安全性を明らかにする研究」と定義されている[19] [*1]。ただし、以下は「法の臨床研究」から除外される[19, 20]。

・治験
・製造販売後調査等（再審査、再評価、使用成績評価に係るもの）
・医療機器の認証に係る基準適合性に関する情報の収集のために行う試験（JIS規格に規定するもの）
・いわゆる「観察研究」[*2]

　さらに、「法の臨床研究」のうち、以下に該当するものは「特定臨床研究」と定義される。

・薬機法上の未承認又は適応外の医薬品等を用いる臨床研究

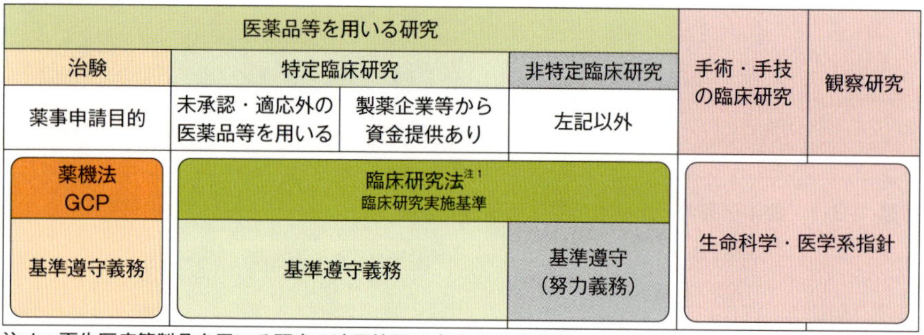

医薬品等を用いる研究				手術・手技の臨床研究	観察研究
治験	特定臨床研究		非特定臨床研究		
薬事申請目的	未承認・適応外の医薬品等を用いる	製薬企業等から資金提供あり	左記以外		
薬機法 GCP	臨床研究法[注1] 臨床研究実施基準			生命科学・医学系指針	
基準遵守義務	基準遵守義務		基準遵守（努力義務）		

注1：再生医療等製品を用いる研究の適用範囲は表 3-1-2 を参照。

■**図 1-3-2　臨床研究法の適用範囲のイメージ**（厚生労働省「臨床研究法の概要」）
　　　　　　（文献 18 より改変）

＊1：さらに「医薬品等を人に対して用いる」とは、「医薬品、医療機器又は再生医療等製品を人に対して投与又は使用する行為のうち、医行為に該当するものを行うことを指す」と定義される。
＊2：いわゆる「観察研究」とは、「研究の目的で検査、投薬その他の診断又は治療のための医療行為の有無及び程度を制御することなく、患者のために最も適切な医療を提供した結果としての診療情報又は試料の収集により得られた情報を利用する研究」と定義されている。一般的に観察研究と呼ばれるものとは定義が異なるので注意が必要である。

■**表 1-3-2　臨床研究法の適用範囲（再生医療等製品の場合）**

（厚生労働省「臨床研究法の概要」）（文献 18 より転載）

再生医療等製品を用いた研究の区分		臨床研究法 第2章 （臨床研究の実施）	臨床研究法 第4章 （資金提供関係）
再生医療等製品が 未承認・適応外	資金提供あり	適用除外 （再生医療法の対象）	適用
	資金提供なし		―
再生医療等製品が 適応内	資金提供あり	適用（義務）	適用
	資金提供なし	適用（努力義務）	―

・製薬企業等から資金提供を受けて実施される当該製薬企業等の医薬品等を用いる臨床研究

　臨床研究法の適用範囲のイメージは**図 1-3-2** のとおりである[18]。特定臨床研究は、臨床研究法の規定に基づき、厚生労働省令で定める臨床研究実施基準を遵守する義務がある。また、特定臨床研究を除く「法の臨床研究」（いわゆる非特定臨床研究）については、本基準の遵守が努力義務となっている。

　なお、未承認又は適応外の再生医療等製品を用いる「法の臨床研究」については、再生医療等安全性確保法[21] が適用となることに注意が必要である（**表 1-3-2**）[18]。

臨床研究法施行規則と臨床研究実施基準の概要

　臨床研究法施行規則の章構成と概要を**表 1-3-3** に示した[20]。臨床研究実施基準は第9条～第38条に示された規定である。

　なお、非特定臨床研究では、実施基準の遵守及び認定臨床研究審査委員会（Certified Review Board；CRB）への意見聴取が努力義務とされている。基準遵守にあたっては、施行通知、利益相反関係の通知・参考資料、Q＆A、品質通知など、各種通知・事務連絡の内容が実務の参考となるので、必要に応じて参照いただきたい[22]。

第1章｜臨床研究とは　　45

■**表 1-3-3　臨床研究施行規則（臨床研究実施基準）の章構成**
　　　※臨床研究実施基準は第 9 条～第 38 条

第一章　総則（第 1 条～第 7 条）
　用語の定義、適用外、など
第二章　臨床研究の実施（第 8 条～第 63 条）
　臨床研究実施基準、実施計画届出、説明と同意、記録の保存、疾病等報告、など

第 9 条　臨床研究の基本理念	第 21 条　利益相反管理計画の作成等
第 10 条　研究責任医師等の責務	第 22 条　認定臨床研究審査委員会の意見への対応
第 11 条　実施医療機関の管理者等の責務	
第 12 条　多施設共同研究	第 23 条　苦情・問い合わせへの対応
第 13 条　疾病等発生時の対応等	第 24 条　情報の公開等
第 14 条　研究計画書	第 25 条　臨床研究に用いる医薬品等の品質の確保等
第 15 条　不適合の管理	
第 16 条　構造設備その他の施設	第 26 条　臨床研究を行う際の環境への配慮
第 17 条　モニタリング	第 27 条　個人情報の取扱い
第 18 条　監査	第 28 条　本人等の同意
第 19 条　モニタリング・監査に従事する者に対する指導等	第 29 条～第 35 条〈削除〉
	第 36 条　試料等に係る個人情報の保護に関する措置
第 20 条　研究対象者に対する補償	第 37 条　記録の作成
	第 38 条　個人情報の保護に関する実施医療機関の管理者の協力

第三章　認定臨床研究審査委員会（第 64 条～第 87 条）
　委員会の設置・認定、審査意見業務、委員の教育・研修、記録の保存、情報の公開等
第四章　臨床研究に関する資金等の提供（第 88 条～第 91 条の 2）
　契約事項、特殊関係者の規定、公表事項・時期、再生医療等に該当する場合の読替規定、など
第五章　雑則（第 91 条の 3～第 96 条）

臨床研究法改正と今後の動向

　令和 6 年 6 月に臨床研究法が改正された [23]。本改正法は、今後、施行に必要な省令及び通知の改正を待ち、令和 7 年 5 月 31 日に施行となる [24]。

　本改正法の主な改正点の一つに、以下の通り特定臨床研究等の範囲の見直しがある [25]。

① 医薬品等の適応外使用について、薬事承認済みの用法等による場合とリスクが同程度以下の場合には特定臨床研究から除外される（**図 1-3-3-** ①）[25]。

①特定臨床研究から除外されるもの

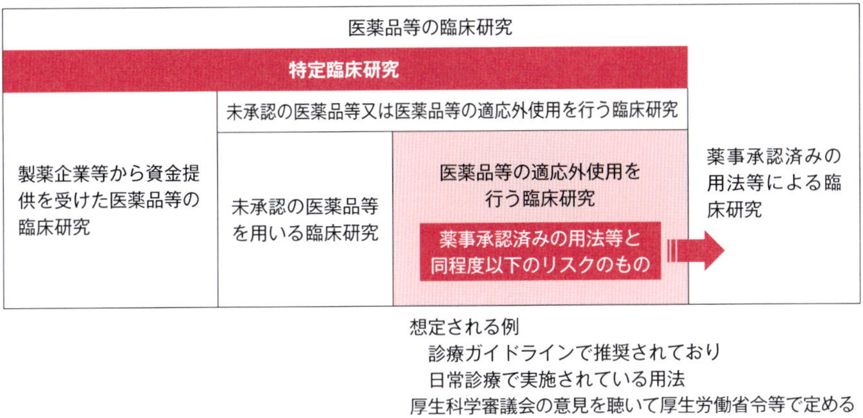

医薬品等の臨床研究				
特定臨床研究				
製薬企業等から資金提供を受けた医薬品等の臨床研究	未承認の医薬品等又は医薬品等の適応外使用を行う臨床研究			薬事承認済みの用法等による臨床研究
	未承認の医薬品等を用いる臨床研究	医薬品等の適応外使用を行う臨床研究 薬事承認済みの用法等と同程度以下のリスクのもの ➡		

想定される例
　診療ガイドラインで推奨されており
　日常診療で実施されている用法
　厚生科学審議会の意見を聴いて厚生労働省令等で定める

②新たに臨床研究法の対象となるもの

医薬品等の使用	検査等	臨床研究法の対象か否か
1. **研究目的で**医薬品等を使用する場合	（内容問わず）	対象
2. **通常の医療の提供として**医薬品等を使用する場合	研究目的で研究対象者に著しい負担を与える検査等を通常の医療に追加して行う場合 例：骨髄穿刺、造影剤を使用するCT検査等 （厚生科学審議会の意見を聴いて厚生労働省令等で定める）	対象
	上記以外の検査等を通常の医療に追加して行う場合	対象外
	通常の医療に必要な範囲の検査等のみ （研究目的の検査等は行わない）	対象外

■**図 1-3-3　臨床研究法（令和 6 年改正）での特定臨床研究等の範囲の見直し**（厚生労働省）
　　　　（文献 25 より転載）

② 通常の医療の提供として使用された医薬品等の有効性等について研究する目的で、研究対象者に著しい負担を与える検査等を行う研究は、臨床研究法の対象であることが明確化される（**図 1-3-3-**②）[25]。

　それぞれの具体例など、その他詳細については今後発出される改正省令及び通知などにおいて示される見込みである。

臨床研究と生命科学・医学系指針

指針制定の経緯と適用範囲

　現在の生命科学・医学系指針は、元々は3つの異なる倫理指針の内容が統合されたものである（**図 1-3-4**）。

　研究の多様化に伴い、従来の疫学指針[26]と臨床研究指針との適用関係が不明確であったことや、臨床研究に係る不適正事案が発生したこと等を踏まえ、両指針の見直し・統合により医学系指針[27]が2014年に制定された。医学系指針では、研究対象者保護及び信頼性確保の観点から、研究者や長の責務、インフォームド・コンセント（Informed Consent；IC）、倫理審査委員会の機能強化や透明性確保、利益相反管理、試料・情報の保管、モニタリング・監査等の規定が新設あるいは明確化された[28]。また、医学系指針の円滑な運用にあたって、その解釈や

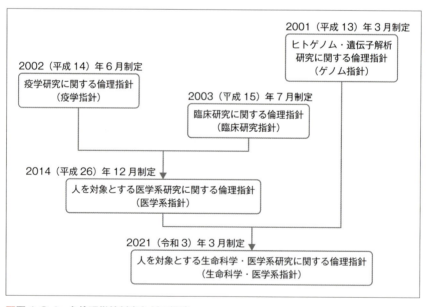

■図 1-3-4　各倫理指針制定などの経緯

■表 1-3-4 「人を対象とする生命科学・医学系研究」の定義

人を対象として、次のア又はイを目的として実施される活動をいう。
ア　次の①、②、③又は④を通じて、国民の健康の保持増進又は患者の傷病からの回復若しくは生活の質の向上に資する知識を得ること
　①傷病の成因（健康に関する様々な事象の頻度及び分布並びにそれらに影響を与える要因を含む。）の理解
　②病態の理解
　③傷病の予防方法の改善又は有効性の検証
　④医療における診断方法及び治療方法の改善又は有効性の検証
イ　人由来の試料・情報を用いて、ヒトゲノム及び遺伝子の構造又は機能並びに遺伝子の変異又は発現に関する知識を得ること

具体的な手続の留意点等を解説したガイダンスが作成・公開された[29]。

医学系指針への統合後、今度は医学系指針とゲノム指針[30]を所管する３省の委員会などにおいて、両指針の統合へ向けた見直しが行われ、2021年３月に生命科学・医学系指針[31]が制定された。生命科学・医学系指針では、「研究協力機関」の定義の新設、一括審査の原則化、電磁的方法によるIC等、効率化や電磁化のための新たな規定も盛り込まれている[32]。

また、生命科学・医学系指針において、「生命科学・医学系研究」は**表1-3-4**のとおり定義されている[31]。「ア」は医学系指針、「イ」はゲノム指針の適用範囲を足し合わせたものであり、よって現在実施されている多種多様な臨床研究の多くはこの「生命科学・医学系研究」に該当すると考えられる。ただし、治験や特定臨床研究等、他の法令や基準が適用される研究は生命科学・医学系指針の対象外である。なお、遺伝子治療等臨床研究に関する指針[34]など他の指針が適用される研究は、当該指針で規定されていない事項について生命科学・医学系指針の規定が適用される。

生命科学・医学系指針はその後２回改正されているが、2022年改正では個人情報保護法[35]（「個情法」）改正による用語や規定の見直しがあり、いわゆる学術例外規定について精緻化が行われ、個人情報の取得・利用・提供ごとに例外要件等が整理された[33]。2023年改正ではICやオプトアウト手続きの見直し等が行われた[36]。

第1章 | 臨床研究とは　49

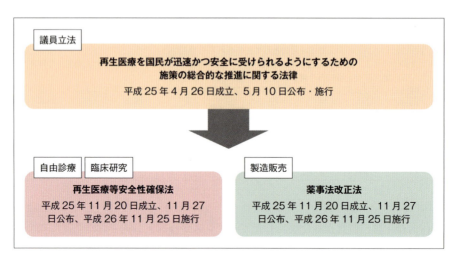

■図 1-3-5　再生医療の実用化を促進する制度的枠組み（厚生労働省「再生医療等の安全性の確保等に関する法律について」）（文献 40 より改変）

今後の動向

　現在、個人情報保護委員会において、個情法のいわゆる「3 年ごと見直し」に関する検討が進められている。検討の中間整理では、本人の同意を要しないデータ利活用等のあり方に関し、「医療機関等における研究活動等に係る利活用のニーズについても、公益性の程度や本人の権利利益保護とのバランスを踏まえて、例外規定に係る規律の在り方について検討する必要がある」とも述べられており[37]、これら議論の行方によっては、IC 等に係る例外規定やオプトアウト要件等について、個情法改正に合わせ見直される可能性もある。

再生医療等研究と再生医療等安全性確保法

再生医療等安全性確保法制定の経緯

　平成 25 年 5 月、議員立法による「再生医療を国民が迅速かつ安全に受けられ

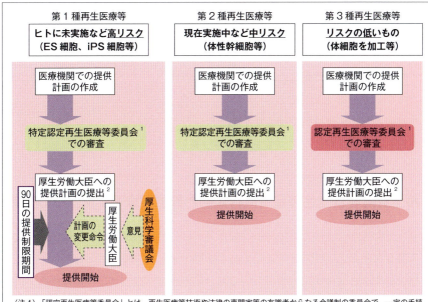

■図1-3-6 リスクに応じた再生医療等安全性確保法の手続き（厚生労働省「再生医療等の安全性の確保等に関する法律について」）（文献40より転載）

るようにするための施策の総合的な推進に関する法律」[38]（再生医療推進法）が公布・施行された。これを受けて、再生医療等安全性確保法[21]及び改正薬事法[39]が平成26年11月25日に施行された（**図1-3-5**）[40]。

改正薬事法では「再生医療等製品」が新たに定義され、条件及び期限付承認制度が導入された[41]。

再生医療等安全性確保法は、臨床研究だけでなく自由診療も対象である。細胞培養加工の外部委託が可能となったほか、再生医療等をリスクの程度により3分類し、リスクに応じた手続きが定められた（**図1-3-6**）[40]。

再生医療等安全性確保法の適用範囲

再生医療等安全性確保法の対象となる再生医療等とは、
・人の身体の構造又は機能の再建、修復又は形成
・人の疾病の治療又は予防
を目的とし、医療技術で細胞加工物を用いるものである。
ただし、治験及び政令[42]で定める医療技術[*3]は除外される。

再生医療等安全性確保法施行規則と再生医療等提供基準の概要

厚生労働省令で定める再生医療等提供基準は、再生医療等安全性確保法施行規則の第5条〜第26条の13に規定される基準である[43]（**表1-3-5**）。

臨床研究法と共通する内容については一定の整合が図られているものの、再生医療等の提供に特有の事項（リスク分類による手続きの差異、手続き主体が医療機関の管理者であること、他家の場合の細胞提供者（ドナー）に対する義務など）があることに注意を要する。

再生医療等安全性確保法改正と今後の動向

臨床研究法と同様に、令和6年6月に再生医療等安全性確保法も改正されている。改正法は令和7年5月31日に施行される[24]。

本改正法では、細胞加工物を用いない遺伝子治療（in vivo 遺伝子治療）について、新たに法の適用対象に追加され、提供基準の遵守、提供計画の提出、当該

---

*3：政令で定める医療技術とは、①細胞加工物を用いる輸血（遺伝子を導入した血球成分又は iPS 細胞等から作製された血球成分を用いるものを除く。）、②造血幹細胞移植（遺伝子を導入した造血幹細胞又は iPS 細胞等から作製された造血幹細胞を用いるものを除く。）、③生殖補助医療：人の精子又は未受精卵に培養その他の加工を施したものを用いる医療技術（人から採取された人の精子及び未受精卵から樹立された胚性幹細胞又は当該胚性幹細胞に培養その他の加工を施したものを用いるものを除く。）

■表1-3-5　再生医療等の安全性の確保等に関する法律施行規則（再生医療等提供基準）の章構成

※再生医療等提供基準は第5条〜第26条の13（第三種は第7条〜第26条の13）

第一章　総則（第1条〜第3条）
　用語の定義、第一種〜第三種再生医療等技術の定義
第二章　再生医療等の提供
　第一節　再生医療等提供基準（第4条〜第26条の13）

第5条　人員	第16条　試料の保管
第6条　構造設備その他施設	第17条　疾病等発生時の措置
第7条　細胞の入手	第18条　終了後の措置
第8条　特定細胞加工物の製造・品質管理	第19条　再生医療等を受ける者に関する情報の把握
第8条の2　基本理念	
第8条の3　多施設共同研究	第20条　実施状況の確認
第8条の4　研究計画書	第20条の2　不適合の管理
第8条の5　モニタリング	第21条　再生医療等を受ける者の健康被害の補償
第8条の6　監査	
第8条の7　モニタリング・監査の指導等	第22条　細胞提供者に対する補償
第8条の8　利益相反管理計画の作成等	第23条　細胞提供者等の個人情報の取り扱い
第8条の9　情報の公表等	第24条　〈削除〉
第9条　医師・歯科医師の要件	第25条　教育・研修
第10条　再生医療等を行う際の責務	第26条　苦情・問い合わせへの対応
第11条　環境への配慮	第26条の2　認定再生医療等委員会の意見への対応
第12条　再生医療等を受ける者の選定	
第13条　説明及び同意	第26条の3　個人情報の取扱い
第14条　代諾者への説明及び同意	第26条の4　個人情報の利用に係る本人等の同意
第15条　安全性に疑義が生じた場合の措置	
	第26条の5〜第26条の11　〈削除〉
	第26条の12　試料等に係る個人情報保護の措置
	第26条の13　記録の作成

　第二節　再生医療等提供計画（第27条〜第31条の3）
　　計画の提出、中止の届出、終了の通知、情報の公表等
　第三節　再生医療等の適正な提供に関する措置（第32条〜第41条）
　　同意不要の場合、記録及び保存、疾病等報告、定期報告、認定再生医療等委員会との契約等
第三章　認定再生医療等委員会（第42条〜第71条）
　委員会の設置・認定・構成、審査等業務、厚生労働大臣への報告、委員の教育・研修、記録の保存、情報の公表等
第四章　特定細胞加工物の製造（第72条〜第112条）
　製造の許可申請・届出、構造設備、施設管理者の基準、製造事業者の遵守事項、重大事態報告、記録の保存、定期報告等
第五章　監督（第113条〜第117条）
　報告、機構による立入検査結果の通知等
第六章　雑則（第118条〜第122条）

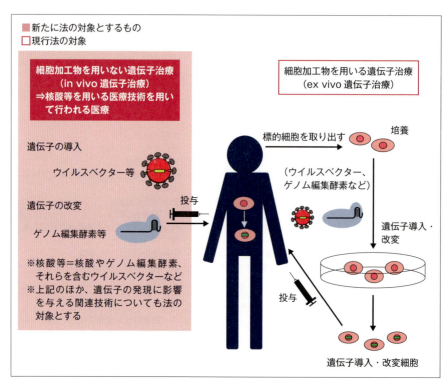

■図 1-3-7　再生医療等安全性確保法の適用対象 （厚生労働省）（文献 25 より転載）

医療を受ける者への説明及び同意の取得などが義務付けられることとなった（**図1-3-7**）[25]。その他、認定再生医療等委員会に係る規定が整備されるが、詳細については今後発出される改正省令及び通知などを参照いただきたい。

おわりに

　わが国における臨床研究の規制は、研究を取り巻く社会動向や問題の顕在化などを契機に必要な範囲で法制化されてきた。それにより、法令に基づく研究は倫理指針が適用除外となる場合や、一部が適用になる場合があるので注意を要する。また、同様の手続きに見えても法令間でその主体が異なっていたり（**表 1-3-**

■表1-3-6　各研究における手続主体の差異

	治験 <企業治験>	治験 <医師主導治験>	特定臨床研究	再生医療等研究
計画等の届出	治験依頼者（企業）	自ら治験を実施する者（医師）	研究責任医師	提供機関の管理者
倫理審査委員会への申請	実施医療機関の長	実施医療機関の長	研究責任医師	提供機関の管理者
副作用・疾病等の当局報告	治験依頼者（企業）	自ら治験を実施する者（医師）	研究責任医師	提供機関の管理者

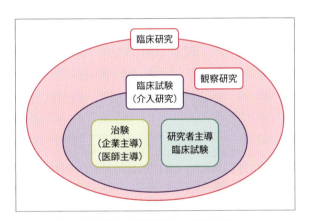

■図1-3-8　臨床研究・観察研究の一般的概念

6)、あるいは臨床研究法での「臨床研究」や「観察研究」など、用語の定義がそれまで現場で広く浸透していた概念（図1-3-8）と異なっていたりすることにも留意が必要である[*4]。今後、国際共同研究を推進していくためにも、このような国内法規制の特徴を理解したうえで、適正な研究の遂行が求められる。

---

*4：本項でも「法の臨床研究」などと意図的に区別して表記している。

引用・参考文献

1) John I.Gallin 編．"倫理，規制，および法律的問題"．NIH 臨床研究の基本と実際．井村裕夫監修．竹内正弘ほか監訳．東京，丸善出版，2004，11-22.

2) 医薬品の臨床試験の実施の基準に関する省令（平成 9 年厚生省令第 28 号）

3) 医薬品，医療機器等の品質，有効性及び安全性の確保等に関する法律（昭和 35 年法律第 145 号）

4) 「「医薬品の臨床試験の実施の基準に関する省令」のガイダンスについて」の改正について（令和 5 年 12 月 26 日医薬薬審発 1226 第 4 号．厚生労働省医薬局医薬品審査管理課長通知）

5) 医薬品の臨床試験の実施に関する基準について（平成元年 10 月 2 日薬発第 874 号．厚生省薬務局長通知）

6) GUIDELINE FOR GOOD CLINICAL PRACTICE E6（R1）. Current Step 4 version. dated 10 June 1996.

7) 一般財団法人医薬品医療機器レギュラトリーサイエンス財団企画・編集．"第 2 章 日本の薬害事件"．日本の薬害事件：薬事規制と社会的要因からの考察．東京，薬事日報社，2013，9-101.

8) 薬事法等の一部を改正する法律（平成 8 年法律第 104 号）

9) 医薬品の臨床試験の実施の基準に関する省令の一部を改正する省令（平成 15 年厚生労働省令第 106 号）

10) 医薬品の臨床試験の実施に関する省令の一部を改正する省令（平成 28 年厚生労働省令第 9 号）

11) 医薬品，医療機器等の品質，有効性及び安全性の確保等に関する法律等の一部を改正する法律の施行に伴う関係省令の整備に関する省令（令和 4 年厚生労働省令第 84 号）

12) 医療機器の臨床試験の実施の基準に関する省令（平成 17 年厚生労働省令第 36 号）

13) 再生医療等製品の臨床試験の実施の基準に関する省令（平成 26 年厚生労働省令第 89 号）

14) 厚生労働省．創薬力の強化・安定供給の確保等のための薬事規制のあり方に関する検討会 報告書．令和 6 年 4 月 24 日.

15) 独立行政法人医薬品医療機器総合機構信頼性保証第一部．令和 6 年度治験エコシステム導入推進事業の概要．https://www.pmda.go.jp/files/000268604.pdf［2024/12/10 閲覧］

16) ICH. Efficacy Guidelines. https://www.ich.org/page/efficacy-guidelines［2024/12/10 閲覧］

17) 臨床研究に関する倫理指針（平成 15 年厚生労働省告示第 255 号）

18) 厚生労働省．臨床研究法の概要．令和 2 年 7 月 7 日．https://www.mhlw.go.jp/content/10800000/000647734.pdf［2024/12/10 閲覧］

19) 臨床研究法（平成 29 年法律第 16 号）

20) 臨床研究法施行規則（平成 30 年厚生労働省令第 17 号）

21) 再生医療等の安全性の確保等に関する法律（平成 25 年法律第 84 号）

22) 厚生労働省．臨床研究法について．https://www.mhlw.go.jp/stf/seisakunitsuite/bunya/0000163417.html［2024/12/10 閲覧］

23) 再生医療等の安全性の確保等に関する法律及び臨床研究法の一部を改正する法律（令和 6 年法律第

51 号）

24）再生医療等の安全性の確保等に関する法律及び臨床研究法の一部を改正する法律の施行期日を定める政令（令和 6 年政令第 363 号）

25）「再生医療等の安全性の確保等に関する法律及び臨床研究法の一部を改正する法律」の公布について（令和 6 年 6 月 14 日産情発 0614 第 7 号．厚生労働省大臣官房医薬産業振興・医療情報審議官通知）

26）疫学研究に関する倫理指針（平成 14 年文部科学省・厚生労働省告示第 2 号）

27）人を対象とする医学系研究に関する倫理指針（平成 26 年文部科学省・厚生労働省告示第 3 号）

28）「人を対象とする医学系研究に関する倫理指針」の公布について（通知）（平成 26 年 12 月 22 日 26 文科振第 475 号・厚生労働省発科 1222 第 1 号・医政発 1222 第 1 号．文部科学省研究振興局長，厚生労働省大臣官房長，厚生労働省医政局長通知）

29）人を対象とする医学系研究に関する倫理指針ガイダンスについて（平成 27 年 2 月 9 日事務連絡．文部科学省研究振興局ライフサイエンス課，厚生労働省大臣官房厚生科学課，厚生労働省医政局研究開発振興課）

30）ヒトゲノム・遺伝子解析研究に関する倫理指針（平成 13 年文部科学省・厚生労働省・経済産業省告示第 1 号）

31）人を対象とする生命科学・医学系研究に関する倫理指針（令和 3 年文部科学省・厚生労働省・経済産業省告示第 1 号）

32）人を対象とする生命科学・医学系研究に関する倫理指針について（策定経緯及び医学系指針及びゲノム指針からの主な変更点）．令和 3 年 4 月．文部科学省研究振興局ライフサイエンス課生命倫理・安全対策室，厚生労働省大臣官房厚生科学課，医政局研究開発振興課，経済産業省商務・サービスグループ生物化学産業課

33）「人を対象とする生命科学・医学系研究に関する倫理指針」の一部改正について（通知）（令和 4 年 3 月 10 日 3 文科振第 654 号・科発 0310 第 1 号・医政 0310 第 1 号・20220307 商局第 4 号．文部科学省研究振興局長，厚生労働省大臣官房厚生科学課長，厚生労働省医政局長，経済産業省商務・サービス審議官通知）

34）遺伝子治療等臨床研究に関する指針（平成 31 年厚生労働省告示第 48 号）

35）個人情報の保護に関する法律（平成 15 年法律第 57 号）

36）「人を対象とする生命科学・医学系研究に関する倫理指針」の一部改正について（通知）（令和 5 年 3 月 27 日 4 文科振第 1452 号・科発 0327 第 2 号・産情発 0327 第 1 号・20230322 商局第 1 号．文部科学省研究振興局長，厚生労働省大臣官房厚生科学課長，厚生労働省大臣官房医薬産業振興・医療情報審議官，経済産業大臣官房商務・サービス審議官通知）

37）個人情報保護法 いわゆる 3 年ごと見直しに係る検討の中間整理．令和 6 年 6 月 27 日．個人情報保護委員会

38）再生医療を国民が迅速かつ安全に受けられるようにするための施策の総合的な推進に関する法律（平成 25 年法律第 13 号）

39）薬事法等の一部を改正する法律（平成 25 年法律第 84 号）

40）厚生労働省．再生医療等の安全性の確保等に関する法律について．https://www.mhlw.go.jp/file/06-Seisakujouhou-10800000-Iseikyoku/0000079192.pdf ［2024/12/10 閲覧］

41）薬事法等の一部を改正する法律等の施行等について（平成 26 年 8 月 6 日薬食発 0806 第 3 号.
　　厚生労働省医薬食品局長通知）

42）再生医療等の安全性の確保等に関する法律施行令（平成 26 年政令第 278 号）

43）再生医療等の安全性の確保等に関する法律施行規則（平成 26 年厚生労働省令第 110 号）

Profile ｜ 小田稔彦 ｜ 神戸市立医療センター中央市民病院臨床研究推進センター 主幹／薬剤部
主幹

1997 年京都薬科大学薬学部卒業、1999 年大阪大学大学院薬学研究科修了。大阪大学医学部附属病院
薬剤部の研修生などを経て、2001 年より神戸市立医療センター中央市民病院薬剤部で勤務。2004 年
から 3 年半、医薬品医療機器総合機構（PMDA）へ出向し GCP 信頼性調査業務を担当。帰神後は院内
の治験・臨床研究の管理・支援、組織立ち上げに従事するとともに、旧先端医療センター病院臨床試験
支援部アドバイザーを兼任。

04 医療現場での臨床研究のすすめ
―啓発と教育―

宮越千智

私と臨床研究の出会い

　私が臨床研究に本格的に興味を持つようになったのは、京都大学で提供されていた臨床研究の遠隔学習プログラムに参加したことがきっかけであった。これは、臨床研究教育の第一人者である福原俊一先生（当時 京都大学大学院医学研究科医療疫学分野教授）が、「実現・持続可能性ある臨床研究フェローシップ構築研究（厚生労働科学研究）」として実施された遠隔学習プログラムである。当時はまだ一般的でなかったe-learningと、休日に京都大学で開催されるレクチャーを組み合わせて、臨床研究のデザインから必要な統計学的知識に至るまで体系的に学ぶことができた。私はまだ本格的な臨床研究を自分で実施したことがなく、「論文を読むときに役に立つかもしれない」くらいの軽い動機で参加した。しかし、学びを深めるにつれて、臨床研究の奥深さと面白さに魅了され、気がつけば臨床研究を学ぶことに夢中になっていた。このときに接した福原先生の著作である『臨床研究の道標』は、現在も私の最も大切な教科書である。

　臨床研究を行ううえで統計学はコア領域の一つであるが、難解で倦厭されがちな分野である。前述の遠隔プログラムで統計学を教えてくださった山口拓洋先生（現 東北大学大学院医学統計学分野教授）の講義が非常にわかりやすかったため、私はもっと体系的に修得したいと考えるようになった。フルタイムで働きながら学べるコースを国内外で探していたところ、英国シェフィールド大学の医療統計学修士コースが条件に合致したため入学することにした（私に臨床研究の道を開

いてくださった福原先生が推薦書を作成してくださり、第二の扉を開けてくださったことに心から感謝している）。終業後に取り組んだ課題、修士論文作成など非常にハードな3年間であったが、体系的に学んだ統計学は今でも私の屋台骨を支えてくれている。

　学んだことを実際に活かせるフィールドを求めて、2015年に京都大学大学院博士後期課程に進学し、再び福原先生のもとで学ぶ機会を得た。2019年に博士号を取得したあとも、定期的に研究ミーティングに参加し、疫学の新しい知見に触れることができている。また、京都大学大学院で形成された研究者のネットワークは、今でも私の大きな財産である。

医療現場で行う臨床研究はなぜ必要か

　臨床研究は医療者にとって、絶対に実施しなければならないものではない。多くの場合、医療者が臨床業務とは別に時間と労力を割いて行うため、研究者を志していない人にとっては目に見える恩恵はほとんどないだろう。では、なぜ医療現場で臨床研究を推進する必要があるのか？　私は第一線の臨床現場で働く医療者が臨床研究に取り組むことのメリットは3つあると考える。

　1点目は、医学の進歩に直接貢献できるということだ。当院のように多様な疾患やさまざまな重症度の患者を診る市中病院では、学術研究機関としての側面が強い大学病院と患者群が異なっている。対象集団が異なっていれば得られる知見も異なるため、市中病院からの発信も重要である。近年では、診療報酬請求に関するデータや、特定の疾患の患者に関する登録事業から得られた大規模データベースを用いた研究が活発に行われるようになってきたが、着眼点は医療現場で医療者が感じる疑問であることに変わりはない。第一線の医療者ならではの視点は欠かせないのである。

　2点目は、臨床研究を行うことで、臨床家としての能力が向上することだ。臨床研究を始める際には、まず医療現場で感じた疑問を構造化することからスタートする。このプロセスでは、自分の経験や感覚をほかの人と共有できるように言

語化する必要があり、それが自分自身の臨床能力や、後進の教育に対するスキルを飛躍的に向上させてくれる。

3点目は、「臨床研究が医療者を元気にする」ということである。これは福原先生がよく話されることである。確かに臨床研究には苦労が多いが、研究が論文として形になったときに感じる達成感は大きい。また、研究を進める中で出会う多くの人々とのつながりは新たな視点をもたらし、医療者としてのモチベーションを高めるためにも非常に価値がある。

学術研究推進部の取り組み

2015年に当院（神戸市立医療センター中央市民病院）に戻った際、当時の学術支援センター長であった加地修一郎先生（現 関西電力病院心臓血管センター主任部長）からお誘いを受け、院内の研究支援活動に携わる機会を得た。2020年からはその後身である臨床研究推進センター学術研究推進部の責任者を務めている。当部門では、教育セミナーや研究相談会、英文校正、ポスター印刷、イラスト作成、手術動画の抽出、院内の研究助成金運営など、多岐にわたる研究支援を行っている。以下、当部門の活動内容をいくつか具体的にご紹介する。

臨床研究セミナー

2013年5月、第1回臨床研究セミナーとして循環器内科の古川 裕先生にご講演いただいた。それ以降、毎月1回のペースで全職員を対象にして臨床研究セミナーを続けてきた。これらのセミナーでは、研究デザインや統計学の基礎、表計算ソフトや統計ソフトの使い方、文献管理方法、留学体験談など多岐にわたるテーマを取り上げており、多くの職員に参加していただいた。しかし、新型コロナウイルス感染症（COVID-19）の影響で2020年3月から一時中止されたが、同年5月からはオンラインでのセミナーとして再開することができた。2021年には、臨床研究に不可欠な疫学・統計学に関する知識を体系的に学べるコースを作

第1章｜臨床研究とは　61

成し、オンデマンド形式で時間を選ばず視聴が可能となった。

これまでセミナーは業務終了後に開催されていたが、一方向型のレクチャーをライブ形式で行うメリットが少ないと判断し、2024年2月にはいったん終了することとなった。その代わりに2023年10月には、統計に特化したプログラミング言語「R」のハンズオンセミナーと、看護師に量的研究の楽しさを感じてもらう目的で開催した量的看護研究セミナーを開催し、いずれも大変好評だった。今後は、オンデマンド形式レクチャーと対面型ワークショップをうまく組み合わせて学習効果が高いコンテンツを提供していきたい。

研究相談会

学術支援センターが発足したときには、兵庫医科大学 森本 剛先生（現 社会医学データサイエンス部門 主任教授）に研究相談会を開催していただいた。市中病院で疫学の専門家から直接助言を受けられる機会は、非常に革新的であった。研究の企画立案やデータ解析、研究結果の適切な提示方法、学術誌への投稿時の査読対応など、研究の複雑なプロセスを初学者が単独で進めるのは非常に困難である。そのため、経験豊かな専門家から定期的なアドバイスを受けられる環境は、研究者にとって大きな支えであった。このサポートのおかげで、多くの研究者が研究の途中で挫折することなく、研究成果を論文として完成させることができた。

現在、研究相談は大学院で疫学を専攻した医師を含む複数の専門家がチームとして対応しており、助言の質を担保しつつ、より多くの相談に応じることが可能になっている。研究者の意図を正確に理解し支援するためには、対面での相談が理想的だ。しかし、すべての相談が対面で行われる必要はなく、特に簡単な質問については、医療者の忙しいスケジュールを考慮して、より手軽にアクセスできる方法が求められている。この問題に対応するため、ビジネスチャットツールを使用して個別相談用のチャットグループを設け、いつでも気軽に質問や相談ができる体制を整備している。これにより、忙しい医療者も時間や場所を選ばず、必要なときにすぐに専門的なアドバイスを得ることができるようになった。

課題と展望

　当院の基本方針には「5.医療水準の向上を目指し、職員の研修・教育・研究の充実を図る」ことが掲げられている。そのための具体的な目標の一つとして、学術研究推進部は「当院から発信される学術活動の質と量の向上」を目指している。当院職員による論文発表数は、学術活動のわかりやすい指標である。2015年にPubMed®で検索可能な当院職員による英語論文数は132本だったが、2024年には407本に増加しており、当院職員の学術業績が年々増加していることが確認できる（**図1-4-1**）。職員数の変化などの影響はあるものの、当院職員の学術活動に対する高い関心と使命感の表れであることは間違いない。

　当院では2013年に学術支援センターが発足して以来、英文校正の無償化が開始された。2013年には71本だった英文論文が2014年には119本に増加している。投稿に際して費用の懸念がなくなり、「せっかく論文を書くなら和文誌ではなく英文誌にしよう」と考える人が多かったと推察される。即効性があり効率的

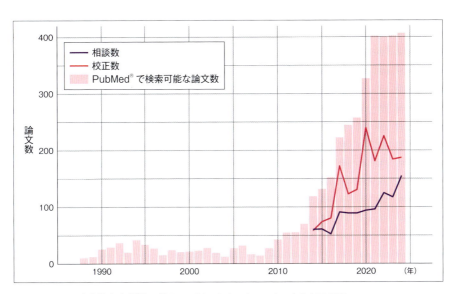

■**図1-4-1　論文数と実績数のグラフ**（神戸市立医療センター中央市民病院）

な支援だと言える。学会発表については、ポスター印刷が同様の効果をもたらしただろう。同時期に始まった研究相談も、研究の質を高め、論文化までのハードルを下げることに非常に有効であったと考える。2015 年から臨床研究セミナーの一部を担当することになり、私は大学院で学んだ疫学・統計学の知識を体系的に伝える絶好の機会であると考えた。今振り返ると、少し理屈っぽく実践的でなかったり、理解が浅いためにわかりやすい説明ができていなかったりと、反省する点が多々ある。それでも、多くの方に聴いていただき、役に立ったと言っていただけたことは、自分自身の学習の励みになった。

　当院では COVID-19 で診療が大きな負担を強いられる中でも、学術活動は縮小していなかった（英語論文数：2020 年 327 本、2021 年 402 本）。前身の学術支援センター時代から支援を継続してきたことが、要因の一つだと考えられる。2020 年からの直近 4 年間は年間約 400 本で推移しており、高いレベルをキープできている反面、施設としてもう一段階成長するためには、支援の方法・内容を考え直すときが来ていると感じている。

　方策の一つは、伴走型支援を増やすことである。研究の着想の段階から研究者の意図を言語化し、適切な研究デザインを共に考え、計画書を作成し、論文化にまで関与する支援形態である。データ収集後に相談しても、大きな方針転換は難しいが、初期段階から伴走して支援すれば、必ず研究の質は向上する。また、研究の流れについて一貫して指導を受けた経験は、後進の指導に役立つだろう。次のメンターになってもらえる人が増加することで、支援のキャパシティが増えていくことが期待される。支援側の人数が増えてくるまでは、人的リソースの確保が問題になる。現在、京都大学大学院医学研究科医療疫学分野の同門生である松岡由典先生（救急科）を中心として複数人の支援体制を取っており、以前よりも手厚い支援が可能になってきている。

　もう一つの方策は、マインドセットを変えることである。「研究なんて自分には関係ない」と考えている方であっても、医療現場で問題を感じたり、その問題を解消したいと考えていたりするはずである。その人たちの問題を解消することは、患者さんと医療者の幸せにつながるはずだ。2023 年からは、これまで症例

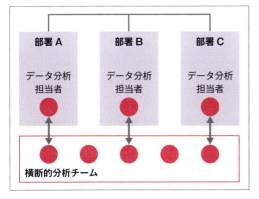

■図 1-4-2　BI チーム構想

研究・質的研究が中心であった看護師の皆さんに、量的研究の面白さを感じてもらう目的でセミナーを始めた。看護記録は有益な情報の宝庫であり、これを活かさない手はない。利用がしやすいように構造化するなどの工夫と並行して、利用を推進していきたいと考えている。

当部門は研究を推進する使命を持った部門であるが、私はあえて「研究でなくてもいい」と考えている。病院は医療の質や経営に関して、さまざまな指標をモニタリングしているが、データ分析の視点で見たときに必ずしも十分に利用できているとは限らない。研究と業務評価は、倫理審査や公表・一般化が必要ない点を除けば、用いられる手法に共通点が多く存在する。業務評価にデータ分析の手法を用いる文化が育てば、ひいては研究推進にもメリットがあるはずだ。今後は、医療職だけでなく、病院の運営を支えている非医療職を対象とした支援・人材育成に関わることも目標にしている。最終的には、各部署にいる研究支援やデータ分析が得意な人が、部署横断的な business intelligence（BI）チームを構成して、高度な問題に対応できるとなると、非属人化を含めて持続可能な体制になるのではないかと考えている（**図 1-4-2**）。

Profile	宮越千智	神戸市立医療センター中央市民病院臨床研究推進センター学術研究推進部 部長／臨床 AI 研究部 部長／高難度研究推進部 部長／データ管理部 部長／小児科 医長

2004 年京都大学医学部を卒業後、神戸市立医療センター中央市民病院で初期研修を受け、2006 年から小児科専門医として勤務した。2010 年から静岡県立こども病院循環器科、2012 年からは福井県立病院で勤務した。2012 年から 3 年間、英国シェフィールド大学の遠隔プログラムで医療統計学を学び、2014 年に医療統計学修士を取得した。2015 年に再び当院小児科で勤務しはじめるとともに、京都大学大学院社会健康医学系専攻医療疫学分野博士後期過程に社会人大学院生として入学し、2019 年に社会健康医学博士号を取得した。2015 年から学術支援センター（現 臨床研究推進センター学術研究推進部）に所属し、当院職員が実施する臨床研究の支援業務に従事している。

05 | 臨床研究を支える組織と人材

興津美由紀、小田稔彦、室井延之

はじめに

　研究においては、科学性、再現性、そして信頼性、社会性を忘れてはならない。1982 年に原書が出版された『背信の科学者たち（Betrayers of the Truth: Fraud and Deceit in the Halls of Science)』では、同年までに捏造された数々の研究論文の背景を探っている中で、「科学」それ自体は客観的な真理を追い求めるものであっても、科学者という人間はその時々の社会・政治の風潮から自由であることはできず、真に「客観的である」ことはできないと述べられている[1]。

　従来、臨床研究の質を管理するための手法として、モニタリング・監査の実施（すなわち、事後の品質管理・保証）などが求められているところであるが、近年では、研究デザインの中に適切なリスク管理を組み入れるクオリティ・バイ・デザイン（Quality by Design；QbD）の手法が重要視されるようになってきた[2]。これらを実現するためには、研究者の規律性に委ねるのみでなく、研究を管理・支援するために必要な専門スタッフを配置し、研究の質を確保するための組織的な環境づくりがますます重要になってくる。

神戸市立医療センター中央市民病院における組織体制

　神戸市立医療センター中央市民病院（以下、当院）は、神戸市域の基幹病院で

■表 1-5-1　当院の治験・臨床研究の実績

		2019年度	2020年度	2021年度	2022年度	2023年度
治験	企業主導	156 (30)	156 (31)	167 (47)	166 (36)	127 (25)
	医師主導	11 (3)	13 (6)	13 (5)	14 (3)	13 (4)
特定臨床研究		82 (14)	86 (20)	84 (14)	86 (12)	69 (15)
臨床研究（新規のみ）		253	311	288	173	192

治験・特定臨床研究：各年度の実施総件数（括弧内は新規件数）を示した。
臨床研究：倫理指針適用の研究について、各年度の新規件数を示した。
※非特定臨床研究（臨床研究法遵守）の件数は含めていない。

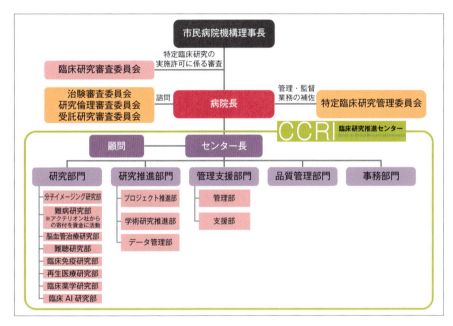

■図 1-5-1　臨床研究推進センターの組織図（令和7年4月1日現在）

あり、神戸メディカルクラスターの中心的役割を担っている。当院は基本理念・基本方針の一つに「医療水準の向上を目指し、職員の研修・教育・研究の充実を図る」ことを掲げ、治験・臨床研究を積極的に実施し（**表 1-5-1**）、病院組織と

■**表 1-5-2　臨床研究推進センターの構成員** (令和 7 年 1 月現在)

臨床研究推進センター　52 人[※]			
研究推進部門	プロジェクト推進部	プロジェクトマネージャー 事務員	3 人 2 人
	学術研究推進部	医師 事務員	2 人 2 人
	データ管理部	医師 データマネージャー	1 人 1 人
管理支援部門	管理部	薬剤師 事務員	6 人 5 人
	支援部	臨床研究コーディネーター (うち、日本臨床薬理学会認定 CRC) データマネージャー	14 人 (12 人) 1 人
品質管理部門		薬剤師 事務員	3 人 1 人
事務部門		事務員	5 人
治験薬管理部門		薬剤師	6 人

※延べ人数（兼務含む）

しても研究を推進する環境づくりに取り組んでいる。

　当院の臨床研究推進センターは、センター長以下に 1 つの研究部門と 4 つの治験・臨床研究を管理・支援する部門があり、各部門には専門スタッフを配置し、52 人で構成されている（**図 1-5-1**、**表 1-5-2**、**表 1-5-3**）。本項では管理・支援するこれらの 4 部門と治験薬管理部門について紹介する。

研究推進部門

　プロジェクト推進部は、当院の研究者（医師）が主任施設または調整事務局として医師主導治験や特定臨床研究を主導する場合に、研究者を支援する部門である。プロジェクトマネージャー（PM）ら専門職がスタートアップ業務（研究計画書などの文書作成、倫理審査委員会への申請および報告、臨床研究等提出・公

■表1-5-3　当院主導の臨床研究の主なプロセス管理方法

	プロセス	主なプロセス詳細	CCRI 関係部門
①試験計画と準備	・Clinical Question ・研究の着想・作成	・医学的・社会的な意義の検討 ・研究の実現可能性を検討 ・研究計画書の骨子作成	■研究推進部門 ・学術研究推進部
	・プロジェクト準備	・契約手続き ・研究ロードマップ立案 ・資金・物資の調整 ・研究計画書・説明同意文書の作成 ・症例報告書の構築 ・各種手順書の作成 ・審査委員会への申請 ・臨床試験情報の登録・公開	■事務部門 ■研究推進部門 ■管理支援部門
②試験実施	・症例管理 ・試験薬管理	・院内調整 ・試験薬の管理 ・症例スケジュール管理 ・症例報告書作成・データ管理 ・必須文書管理・保管 ・審査委員会へ申請・報告 ・モニタリング対応	■研究推進部門 ・高難度研究推進部 ・データ管理部 ■管理支援部門
③有害事象・不適合・逸脱	・有害事象等管理 ・不適合管理	・疾病等、有害事象発生時の対応 ・不適合発生時の報告・再発防止策考案	■研究推進部門 ・高難度研究推進部 ・データ管理部 ■管理支援部門 ■品質管理部門
④試験終了	・統計解析 ・論文作成 ・研究結果の公表	・統計解析計画書に基づく解析実施 ・論文作成 ・著者と公表方法の決定	■研究推進部門 ・学術研究推進部
	・記録の保管	・原資料・必須文書・データセットの保管 ・知的財産権の確認	■事務部門 ■管理支援部門

開システムへの登録、ベンダーなどの選定、企業や共同研究機関との連絡・調整など）の支援および研究の進捗管理を行っている。

　学術研究推進部では、生物統計を担当する医師による研究計画相談を実施している。また、研究実施後も統計解析や論文作成（英文校正を含む）支援など、研究者を幅広く支援している。

　データ管理部では、データマネージャー（DM）などの専門スタッフにより、

EDC（Electronic Data Capture）システムを利用した症例報告書（Case Report Form；CRF）の構築支援を行っている。

管理支援部門

　管理支援部門は、管理部と支援部に分かれている。管理部は治験や臨床研究の事務局機能を担っており、専任の薬剤師が配置され、治験・臨床研究の実施に係る標準業務手順書の作成および管理、研究計画書などの申請資料の事前チェックや資料作成時の相談および支援などの対応、研究実施にあたって必要な助言（例えば、データの加工処理方法や院内関係部署との調整依頼）などを行っている。事務局業務などのデジタル化についても積極的に推進しており、治験および臨床研究の管理システム、倫理審査システムなどの導入および運用にあたり必要な検討や手順書の作成を行っている。これらのシステムにより効率的に治験などを実施・管理でき、依頼企業のリモートワークにも対応できる体制を構築している。また、神戸メディカルクラスター内の施設への治験業務に関する相談会や薬系大学における薬学生への治験講義などの啓発活動も行っている。

　支援部では、臨床研究コーディネーター（Clinical Research Coordinator；CRC）が治験・臨床研究の実施支援を行っている。さらに、臨床研究の院内フローに係る相談への対応や、モニタリング実施の支援など、幅広く研究者の支援を行っている。また、治験においては、リモートSDV（Source Data Verification）システムを導入しているほか、品質管理システムの一環として、Issue ManagementおよびRisk Managementを連携させ組織的な業務プロセスの改善活動に取り組み、治験データの質の向上を図っている。後進育成にも注力しており、独自のCRC教育プログラムを導入し人材育成に効果を発揮している。

品質管理部門

　品質管理部門では、管理支援部門などの他部門と協働し、当院の臨床研究が各

種法令指針に基づいて倫理的・科学的に適正に実施されるよう組織的な管理を行っている。具体的には、各研究において同意取得や登録状況などの進捗を確認し、研究者への問合せや相談などに対応するとともに、必要に応じて改善策の提案や研究実施部署に対するレクチャーを行うなど、院内全体を通じて研究の品質確保に努めている。また、Dx（Digital Transformation）推進のため、RPA（Robotic Process Automation）を活用した研究同意書の取得手順確認および管理などの取り組みを実施しているほか、研究者が外来・病棟を問わず同意書・説明文書を電子カルテから出力し同意取得が実施できるよう、また誤った版で同意取得しないよう、同意書（ブランク）および説明文書の電子カルテへの登録および更新作業を代行している。さらに最近では、研究対象者向けのオプトアウト文書の当院ホームページ掲載や更新についても組織的に管理している。

事務部門

事務部門では、治験や研究実施に係る契約、収支管理、競争的資金応募に関するサポート、知財管理、研究者の教育管理のほか、さまざまな広報・企画調整業務を行っている。当院では、医療従事者からの医療ニーズによる研究・開発研究の支援、また、企業からの申し込みによる共同研究開発（医薬品・医療機器等の開発に係る共同研究事業）などの橋渡し推進のため、神戸医療産業都市推進機構が主催する「医療現場ニーズ発表会」を支援している。実際、現場のニーズから企業との共同研究が計画され、PM や CRC による支援を受けて当院主導による多施設共同研究を実施し商品化に至った事例もある。

また、Dx 推進の一環として、治験・臨床試験実施における多種多様なデジタルデバイスに対応するための Wi-Fi 環境や事務手続および文書管理に係る各種システムなどの導入および管理を行っている。

薬剤部：治験薬管理部門（管理支援部門兼務）

　薬剤部では、院内の治験薬（臨床試験用薬剤を含む）を一元的に管理している。治験薬管理部門には治験事務局業務の知識および経験を有し、関連法令を熟知する専任の薬剤師を配置しており、治験薬保管庫の温度管理やその記録の保管など、治験薬を適正に管理するために必要な業務を実施している。また、治験薬を安全・適正に使用し治験を円滑に実施するため、他の医薬品と同様に治験薬も電子カルテシステムからオーダや指示、記録などができるよう、必要な打ち合わせや準備作業を実施している。

臨床研究を支える人材育成

　創薬モダリティの多様化が進み、いわゆる低分子化合物が主流であった薬物治療から核酸医薬、抗体医薬、さらには CAR-T 療法に代表されるような細胞治療へと複雑化し、また再生医療や遺伝子治療技術の発展により、研究支援においてはデータの質を確保するための知識・技術に加え、広範かつ最新の医療技術の知識についても習得が求められている。

　一方で臨床研究を支援する専門職を教育する機関は少なく、また施設側の人的・時間的な事情として、外部研修への参加が困難な状況にある。また、外部研修では座学やロールプレイなどを中心に治験や研究のデザイン、法令や倫理の知識、医薬品開発について学ぶことができるが、臨床現場での実践のためにはそれぞれの施設において On-the-Job Training（OJT）を実施し、必要な技術を習得しなければならない。

　当院の CRC においては OJT プログラムに基づく評価シートを使用した教育プログラムを導入しており、業務内容と熟達度が可視化することで、効果的な実践とフィードバックを行う教育体制を整備している[3]（**表 1-5-4**）。

　CRC や研究支援の専門薬剤師などの職種は、臨床研究活性化のために必須の職種であると考える。CRC の養成研修や日本病院薬剤師会などの研修制度や臨

■表1-5-4　当院で使用している評価シート（一部抜粋）

OJT項目 （関連GCP）	共通目標	熟達レベル I（初心者）	熟達レベル II（初級者）	熟達レベル III（一人前）	参考資料 共通資料（GCP, SOP）
同意説明補助 （第50条～第53条）	代諾者、公正な立会人について説明できる 代諾者になり得る者について説明できる 補助説明の見学をする 被験者の意思決定プロセスの支援方法がわかる	◆GCP省令とSOPを知り、担当治験におけるCRC業務とのつながりを理解する ◆担当プロトコルで求められる方法を経験する ◆安全かつ円滑な臨床研究・治験の実施への対応を経験する	◆報告・連絡・相談を適切に行い、助言を受けながら、GCP省令を遵守して担当治験のCRC業務を行う ◆報告・連絡・相談を適切に行い、助言を受けながら、担当プロトコルで求められる手順を確実に実施する ◆報告・連絡・相談を適切に行い、安全かつ円滑な臨床研究・治験の実施に対応する	◆GCP省令を遵守して担当治験のCRC業務を行い、問題の原因に応じた解決策を講じ、その結果を評価する ◆担当プロトコルで求められる手順を確実に実施し、同題の原因に応じた解決策を講じ、その結果を評価する ◆安全かつ円滑な臨床研究・治験の実施に対応し、問題の原因に応じた解決策を講じ、その結果を評価する	CRC作業マニュアル、プロセス確認シート
自己		□達成日：202　/	□達成日：202　/	□達成日：202　/	
指導者		□達成日：202　/	□達成日：202　/	□達成日：202　/	
再同意の実際 （第54条）	説明文書の改訂の流れを理解している 作業マニュアル様式10_再同意管理表の使用方法を知る 実際に再同意取得時の見学をする		ICF改定後の計画を行える（合意日・IRB日・承認日・通知日・文書同意開始日） 報告・連絡・相談を適切に行い、助言を受けながら実施できる	助言を受けずに実施できる 問題が起きた際に適切に相談ができ、解決策を講じることができる	CRC作業マニュアル、様式10_再同意管理表、プロセス確認シート
自己		□達成日：202　/	□達成日：202　/	□達成日：202　/	
指導者		□達成日：202　/	□達成日：202　/	□達成日：202　/	

05　臨床研究を支える組織と人材

床研究中核病院の教育プログラムが整備されてきつつあるが、各専門職がキャリアプランを描きにくいという現状もある。今後は各専門職のキャリアパスを支援する制度が充実することが望まれる。また、Dx を推進し業務の効率化により、人が育つ環境づくりを進めていくことが大切である。

引用・参考文献

1) ウィリアム・ブロードほか. 背信の科学者たち：論文捏造はなぜ繰り返されるのか？　牧野賢治訳. 京都，化学同人，1988.
2) ICH E8（R1）臨床試験の一般指針. 薬生薬審発 1223 第 5 号. 令和 4 年 12 月 23 日.
3) 義平祥菜ほか. OJT プログラムに基づく評価シートを使用した教育プログラムの導入の評価. 薬理と治療. 2023;51(5):628-31.

Profile | **興津美由紀** | 神戸市立医療センター中央市民病院臨床研究推進センター CRC 主査

1994 年大阪大学医療技術短期大学部卒業後に神戸市立病院（現 神戸市民病院機構）に看護師として勤務。2005 年先端医療センターに臨床研究コーディネーター（CRC）として入職。2017 年神戸市民病院機構との統合により、神戸市立医療センター中央市民病院臨床研究推進センターにて勤務。2021 年より同センターの主査として現在に至る。

Profile | **室井延之** | 神戸市立医療センター中央市民病院臨床研究推進センター管理支援部 部長／薬剤部 部長、神戸市立神戸アイセンター病院 薬剤部長

1986 年徳島大学薬学部卒業後に赤穂市民病院薬剤部に勤務。1987 年より岡山大学医学部薬理学講座研究生として脳内ヒスタミン代謝に関する研究ならびに医薬品アレルギーに関する研究に従事した。2018 年より神戸市立医療センター中央市民病院、神戸市立神戸アイセンター病院を兼務。2021 年より神戸市立医療センター中央市民病院薬剤部長、神戸市立神戸アイセンター病院薬剤部長を兼務。同年より臨床研究推進センター管理支援部部長、2022 年より臨床研究推進センター臨床薬学研究部部長を兼務。

第2章

神戸医療産業都市構想

01 日本最大級のバイオメディカルクラスターの歩み

村上雅義

■ はじめに

　神戸市の中心街である三宮の南方、神戸空港へ向かう途中にポートアイランドと呼ばれる人工島がある。阪神・淡路大震災が起こった1995年には、島の北半分に神戸市立中央市民病院（現 神戸市立医療センター中央市民病院、以下、中央市民病院）があった以外、臨床研究や医療技術開発に関わる施設はなく、島の南半分はほとんど空き地だった。この場所に「神戸医療産業都市」と呼ばれる先端医療技術に関した研究開発拠点や関連企業、病院、大学などが集積する日本最大級のバイオメディカルクラスター（2024年末現在、350を超える医療関連企業・団体が集積）が形成され、臨床研究はもとより医療イノベーションの推進に向けて邁進している。

　本項は、この都市形成の歩みを「臨床研究イノベーション」の切り口から記述するとともに、この間にどのような取り組みを行い、何を残したかについて概略する。

■ 神戸医療産業都市形成のコンセプト

　神戸医療産業都市の形成は次の3つの報告書に書かれたコンセプトに基づき行われた。

神戸医療産業都市構想懇談会報告書

　1999 年 3 月、当時の中央市民病院長だった井村裕夫先生を中心に、京阪神の大学、国立循環器病センター、神戸市医師会などの有識者が集まった懇談会にて「神戸医療産業都市構想懇談会報告書」（以下、構想報告書）が取りまとめられた。震災からの経済復興と活力あるまちづくり戦略として、ポートアイランド第 II 期（南半分 390ha）を中心に産学官の連携による医療関連産業の集積（クラスターの形成）を謳い、その達成のためのマグネット機能として臨床研究（後にトランスレーショナルリサーチ〔TR〕あるいは橋渡し研究と標記される）の推進基盤を構築するとした。そして先端医療技術の提供による市民福祉の向上、雇用の確保と神戸経済の活性化、アジア諸国の医療技術の向上による国際貢献を目標に掲げた。

神戸健康科学（ライフサイエンス）振興ビジョン

　2007 年 3 月、クラスターの形成が進む中、これをさらに発展させるため京阪神の産官学のメンバーによる会議で「神戸健康科学（ライフサイエンス）振興ビジョン」（以下、振興ビジョン）が策定された。この振興ビジョンは、①神戸クラスターの特色である TR 機能の強化、② TR 機能の強化を核とし持続可能なクラスターの形成、③クラスターにおけるイノベーション創出を加速する「メディカルイノベーションシステム」の強化、④クラスター形成による市民への効果と新産業の創出、を 4 つの柱とした。

神戸健康科学（ライフサイエンス）振興ビジョン
【改訂版（増補）】

　2016 年 3 月、神戸医療産業都市推進協議会での議論を踏まえ、神戸医療産業都市内に構築されたバイオ／メディカル／シミュレーションという 3 つのサブクラスターにある研究開発をベースとした取り組みをより一層推し進めていくとと

もに、「融合」や「拡大」により新たな価値を創造することを「神戸健康科学（ライフサイエンス）振興ビジョン【改訂版（増補）】」（以下、ビジョン改訂版）にて打ち出した[1]。また、このビジョン改訂版において10年後のクラスターの将来像も取りまとめた。その骨子は次の4つである。

将来像①「最高水準の医療が最適に受けられる神戸」

将来像②「先端医療でグローバルに貢献する神戸」

将来像③「先制医療を活用した新しいパブリックヘルスを実践する神戸」

将来像④「企業等の活動の融合が生み出す活力のある神戸」

また将来像①については、①-1「世界最高水準のメディカルクラスターの形成」、①-2「メディカルクラスターによる新たな価値を創造する」と謳っている。

神戸医療産業都市の施設整備の歩み ～臨床研究イノベーション関連施設を中心に～

構想報告書が検討された当時の臨床研究を取り巻く状況は、欧米からはるかに遅れ、誇れるものではなかった。実施体制、支援体制、関連制度などそれぞれが未熟で、そもそも臨床研究のリテラシーも高いとは言えなかった。一方で科学技術の進展により、新たなコンセプトを持った革新的な医療技術の研究成果が世に出だしたときでもあった。新しい医療技術であるがゆえに未知数の部分が多々あり企業が単独では着手しにくく、研究者あるいは医師・医療機関自らが実用化への橋渡し研究（TR）を開始せざるを得ない状況でもあった。そこで取り組むべき研究分野として、再生医療などの臨床応用、医療機器の研究開発、臨床研究（治験を含む）支援の3つが設定された。また神戸医療産業都市構想研究会のもとワーキンググループが設けられ、各分野の中核的施設などの整備方策が検討された。

施設整備が具体的に動き出したのは、構想報告書で掲げた先端医療センター（Institute of Biomedical Research and Innovation；IBRI）という病院機能と研究機能を兼ね備え臨床研究が実施できる施設の整備への国の出資と、理化学研究

所の発生・再生科学総合研究センター（Center for Developmental Biology；CDB、現 生命機能科学研究センター〔Center for Biosystems Dynamics Research；BDR〕）の神戸設置が決まった2000年初頭からである。ポートアイランドの南半分の空き地にIBRIとCDBを並べて建てることから始まり、次にIBRIの東側に神戸臨床研究情報センター（Translational Research Informatics Center；TRI）という臨床研究のデータ解析や人材育成などを行う情報拠点が[2]、またその北側に神戸バイオテクノロジー研究・人材育成センターが整備された。さらに周辺に医療ビジネス支援やインキュベート機能を有する施設が整備され、これで構想報告書にあった中核的施設であるIBRI（研究開発の拠点）、メディカルビジネスサポートセンター（ビジネス支援機能、インキュベート機能ほか）、トレーニングセンター（人材育成支援機能）という3種類の関連施設群の骨格ができ上がった。

2006年、ポートアイランド沖に神戸空港が開港し、それに伴い空港までポートライナーが延伸され、新たに先端医療センター前駅（現 医療センター前駅）とポートアイランド南駅（現 計算科学センター前駅）ができ、医療産業都市の中心（先端医療センター前駅）から空港まで5分強でアクセスが可能となった。

2011年、IBRIの北側に中央市民病院が新築移転し、これにより基礎研究の施設、臨床研究の施設、総合病院が廊下でつながれ、臨床研究やTRを推進する形が整った。そして振興ビジョンに基づき中央市民病院の周辺には県立こども病院、神戸大学医学部附属病院国際がん医療・研究センター（International Clinical Cancer Reserch Center；ICCRC、神戸国際フロンティアメディカルセンターを改組）、神戸低侵襲がん医療センター、神戸陽子線センター、西記念ポートアイランドリハビリテーション病院、あんしん病院、さらに研究、臨床応用、治療、ケア、社会実装までをトータルで行う神戸アイセンターなどの施設が開設し、入院ベッド総数が約1,500床を超える病院群となった。2018年にIBRI病院部分が中央市民病院に統合されたあとは、中央市民病院が神戸医療産業都市におけるTRの川下部分である臨床評価や先端医療の提供といった重要な役割を中心的に担うこととなり、病院内に臨床研究推進センターが設けられた。直近では、

ICCRC とつながる形で医療機器の研究開発拠点であるメドテックイノベーションセンターが設立され、TR の円滑な推進に必須の Bedside to Bench, Bench to Bedside を実現する施設も増えた。

　一方で TR の川上部分である基礎の研究施設としては、新たに理化学研究所の分子イメージングセンター（現 神戸 MI R&D センター）や融合連携イノベーション推進棟（インキュベーション施設）のほか、2012 年、ポートアイランド南駅近くにてスーパーコンピュータ「京」が共用開始された。これを契機として計算科学に関連した施設が立ち上がった。現在はスーパーコンピュータが「京」から「富岳」となり、AI 関連基盤が充実している。この施設の周辺には計算科学分野の関連施設や神戸大学、兵庫県立大学、甲南大学の研究機関も集まる。そして神戸大学のバイオ関連施設のほか、バイオ医薬品の製造技術関連施設も立ち並んだ。スタートアップスのための施設も充実してきた。大学についてはポートアイランド第Ⅰ期に神戸学院大学や兵庫医療大学、神戸女子大学がある。さらに先端医療振興財団理事長を井村先生から引き継いだ本庶 佑先生が 2019 年にノーベル賞を受賞されたことを契機に、TR のシーズづくりを加速させるために次世代医療開発センターが整備され、「知の拠点」が強化された。このように神戸医療産業都市には、バイオ／メディカル／シミュレーションという 3 つの領域のサブクラスターが形成されている。

臨床研究イノベーションの取り組み（表 2-1-1）

　構想報告書で示された 3 つの研究分野の事業は、2000 年 3 月に設立された先端医療振興財団（現 神戸医療産業都市推進機構）が中核的機関として先導した。
　「再生医療などの臨床応用」「医療機器の研究開発」は、公的研究事業費などを獲得し、関西圏の大学などの研究機関とコンソーシアムを構築して研究開発事業を行った。その結果、再生医療技術としては眼科や耳鼻科、循環器科、整形外科に関連した医療技術の実用化や iPS 細胞を用いた細胞治療技術の研究開発が行われた。医療機器としては放射線治療機器や PET 診断関連技術、血管内治療用デ

■表 2-1-1 臨床研究イノベーションに関する取り組みの沿革

年	内容	年	内容
2000	・NEDO「医学・医学連携型研究事業」開始 ・JST「地域結集型共同研究事業」に選定 ・先端医療センター診療所を開設	2011	・神戸市立医療センター中央市民病院が先端医療センター隣に新築移転 ・PET 治験薬製造受託を開始 ・がんに対する放射線の動体追尾照射を開始 ・脳動脈ステント「Wingspan® Stent System」の医師主導治験の終了
2001	・治験コーディネーター研修事業開始	2012	・「日本主導型グローバル臨床研究体制整備」採択 ・外傷性膝軟骨損傷再生医療の医師主導治験開始
2002	・先端医療センターPET 診断事業開始 ・先端医療センター放射線治療事業開始 ・文部科学省「知的クラスター創成事業」に選定 ・文部科学省「RR2002」受託 ・経済産業省「細胞組織工学利用医療支援システム」受託 ・神戸市医師会共同治験セミナー開始	2013	・自家培養口腔粘膜上皮シートによる角膜再生医療が先進医療 B に承認 ・自家 iPS 細胞由来網膜色素上皮シート移植の臨床研究実施
		2016	・鼓膜再生療法の医師主導治験終了
2003	・先端医療センター全面開業 ・文部科学省「再生医療の実用化プロジェクト」に参画 ・文部科学省「がんトランスレーショナル・リサーチ（TR）事業」受託 ・神戸臨床研究情報センター（TRI）本格稼働 ・再生医療の臨床研究開始（血管再生など）	2017	・他家 iPS 細胞由来網膜色素上皮細胞移植の実施 ・先端医療センター病院を中央市民病院に統合 ・中央市民病院に臨床研究推進センターを設置 ・神戸アイセンター開所
2006	・「固形がん強度変調放射線治療」が先進医療に認定	2019	・鼓膜再生治療薬「リティンパ®」の製造販売承認取得
2007	・文部科学省「知的クラスター創成事業（第II期）」に選定 ・文部科学省「橋渡し研究支援推進プログラム」に選定	2020	・手術支援ロボット「hinotori™」製造販売承認取得 ・CAR-T 細胞治療法「Kymriah®」市販製品製造開始 ・難治性骨折に対する CD34 陽性細胞移植の医師主導治験終了
2008	・高精度放射線治療装置の製造販売承認取得 ・血管再生の CD34 陽性細胞移植の医師主導治験開始 ・先端医療開発特区に 2 提案が採択	2021	・次世代医療開発センター開所
2009	・文部科学省・経済産業省「グローバル産学官連携拠点」に選定	2024	・角膜再生「サクラシー®」製造販売承認と商用製造 ・脳血管用誘導補助器具（スタビライザーデバイス）を医師主導治験で薬事承認

NEDO：国立研究開発法人 新エネルギー・産業技術総合開発機構、JST：国立研究開発法人 科学技術振興機構

01

日本最大級のバイオメディカルクラスターの歩み

第 2 章｜神戸医療産業都市構想　　81

バイス、近年では手術支援ロボットなどが実用化された。

　3つ目の「臨床研究（治験含む）支援」については、臨床研究に関わる倫理審査体制の構築から始まり、治験専門の診療所を中央市民病院ビル内にオープンし、中央市民病院の医療スタッフの協力を得て信頼できる治験を実施しながら研修会開催などで治験コーディネーター（CRC）育成に努めた。また神戸市医師会との勉強会やセミナーの開催、地域協同型治験の枠組み構築なども行った。IBRI病院がオープンしてからは場所をこちらに移して治験事業を本格化させた。TRの推進については、国の施策として進められる中[3]、神戸も一つの拠点として重要な役割をいただいた。TRIではTRを支援・推進する情報拠点の役割を担うため、施設整備と並行して、2002年度から文部科学省の「新世紀重点研究創生プラン（RR2002）事業」を受託し、情報基盤の整備と多岐にわたる専門家集団の人的体制を構築した[2]。そして2004年から文部科学省の「がんトランスレーショナル・リサーチ（TR）事業」という、全国大学の11個の研究成果をもとに分子標的療法や免疫療法といったがんの治療・診断法の開発を目指す事業で先端医療振興財団が研究支援および進捗管理を行う役割をいただいた。TRの開発ステージを事例ごとに経験し、丁寧にステージアップすることでノウハウを蓄積することができた。またアカデミアの研究者に対してTRの造詣を深めてもらえることになり、各大学でのTRを支援する基盤づくりの契機にもなった。2007年からは文部科学省の「橋渡し研究支援推進プログラム」が開始され、その実施拠点（全国6拠点）の一つとして、また、これら拠点をサポートする機関として先端医療振興財団が選定され、再生医療や細胞治療に関わる新規医療技術の実用化に向けた研究に取り組むことができた。本事業第1期5年で2本の医師主導治験を実施するというミッションを達成して拠点構築事業から卒業し、第2期はもっぱら全国の拠点構築のサポート機関としての役割を果たした。また2012年から、厚生労働省の早期・探索的臨床試験拠点や臨床研究中核拠点における臨床研究PDCAマネジメント業務を担ったり、日本主導型グローバル臨床研究拠点として拠点整備を行ったりもできた。

神戸の取り組みがもたらしたもの、そして今後

　神戸医療産業都市での取り組みは、震災復興事業という一面を持ちながら、臨床研究やTRの推進という当時の日本の課題に挑戦する事業でもあった。このことが国の施策と連動する形でいろいろな役割を神戸にもたらすとともに、多くの関係者の共感と協力を得ることができた。結果として、神戸の臨床研究イノベーションに関わる基盤が充実し、専門家集団の集積が図られ、さまざまなシーズが神戸に持ち込まれた。またメディカルクラスターの中で医療として提供できるシステムも持つことができた。

　一方、神戸地域だけでなく、大学をはじめ、医療機関、行政、産業界を巻き込んだ一大ムーブメントとなったことで、全国の基盤整備が進むとともに、制度、人材、お金など臨床研究を取り巻く環境が劇的に改善されたといっても過言ではない。

　今日、中央市民病院を核としたメディカルクラスターで、先端医療の提供（臨床研究の実施を含む）はもちろんのこと、標準治療を日々刷新し、市民に最良の医療を提供するという動きが活発となってきている。また診療現場の情報を起点として新たな医療技術が生み出されるという、リバースTRの動きも出てきている。

　このように、臨床研究イノベーションの視点から見ると、多くの課題が解決されたように思える。ただこれで終わりではない。迅速性、効率性、確実性の向上や、それらを低コストで行うための工夫が必要である。そのためにAI、リアルワールドデータ（RWD）の活用や、新たな仕組みの導入など、まだまだやるべきことが残されている。

おわりに

　神戸のバイオメディカルクラスターの取り組みを臨床研究イノベーションの面から眺めてみた。四半世紀前と比べ、当時の日本の課題は解決され、格段に良い

システムを日本が持てるようになった。ただ現時点で世界に追いつき、追い越せたかと言うと、そうではない。世界はさらに先を走っている。また、冒頭の「ビジョン改訂版」で示した「メディカルクラスターによる新たな価値の創造」という将来像の実現にはまだ道半ばである。これは「医療の質の向上で人類の健康を限りなく保障する」ということに通じる"医療イノベーションの創出"を意味するものであり、臨床研究イノベーションで留まるものではないからだ。幸い神戸医療産業都市には医療イノベーションの関わるさまざまなパーツが構築されてきている。それらをいかにつなげるのか、実装させるのかが今後の鍵となる。医療イノベーションの達成に向けて終わりのない挑戦の日々が続く。

引用・参考文献

1) 神戸医療産業都市推進協議会. 神戸健康科学（ライフサイエンス）振興ビジョン【改訂版（増補）】. 平成28年3月. https://www.fbri-kobe.org/pdf/vision_kaitei_h2803.pdf [2025/1/6 閲覧]
2) 村上雅義. 紹介：臨床研究情報センター. 情報管理. 2005;48(2):102-9.
3) 村上雅義. 本邦におけるがんTRの促進. 最新医学. 2008;63(6):1113-9.

Profile | **村上雅義** | 公益財団法人 神戸医療産業都市推進機構 専務理事（代表専務理事）

大阪大学医学部卒業。同大学微生物病研究所助手、国立循環器病センター産科医長、調査課専門官、企画室長（治験管理室長兼務）を経て、2000年、先端医療振興財団設立時より財団に移り、神戸医療産業都市プロジェクトに参画する。同財団臨床研究支援部長、常務理事（臨床研究情報センター長代行・企画室長）を経て、2010年より同財団専務理事。2018年より現職。また同年より神戸市民病院機構理事（臨床研究担当）。

02 クラスター形成による
イノベーション創出

山手政伸

神戸医療産業都市のこれまで

　神戸医療産業都市は、1995年に発生した阪神・淡路大震災からの復興プロジェクトとして、25年以上にわたって産官学医の連携の下での各種施策を展開してきた。これまでにポートアイランドを中心として先端医療技術の研究開発拠点が整備され、有望な成長産業である医療関連の企業や研究機関が集積しており、基礎研究から臨床応用、産業化までを一体的に推進する医療産業クラスターが形成されている。2024年末の時点で、神戸医療産業都市への進出企業・団体は376に達しており、日本国内最大級のクラスターであると言っても過言ではない（図2-2-1、図2-2-2）。

　神戸医療産業都市を形成する進出企業・団体としては、医療機器関係が22.0%、医薬・バイオ関係が20.6%、再生医療関係が6.4%（いずれも2024年12月末時点）となっており、このほかにも、神戸市立医療センター中央市民病院や兵庫県立こども病院、神戸大学医学部附属病院国際がん医療・研究センター（International Clinical Cancer Research Center；ICCRC）といった高度な医療を提供する医療機関、神戸大学統合研究拠点、甲南大学フロンティアサイエンス学部といった大学や理化学研究所といったアカデミアも集積しており、企業もスタートアップや中小企業だけではなく、大企業の研究所なども立地しており、これが神戸医療産業都市にほかの国内のクラスターにない特徴を与えているものと考えられる（図2-2-3）。

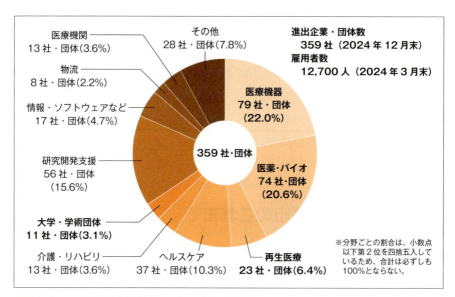

■ 図 2-2-1　神戸医療産業都市への進出企業・団体数

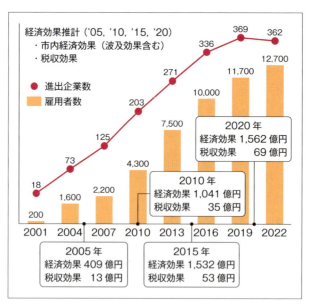

■ 図 2-2-2　神戸医療産業都市への進出企業・雇用者数の推移

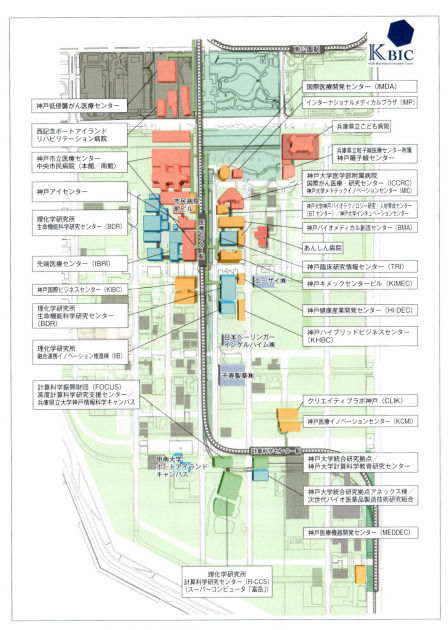

■図 2-2-3　神戸医療産業都市の俯瞰図（2024 年 12 月末現在）

このような集積の結果として、産学官医の連携の下での研究開発が積極的に推進され、これまでに神戸医療産業都市から革新的な成果が生み出されている。例えば、地元企業の川崎重工業株式会社とシスメックス株式会社の合弁会社である株式会社メディカロイドによって、手術支援ロボット「hinotori™ サージカルロボットシステム」が開発され、2020年8月に製造販売承認を取得しているが、開発の過程においてはリサーチホスピタルであるICCRCが存在するなど、神戸医療産業都市が育んできた環境が大きく寄与している。

また、髙橋政代氏を中心として眼科領域における再生医療の研究開発が進められており、2014年9月には世界初の人工多能性幹細胞（induced pluripotent stem cell；iPS細胞）を用いた網膜色素上皮の移植手術が実施されるなど、その後も改良を加えながら網膜再生の実用化に向けた臨床研究が進められている。これは2000年代初頭からの理化学研究所での再生医療研究と、神戸医療産業都市内の医療機関がうまく結び付き、具体的な連携として結実したものと言えるであろう。再生医療に関しては、パーキンソン病を対象としたiPS細胞由来ドパミン神経前駆細胞、網膜色素上皮裂孔を対象としたiPS細胞由来網膜色素上皮細胞などの研究開発が神戸医療産業都市の拠点において進められており、また、不用歯の歯髄に含まれる歯髄幹細胞を培養し、神経が傷んだ歯に移植する再生医療が世界で初めて実用化されている。これに加えて、神戸医療産業都市には、遺伝子・細胞治療分野のcontract development and manufacturing organization（CDMO）や培地、部素材、品質検査などの再生医療関連産業の企業も集積しており、これは神戸医療産業都市の特徴と言えるであろう。

加えて、これまで神戸医療産業都市において培ってきた知見や資源、ネットワークなどの活用としては、2020年から猛威をふるったコロナ禍においては、株式会社メディカロイドの自動PCR検査ロボットシステムの開発や、神戸市立医療センター中央市民病院における重症患者受入病棟の整備、進出企業による遠隔ICUシステムの導入、スーパーコンピュータ「富岳」による飛沫感染のシミュレーションなど、市民の暮らしの安全・安心に貢献する成果も数多く得られたことを付言しておく。このように、神戸市立医療センター中央市民病院や神戸大学

医学部附属病院をはじめ、神戸医療産業都市の関係機関などと、進出企業との連携・協働により、神戸医療産業都市においては数々の医療技術やサービスが生み出されているものと言える。

クラスター形成後の環境の変化

　これまでにクラスター（拠点）としての神戸医療産業都市について振り返ってきたが、ここで一度、国の研究開発や拠点形成に関する動きについても、一部ではあるが簡単に振り返っておきたい。

　まず、医療分野のシーズやニーズの実用化のためには、臨床研究・治験の環境整備は欠かすことができない。医薬品の治験に関しては1996年の薬事法改正により、医療機器の治験に関しては2002年の薬事法改正により、Good Clinical Practice（GCP）が法制化され、国際的な整合性も含めてルールが整備されていく中で、治験の倫理性、科学性などに関する水準は従来と比較して大きく向上することとなった。しかし、医療機関などの実施体制が必ずしも十分ではなかったことなどもあり、2003年の「全国治験活性化3カ年計画」[1]、2007年の「新たな治験活性化5カ年計画」[2]、2012年の「臨床研究・治験活性化5か年計画2012」[3]、2019年の「臨床研究・治験の推進に関する今後の方向性について　2019年版とりまとめ」[4]を通じて、継続して臨床研究・治験の活性化に取り組まれてきた。また、2013年に閣議決定された「日本再興戦略」において、「がん、難病・希少疾病、感染症、認知症等の克服に必要な我が国発の優れた革新的医療技術の核となる医薬品・医療機器・再生医療製品等を世界に先駆けて開発し、素早い承認を経て導入し、同時に世界に輸出することで、日本の革新的医療技術の更なる発展につながる好循環が形成されている社会を目指す」こととされた[5]。さらに「研究を臨床につなげるため、国際水準の質の高い臨床研究・治験が確実に実施される仕組みを構築」し、日本発の革新的医薬品・医療機器等および医療技術の開発等に必要となる質の高い臨床研究や治験を推進するため、国際水準の臨床研究や医師主導治験の中心的な役割を担う病院として、2014年の法改正により、臨床

研究中核病院が医療法の中で位置づけられた。2024年12月時点では15施設が臨床研究中核病院として承認されているが、神戸医療産業都市との関係では、神戸大学医学部附属病院が2021年4月に承認されている。

次に、拠点形成に関しては、文部科学省によって2013年度から2022年度まで実施されていた「革新的イノベーション創出プログラム（COI STREAM）」や、2020年度からの取り組みである「共創の場形成支援プログラム（CIO-NEXT）」が展開されており、これらを活用して、川崎市産業振興財団が代表機関となり、同財団が殿町地区（キングスカイフロント）で運営するナノ医療イノベーションセンターが中核機関として活動している。また、内閣府において2018年度から「地方大学・地域産業創生交付金事業」が実施され、2019年度からICCRCを中核的な拠点として「神戸未来医療構想」が採択されており、医療従事者と工学研究者、企業などがワンチームとなって、臨床現場のニーズを踏まえた医療機器開発を行うとともに、神戸大学において臨床現場に根差した実践的な教育を提供し医工融合人材の育成を進めることによる、医療機器開発のエコシステムの確立に向けた活動が展開されている。

さらに、「バイオ戦略2019」[6]と改定後の「バイオエコノミー戦略」[7]により、バイオコミュニティ形成と機能発揮に向けた取り組みが推進されており、2024年12月時点で2つの「グローバルバイオコミュニティ」と6つの「地域バイオコミュニティ」が認定されている。これらの中には、長くメタボロームの分野を中心に活動してきた鶴岡や、近年活発に活動している福岡・久留米、国立がん研究センターや東京大学といったアカデミアが集積し、三井不動産が街づくりを含めて参画している柏の葉エリア、武田薬品工業が自社研究所を外部に開放して誕生した日本初の製薬企業発サイエンスパークである湘南ヘルスイノベーションパークを中心とした湘南エリアが含まれている。

神戸医療産業都市のこれから

神戸医療産業都市は、1998年の構想開始から四半世紀を経過し、これまでに

確実に実績を重ねてきてはいるものの、現下の少子高齢化の進展による医療・介護需要の増加や労働力不足の拡大など社会構造の変容と、ライフサイエンス分野におけるテクノロジーの革新による研究領域の多様化・専門化やオープンイノベーションの進展、人工知能（artificial intelligence：AI）をはじめとしたデジタル技術の日進月歩による進化や他都市におけるバイオコミュニティの形成など、神戸医療産業都市を取り巻く社会経済情勢や研究・開発環境の大きな変化に直面している。

　こうした背景を踏まえ、阪神・淡路大震災から30年という大きな節目を迎える中で、神戸医療産業都市が国内のバイオメディカルクラスターのトップランナーとして成長し続けるとともに、国際的地位を高め、イノベーションおよび雇用の創出などを通じて、地域経済の振興や市民福祉の向上などにより、市民に還元するという目指すべき姿と、その実現に向けた施策を展開するための4つの視点を示した「神戸医療産業都市の将来像」（以下、将来像）が、2024年7月31日に公表されている[8]。

【施策展開における視点】

①医療技術や創薬等の医療領域において、産学官医のリソースを有効活用し、「橋渡し」機能のさらなる強化と医療サービスの向上を図る。

②医療領域に親和性が高く、今後の成長分野として期待されるバイオものづくりやロボティクス、AI・シミュレーション等の分野・領域の深化に重点を置き産業化を促進する。

③ポートアイランドⅡ期エリアを中心に、神戸市域全域を神戸医療産業都市として捉え、多様な人材の集積・育成や、スタートアップをはじめとした企業へのサポート機能の強化等を図る。

④神戸空港の国際化を踏まえ、関西をはじめとした日本全体のゲートウェイ（玄関、中継地）として、アジア圏を中心とした関連企業等のインバウンド・アウトバウンドや協業等を促進する。

　また政府においても、これまでのドラッグラグだけではなく、ドラッグロスの発生や医薬品の安定供給などの課題に対応し、国民に最新の医薬品を迅速に届け

ることができるようにするため、医薬品へのアクセスの確保、創薬力の強化に向けた検討を行うことが必要であるとの認識の下、「創薬力の向上により国民に最新の医薬品を迅速に届けるための構想会議」が開催され、2024年5月22日に中間とりまとめを公表した[9, 10]。同年7月30日にそれを踏まえた政策目標と工程表が示され、さらに同日開催された「創薬エコシステムサミット」において、岸田総理大臣（当時）から「日本を世界の人々に貢献できる『創薬の地』としていく」という方針に政府がコミットすることが明確に示された（**図2-2-4**）[9]。

　今後、政府の具体的な施策が展開されていくものと考えられるが、2024年12月に成立した令和6年度補正予算において、厚生労働省の「創薬エコシステム発展支援事業」「創薬クラスターキャンパス整備事業」、経済産業省の「再生・細胞医療・遺伝子治療製造設備投資支援事業」といった事業が今後実施される予定であり、神戸医療産業都市においても将来像の視点に沿った施策を展開する観点からも、進出企業や関係機関などと連携して、これらの事業に参画できるよう努めるべきであろう（**図2-2-5**、**図2-2-6**）[11]。

　これまでに神戸医療産業都市が成してきた、日本最大級のバイオメディカルクラスターとしての進出企業、医療機関や研究機関の集積と、そこから生まれてきた成果は誇るべきものではある。一方で、将来像において指摘されているように、これからもトップランナーとして成長し続け、かつ、政府の打ち出した「日本を世界の人々に貢献できる『創薬の地』としていく」という方向性を、医療機器や再生医療等製品も含めて実現するためには、この「集積」をより活かし、次のステージへと発展させる必要がある。具体的には、神戸医療産業都市を特徴づけていると言える神戸市立医療センター中央市民病院や兵庫県立こども病院、ICCRCといった医療機関と進出企業との関係の深化、また、遺伝子・細胞治療分野については集積している関連産業の企業同士の連携の強化なども考えられるし、「街づくり」の観点からは進出企業や関係機関などの間での交流が課題であり、イノベーションの推進という観点からはこのような要素も欠かすことはできない。加えて、国内の他のクラスターとの関係についても、日本を「創薬の地」としていくことについて、単独の拠点だけで成し得るものかどうかということについても、

課題認識	ドラッグ・ラグ／ドラッグ・ロス問題、わが国の医薬品産業の国際競争力の低下、産学官を含めた総合的・全体的な戦略・実行体制の欠如
	医薬品産業・医療産業全体をわが国の科学技術力を活かせる重要な成長産業と捉え、政策を力強く推進していくべき

戦略目標	治療法を求めるすべての患者の期待に応えて最新の医薬品を速やかに届ける	●現在生じているドラッグ・ラグ／ドラッグ・ロスの解消 ●現時点で治療法のない疾患に対する研究開発を官民で推進
	わが国が世界有数の創薬の地となる	●豊かな基礎研究の蓄積と応用研究の進展 ●国内外の投資と人材の積極的な呼び込み
	投資とイノベーションの循環が持続する社会システムを構築する	●アカデミアの人材育成や研究開発環境の整備、医薬品産業構造の改革 ●スター・サイエンティストの育成、投資環境の整備、イノベーションとセルフケアの推進

1. わが国の創薬力の強化

創薬は基礎から実用化に至るまでの幅広い研究開発能力とともに、社会制度や規制等の総合力が求められる。創薬エコシステムを構成する人材、関連産業、臨床機能などすべての充実と発展に向け、国際的な視点を踏まえながら、我が国にふさわしい総合的かつ現実的な対策を講じていくことが必要である。

○多様なプレーヤーと連携し、出口志向の研究開発をリードできる人材
　●海外の実用化ノウハウを有する人材や資金の積極的な呼び込み・活用
　●外資系企業・VCも含む官民協議会の設置（政府・企業が政策や日本での活動にコミット）
　●国内外のアカデミア・スタートアップと製薬企業・VCとのマッチングイベントの開催
○国際水準の臨床試験実施体制
　●ファースト・イン・ヒューマン（FIH）試験実施体制の整備
　●臨床研究中核病院の創薬への貢献促進
　●国際共同治験・臨床試験の推進
　●治験業務に従事する人材の育成支援・キャリアトラックの整備
　●海外企業の国内治験実施の支援
　●Single IRBの原則化・DCTの推進・情報公開と国民の理解促進
○新規モダリティ医薬品の国内製造体制
　●CDMOに対する支援強化とバイオ製造人材の育成・海外からの呼び込み
　●国際レベルのCDMOとFIH試験実施拠点の融合や海外拠点との連携
○アカデミアやスタートアップの絶え間ないシーズ創出・育成
　●アカデミア・スタートアップの研究開発支援の充実、知財・ビジネス戦略の確立
　●持続可能な創薬力の維持・向上のための基礎研究振興
　●AIやロボティクス×創薬や分野融合、再生・細胞医療・遺伝子治療等
　●医療DX、大学病院等の研究開発力の向上に向けた環境整備

2. 国民に最新の医薬品を迅速に届ける

治療薬の開発を待ち望む患者・家族の期待に応えるためには、新薬が開発されにくい分野や原因を把握しつつ、薬事規制の見直しや運用の改善、国際的な企業への働きかけも含め、積極的な施策を講じていくことが求められる。

○薬事規制の見直し
　●国際共同治験を踏まえた薬事規制の見直しと海外への発信
○小児・難病希少疾病医薬品の開発促進
　●採算性の乏しい難病・希少疾病医薬品の開発の促進
○PMDAの相談・審査体制
　●新規モダリティの実用化推進の観点からの相談・支援
　●各種英語対応や国際共同審査枠組みへの参加等の国際化推進
　●国際的に開かれた薬事規制であることの発信

3. 投資とイノベーションの循環が持続する社会システムの構築

患者に最新の医薬品を届けるためには、患者のニーズの多様化や新しい技術の導入などに対応し、広義の医療市場全体を活性化するとともに、医薬品市場が経済・財政と調和を保ち、システム全体が持続可能なものとなることが重要である。中長期的な視点から議論が継続して行われる必要がある。

　●革新的医薬品の価値に応じた評価
　●長期収載品依存からの脱却
　●バイオシミラーの使用促進
　●スイッチOTC化の推進等によるセルフケア・セルフメディケーションの推進
　●新しい技術について公的保険に加えた民間保険の活用
　●ヘルスケア分野のスタートアップへの支援強化

中長期的に全体戦略を堅持しつつ、常に最新の情報を基に継続的に推進状況をフォローアップしていくことが重要

■図2-2-4　創薬力の向上により国民に最新の医薬品を迅速に届けるための構想会議
　　　　　中間とりまとめ概要（文献9より転載）

第2章｜神戸医療産業都市構想　93

> 【創薬エコシステム・創薬クラスターの発展支援】
> 施策名：創薬エコシステム発展支援事業
>
> 令和6年度補正予算案 30 億円
>
> ①施策の目的
> 我が国の成長産業・基幹産業である医薬品産業について、日本を世界の人々に貢献できる「創薬の地」とするため、アカデミアシーズなどの実用化に向けた橋渡しの支援を行う
>
> ②対策の柱との関係
>
>
>
> ③施策の概要
> 我が国の優れた創薬シーズを、早期にスタートアップ化できるよう、創薬の経験を有する研究開発支援者による実用化に向けたアカデミアシーズ等への研究支援、ターゲット・コンセプト検証試験、スタートアップ設立支援、当該スタートアップの研究開発支援等を実施する。
>
> ④施策のスキーム図、実施要件（対象、補助率等）等
>
>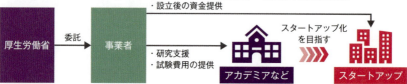
>
> ⑤成果イメージ（経済効果、雇用の下支え・創出効果、波及プロセスを含む）
> 優れた創薬シーズの実用化を通じて、アカデミアや創薬スタートアップに対する民間投資を呼び込むことが可能。

■図 2-2-5　創薬エコシステム発展支援事業（令和6年度厚生労働省補正予算事業）
　　　　　（文献 11 をもとに作成）

よく考える必要があるだろう。

　これまでの実績を踏まえつつ、環境の変化や新たな課題に向き合いながら、神戸だけでなく日本として医療分野のイノベーションを育み、実用化していくため、「神戸医療産業都市」として何をなすべきかに向き合い、さらに前に進めるように努めていきたい。

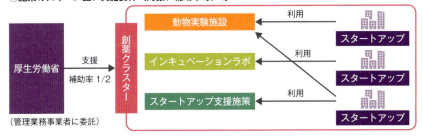

図 2-2-6 創薬クラスターキャンパス整備事業（令和 6 年度厚生労働省補正予算事業）
（文献 11 を元に作成）

引用・参考文献

1) 文部科学省・厚生労働省．全国治験活性化 3 カ年計画．平成 15 年 4 月 30 日．https://www.mhlw.go.jp/file/06-Seisakujouhou-10800000-Iseikyoku/s0329-13i.pdf［2025/2/11 閲覧］
2) 文部科学省・厚生労働省．新たな治験活性化 5 カ年計画．平成 19 年 3 月 30 日．https://www.mhlw.go.jp/shingi/2007/03/dl/s0330-5a.pdf［2025/2/11 閲覧］
3) 文部科学省・厚生労働省．臨床研究・治験活性化 5 か年計画 2012．平成 24 年 3 月 30 日．https://www.mhlw.go.jp/topics/bukyoku/isei/chiken/dl/120403_3.pdf［2025/2/11 閲覧］
4) 厚生科学審議会臨床研究部会．臨床研究・治験の推進に関する今後の方向性について 2019 年版とりまとめ．https://www.mhlw.go.jp/content/10808000/000572442.pdf［2025/2/19 閲覧］

5) 日本再興戦略 -JAPAN is BACK. 平成25年6月14日. https://www.kantei.go.jp/jp/singi/keizaisaisei/pdf/saikou_jpn.pdf ［2025/2/11 閲覧］

6) バイオ戦略2019～国内外から共感されるバイオコミュニティの形成に向けて～. 令和元年6月11日. https://www8.cao.go.jp/cstp/bio/bio2019_honbun.pdf ［2025/2/11 閲覧］

7) バイオエコノミー戦略. 令和6年6月3日. https://www8.cao.go.jp/cstp/bio/bio_economy.pdf ［2025/2/11 閲覧］

8) 神戸医療産業都市の将来像についての検討会. 神戸医療産業都市の将来像～多様性を包摂するバイオ・メディカルの国際的ゲートウェイへ～. https://www.city.kobe.lg.jp/documents/68211/shoraizo_report.pdf ［2025/2/11 閲覧］

9) 創薬力の向上により国民に最新の医薬品を迅速に届けるための構想会議 中間とりまとめ. https://www.cas.go.jp/jp/seisaku/souyakuryoku/pdf/chuukantorimatome.pdf ［2025/2/11 閲覧］

10) 首相官邸. 創薬エコシステムサミット. https://www.kantei.go.jp/jp/101_kishida/actions/202407/30souyaku.html ［2025/2/19 閲覧］

11) 厚生労働省. 令和6年度補正予算案の主要施策集. https://www.mhlw.go.jp/wp/yosan/yosan/24hosei/dl/24hosei_20241129_01.pdf ［2025/2/11 閲覧］

| Profile | 山手政伸 | 公益財団法人 神戸医療産業都市推進機構クラスター推進センター センター長 |

平成20年4月に厚生労働省に入省。食品衛生を振り出しとし、その後、医薬品の安全対策や承認審査、医療保険（薬価制度・調剤報酬）、医療系ベンチャー等の支援業務などの業務を経験する。外務省に出向し在ウィーン国際機関日本政府代表部に赴任したのち、令和4年8月に保険局医療課に再び着任、令和6年度診療報酬改定を担当。令和6年7月から神戸医療産業都市推進機構クラスター推進センターに着任。

03 産学官医連携による研究開発から事業化まで

川本篤彦

はじめに

　基礎研究の成果を医療分野における実用化へつないでいくための、いわゆる「橋渡し研究（トランスレーショナルリサーチ）」の重要性について、わが国でも2000年頃から認識されるようになり[1]、文部科学省、厚生労働省などの施策により、全国のアカデミアにおける橋渡し研究の拠点形成が推進されてきた。医薬品や医療機器の実用化においては、行政、アカデミアのみならず、製造販売を担う企業や医療を提供する場である医療機関の貢献も重要であることは言うまでもなく、本項のタイトルにある「産官学医連携」が欠かせない。

　このような動きの中で、神戸医療産業都市推進機構では、先端医療センター病院および医療イノベーション推進センター（Translational Research Center for Medical Innovation；TRI）が全国の拠点形成をサポートするかたわら、自らの橋渡し研究実施・支援機能を強化し、神戸医療産業都市内外の研究機関、企業とともに数々の医療研究開発の成果を挙げてきた。本項では、当機構を取り巻くこれまでの成果を概説するとともに、今後の方向性について言及する。

橋渡し研究の基盤構築

　当機構が橋渡し研究の基盤構築とその支援に取り組み始めたのは、2004年に文部科学省「がんトランスレーショナル・リサーチ事業」でTRIがトランスレ

第2章 | 神戸医療産業都市構想　97

ーショナルリサーチ支援機関に選定され、臨床研究の実施計画書作成、データマネジメント、統計解析などを行って以来となる。続いて2007年から「橋渡し研究支援推進プログラム」において当機構が全国の拠点の一つ（実施機関）およびサポート機関として活動した。実施機関としては、先端医療センター病院で医師主導治験を実施するための各種専門職の雇用、手順書の整備などの実施体制を、TRIではGood Clinical Practice（GCP）に準拠したデータマネジメント、統計解析（以下、データセンター）業務の実施体制を整備したうえで、プログラム期間内に2件の医師主導治験を実施するというノルマを達成した。筆者が責任医師を務めた下肢血管再生治療の医師主導治験[2]は、全国の拠点の中で最初に開始・完了させることができ、高い評価を受けた。本プログラムで整備した橋渡し研究実施体制を活用して、先端医療センター病院では、その後、各種の再生医療を中心とした数々の医師主導治験・臨床研究が実施され（**表2-3-1**）、その一部は薬事承認に結実し、実用化を果たした（後述）。先端医療センター病院は、わずか60床の入院設備しか有さない臨床開発専門病院として設立され、京都大学、神戸大学、神戸市立医療センター中央市民病院（以下、中央市民病院）、北野病院などから主任研究者を招聘し、自施設を臨床試験実施の場として使用いただくというユニークな運用を行っていた。一方、総合病院としての機能が不足していたため、中央市民病院から救急医療対応や自施設にない診療科によるバックアップなど、絶大な支援をいただいていた。

　TRIでは、2011年以降も厚生労働省・国立研究開発法人 日本医療研究開発機構（Japan Agency for Medical Research and Development；AMED）による「早期・探索的臨床試験整備事業」「橋渡し研究加速ネットワークプログラム」「臨床研究中核病院整備事業」でサポート機関の役割を果たし、「橋渡し研究戦略的推進プログラム」で成果活用支援を行った。一連のサポート機関業務を2018年まで継続したことにより、近年の文部科学省による橋渡し研究支援機関、厚生労働省による臨床研究中核病院の制度確立に大きく貢献した。

　上記のように、先端医療センター病院では、神戸医療産業都市内での橋渡し研究の活性化に大きな貢献を果たしてきたが、2017年に中央市民病院に統合され

■表 2-3-1　先端医療センター病院で実施された再生医療臨床試験

対象疾患	製品	臨床試験	期間	主任研究者（所属）
重症下肢虚血	自家 CD34 陽性細胞	臨床研究	2003〜2007	川本篤彦（先端医療センター）
		医師主導治験	2008〜2012	川本篤彦（先端医療センター）
偽関節	自家 CD34 陽性細胞／アテロコラーゲン	臨床研究	2009〜2014	黒田良祐（神戸大学）
		医師主導治験	2016〜2021＊	黒田良祐（神戸大学）
軟骨損傷	自己軟骨細胞加工製品	医師主導治験	2012〜2016	黒田良祐（神戸大学）
鼓膜穿孔	トラフェルミン／ゼラチンスポンジ	臨床研究	2011〜2012	金丸眞一（北野病院）
		医師主導治験	2015〜2016	内藤 泰（中央市民病院＊＊）
声帯瘢痕	肝細胞成長因子	医師主導治験	2014〜2016	平野 滋（京都大学）
滲出型加齢黄斑変性	iPS 細胞由来網膜色素上皮シート	臨床研究	2013〜2016	髙橋政代（理化学研究所）
心原性脳梗塞	骨髄単核球	臨床研究	2011〜2013	坂井信幸（中央市民病院＊＊）

＊先端医療センター病院が中央市民病院に統合された後は、中央市民病院で継続して実施された。
＊＊中央市民病院：神戸市立医療センター中央市民病院

た際、それまで充実させてきた医師主導治験や再生医療臨床研究の調整事務局などの機能を TRI に移すこととなった。これにより、TRI は治験を含めた幅広い臨床試験を高品質で支援できる体制を整えた。その後、モニタリングや知財管理、非臨床試験支援、事業開発支援なども充実させ、現在ではアカデミアにおける医療研究開発支援機関（Academic Research Organization；ARO）として総合的な支援機能を誇っている。2024 年末までに支援した実績は、医師主導治験 44 件、企業治験 7 件、特定臨床研究 51 件、その他の臨床研究（先進医療、再生医療臨床研究、レジストリ、観察研究など）326 件の、総計 428 件に上る（図 2-3-1）。

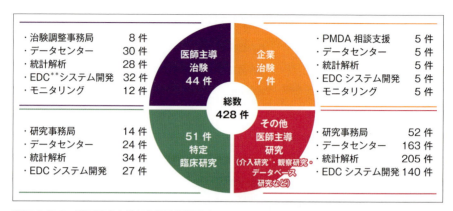

■図 2-3-1　神戸医療産業都市推進機構医療イノベーション推進センター（TRI）による治験・臨床研究の支援実績
　＊先進医療、再生医療等安全性確保法に基づく臨床試験など
＊＊ EDC；electronic data capture

アカデミアへの臨床試験支援

　上記のような経緯のなかで、TRI が支援してきた医師主導治験 44 件のうち 37 件（84％）は、橋渡し研究支援機関や臨床研究中核病院以外の医療機関で実施されたものである。いわゆる拠点が整備された現在でも、拠点外の機関を中心に TRI へ支援の要請が絶えない状況が続いている。

　また、TRI は神戸医療産業都市内あるいは周辺地域のアカデミアにおける多数の臨床試験も支援してきた。最も多く支援してきたのは中央市民病院であり、2024 年末までに総計 36 件の臨床試験（医師主導治験、特定臨床研究、再生医療臨床研究等）、3 件の研究用データベース構築などの実績を有している（**表 2-3-2**）。このうち、呼吸器内科による一連の臨床研究は[3]、高流量鼻カニュラ酸素療法（医療機器）の保険収載に結実した。このほか、神戸周辺のアカデミア（神戸大学、兵庫医科大学、兵庫県立こども病院、神戸アイセンター病院など）に対しても、総計 8 件の臨床試験・研究支援を行ってきた（**表 2-3-3**）。基礎研究段階から神戸大学と共同で開発を進めてきた難治性骨折に対する骨・血管再生療法では、幹細胞分離機器の検証治験を無事に終え、2025〜2026 年に薬事承認申請を

■表 2-3-2 医療イノベーション推進センター（TRI）による神戸市立医療センター中央市民病院への臨床試験支援の実績（フルサポート案件のみ抜粋）

試験タイプ	診療科	主任研究者	試験名	支援期間
医師主導治験	脳神経外科	坂井信幸 太田剛史	慢性期脳梗塞（脳梗塞発症後 150 日以降 365 日以内）患者に対する MB-001（CD34 陽性細胞分離機器）を用いた自家末梢血 CD34 陽性細胞の内頚動脈内投与に関する医師主導治験	2020～
	整形外科	安田 義	難治性骨折（偽関節）患者を対象とした MB-001 と IK-02 を用いた自家末梢血 CD34 陽性細胞移植による骨・血管再生療法に関する医師主導治験	2016～2020
企業治験	循環器内科	古川 裕	閉塞性動脈硬化症（ASO）による重症下肢虚血（CLI）を有する患者を対象として CLBS12 の有効性および安全性を評価する前向き、非盲検、対照、無作為化、多施設共同試験ならびにバージャー病（BD）による CLI を有する患者を対象として CLBS12 の安全性および有効性を評価する単群サブ試験	2017～2022
再生医療臨床研究	脳神経外科	坂井信幸	急性期心原性脳塞栓症患者に対する自己骨髄単核球静脈内投与の臨床研究	2011～2013
特定臨床研究	脳神経外科	坂井信幸	ステント支援脳動脈瘤治療における二剤抗血小板薬投与の効果と安全性に関する多施設共同ランダム化比較試験（DAPTS-ACE）	2016～2020
	呼吸器内科	富井啓介	気管支拡張症患者に対する在宅ハイフローセラピーの有効性と安全性に関する多施設ランダム化比較試験（FLOBE）	2023～
介入研究（特定臨床研究以外）	脳神経外科	坂井信幸	頚動脈ステント留置術後の再狭窄に対するシロスタゾールの効果に関する多施設共同無作為化比較試験（CAS-CARE）	2010～2017
	脳神経外科	坂井信幸	脳動脈瘤塞栓術における Hydrogel coil の塞栓効果に関する多施設共同無作為化比較試験（HYBRID）	2012～2017
	呼吸器内科	富井啓介	COPD 患者に対する長期ハイフローセラピーの有用性の検討	2015～2017
	呼吸器内科	富井啓介	在宅酸素療法を必要とする安定期 COPD 患者における長期高流量鼻カニュラ酸素療法に対する有効性および安全性に関する検討：多施設前向きランダム化比較試験（FLOCOP）	2017～2020
観察研究	脳神経外科	坂井信幸	頚動脈ステント留置術後の血管イベントの発症に関する前向き観察研究（IDEALCAST）	2008～2011
	脳神経外科	坂井信幸	血小板由来マイクロパーティクルが頚動脈ステント留置術後の血管イベント発症に及ぼす影響に関する観察研究（IDEALCAST-PDMP）	2008～2010
	脳神経外科	坂井信幸	脳血管内治療の術後抗血栓療法に関する研究	2009
	脳神経外科	坂井信幸	ステント支援脳動脈瘤塞栓術の効果と安全性に関する多施設共同前向き観察研究（ESSENCE）	2012～2017
	脳神経外科	坂井信幸	ステント支援脳動脈瘤塞栓術の効果と安全性に関する多施設共同前向き観察研究－抗血小板薬の効果と画像所見（ESSENCE-API）	2012～2017
	脳神経外科	坂井信幸	脳動脈瘤塞栓術における HydroSoft coil の塞栓効果に関する多施設共同前向き登録研究（JHSR）	2013～2015
	乳腺外科	木川雄一郎	HER2 陰性ホルモン療法耐性転移性乳癌患者における 1 次または 2 次化学療法としてのエリブリン療法の効果を探索する観察研究（E-SPEC）	2015～2020
	脳神経外科	坂井信幸	ステント支援脳動脈瘤治療における抗血小板薬投与期間の効果と安全性に関する多施設共同登録研究（DAPTS ACE Registry）	2016～2020

第 2 章｜神戸医療産業都市構想

■表 2-3-3　医療イノベーション推進センター（TRI）による神戸エリアのアカデミアへの臨床試験・研究支援の実績（中央市民病院以外）

医療機関	試験・支援タイプ	試験・研究名	支援期間
神戸大学	医師主導治験	限局性の膝関節軟骨損傷患者を対象とした自己軟骨細胞加工製品（IK-01）の安全性ならびに有効性に関する医師主導治験	2012〜2016
神戸大学	医師主導治験（AMED事業）	難治性骨折（偽関節）患者を対象としたMB-001とIK-02を用いた自家末梢血CD34陽性細胞移植による骨・血管再生療法に関する医師主導治験	2016〜2020
神戸大学	特定臨床研究	ACS患者に対する経皮的冠動脈形成術（PCI）における血管内光干渉断層法（OFDI）および血管内超音波診断法（IVUS）の有用性に関する研究	2019〜2023
神戸大学（日本小児腎臓学会）	観察研究	アルポート症候群レジストリ研究	2021〜継続中
兵庫医科大学	医師主導治験（AMED事業）	難治性潰瘍を有する包括的高度慢性下肢虚血（CLTI）患者を対象とした自家末梢血単核細胞担持ICS-001移植による血管新生療法の探索的試験	2023〜継続中
兵庫県立こども病院	共同研究	先天性胆道拡張症の術後長期予後調査（共著で論文発表）	2018
神戸アイセンター病院	先進医療B（統計解析）	網膜色素上皮（RPE）不全症に対する同種iPS細胞由来RPE細胞凝集紐移植	2023〜継続中

予定している。

異分野融合

　医療分野での実用化を目指す基礎研究シーズでは、医学系のみならず、理学・工学・化学・情報科学・薬学などの研究者が開発主体となる場合もある。このよ

うな場合、非医学系研究者は、医学系研究者や医薬品・医療機器開発企業などと連携して技術開発を推進する必要があるが、医学系の研究者や企業とのコンタクトが取れず、薬事戦略・知財戦略などの医療開発独特のプロセスに関する知識に乏しいことも多い。このような「異分野融合」の医療開発の推進が重要であることが注目され、2022年からAMEDが「橋渡し研究プログラム（異分野融合型研究開発推進支援事業）」を開始している。認定された橋渡し研究推進機関のうち、異分野融合型研究開発シーズの支援に優れた4機関が選定され、2024年にも公募が開始されている。

　TRIでは、これに先立ち2018年から国立研究開発法人 科学技術振興機構（Japan Science and Technology Agency；JST）より委託を受けて、「戦略的創造研究推進事業のライフサイエンス分野における研究成果の持続的イノベーション創出基盤構築のための調査及び提案」事業を実施している。JSTに採択された非医学系のライフサイエンス研究者に対して、医療開発に必要な情報提供、コンサルテーションを通じた研究課題上の課題抽出、開発戦略の助言、医療研究者や開発企業の紹介、AMEDなどの医学系研究開発資金への応募支援などを行っている。2022年からは橋渡し研究推進機関のAROなどからアドバイザーとしての協力を得て、さらに精度の高い支援を目指している（**図2-3-2**）。2023年までに総計146名の研究者にコンサルテーションを行い、研究者紹介30件、企業紹介10件、研究費応募支援14件などの成果を挙げており、有望なシーズには複数年にわたり継続的な支援を実施している。これら異分野のアカデミア研究者への支援経験は、今後重要性を増すとされるアカデミア発ベンチャー企業による医療研究開発への支援にも役立つものと考えている。

実用化に至ったアカデミア発の医薬品、医療機器、再生医療等製品

　TRIでは、アカデミアが公的研究資金などを財源として主導的に開発してきたシーズを企業に橋渡しすること、すなわち「産学官医連携」により、実用化に

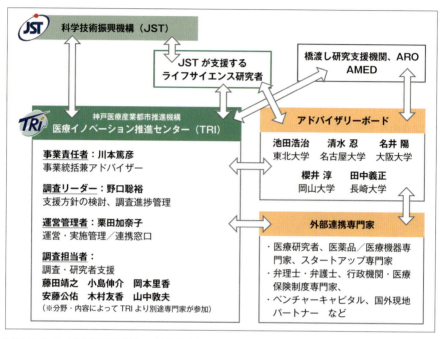

■図2-3-2　国立研究開発法人 科学技術振興機構（JST）より委託された異分野融合型の研究開発支援事業の実施体制

つなげてきた。薬事承認に至った5品目の概要とTRIの支援内容は以下の通りである。

チタンブリッジ®［甲状軟骨固定用器具］

　本医療機器は、熊本大学（当時）の讃岐徹治医師による医師主導治験の成果をもとに、ノーベルファーマ株式会社が「内転型痙攣性発声障害における症状の改善」を効能として2017年に薬事承認を取得したものである。TRIでは、開発・知財戦略の策定から公的研究費獲得、熊本大学での治験調整事務局体制整備などを支援し、治験中のデータセンター業務も行った。また、先駆け審査指定の申請、治験後の製造販売承認申請、保険収載、論文作成なども支援した。

ステミラック®注［ヒト（自己）骨髄由来間葉系幹細胞］

本再生医療等製品は、札幌医科大学の本望 修教授が開発したもので、同大学の山下敏彦教授（現 理事長・学長）が責任医師を務めた医師主導治験の成果をもとに、ニプロ株式会社が2018年に「脊髄損傷に伴う神経症候及び機能障害の改善」を効能として条件および期限付き承認を受けたものである。TRIは、開発・知財戦略、治験実施計画書作成、治験コーディネータ業務を支援し、治験中のデータセンター業務、被験者リクルート促進支援も行った。

リティンパ®耳科用250 μg セット
［トラフェルミン（遺伝子組換え）製剤］

本医薬品は、北野病院の金丸眞一部長が開発し、中央市民病院の内藤 泰部長を責任医師とする多施設共同医師主導治験の成果をもとに[4]、ノーベルファーマ株式会社が2019年に「鼓膜穿孔の治療薬」として薬事承認を取得したものである。TRIは、当該治験に先行する臨床研究[5]の段階から実施計画書作成、研究事務局、データセンター、論文作成支援などを実施し、多施設共同治験でも同様のフルサポートを提供、さらに承認申請中の規制当局対応なども精力的に支援した。現在も、さらなる適応拡大を目指した多施設共同の医師主導治験を実施中で、TRIは上記治験と同様、計画段階から包括的に支援している。

サクラシー®［ヒト羊膜基質使用ヒト（自己）口腔粘膜由来上皮細胞シート］

本再生医療等製品は、京都府立医科大学の外園千恵教授を責任医師とする医師主導治験の成果をもとに、ひろさきLI株式会社が2022年に「角膜上皮幹細胞疲弊症における眼表面の癒着軽減」を効能として薬事承認を取得したものである。TRIは、当該治験に先行する臨床研究[6]、先進医療Bの段階から開発・知財戦略

第2章｜神戸医療産業都市構想　　105

支援、開発企業の紹介、データセンターなどの広範な業務を行った。さらに、治験における独立行政法人 医薬品医療機器総合機構（Pharmaceuticals and Medical Devices Agency；PMDA）相談、実施計画書作成の支援に加え、希少疾病用再生医療等製品の指定申請に係る資料作成・ヒアリング同席、承認申請時の規制当局対応支援などを実施した。なお、本再生医療等製品に関する治験製品製造、薬事承認後の商業製造は、当機構の再生医療製品開発室が担当している。

ロゼバラミン®筋注用 25mg ［筋萎縮性側索硬化症用剤］

　本医薬品は、徳島大学の梶 龍兒特任教授を主任研究者、同大学の和泉唯信教授、千葉大学の桑原 聡教授を調整医師とする多施設共同の医師主導治験の成果をもとに、エーザイ株式会社が 2024 年に薬事承認を取得したものである。本医薬品は、先行する企業治験の成果が十分でなかったため開発が中断されていたが、TRI と徳島大学が企業治験の詳細解析結果をもとに、対象患者や用量などを見直し、新たな医師主導治験を計画した。TRI は、治験におけるデータセンター業務、総括報告書作成支援、製造販売承認申請後の書面調査・照会事項対応の支援なども行った。

　TRI では、現在も多数の医師主導治験を支援中であり、すでに検証的治験が終了、あるいは被験者組み入れが完了した 3 製品程度について、2025〜2026 年に新たな薬事承認を受けることが期待されている。

国内外の企業への医療開発支援

　TRI が支援してきた企業治験 7 件は、開発企業が治験計画を確定した後に支援を開始するタイプ、すなわち「請負型」の治験ではなく、TRI が非臨床試験段階や PMDA 相談から継続支援して実現した「伴走型」の治験である。このうち 6 件（86％）はベンチャー企業による治験、3 件（43％）は海外企業による、

いわゆるインバウンド治験である。代表的な支援の実例を以下に示す。

国内ベンチャー企業治験

当時、安全性が確立されていなかった腫瘍溶解性アデノウイルス製剤のFirst-in-human試験を実施するにあたり、治験依頼者である国内ベンチャー企業は、民間の臨床試験支援機関（Contract Research Organization；CRO）ではなく、医学的・科学的支援も可能なAROとしてTRIへ支援業務を依頼した。2016年より治験準備を開始し、2017〜2019年に第I相試験を実施した。TRIは治験事務局、データセンター、モニタリングなどの業務を行った。当該治験薬の安全性・有効性が確認され、その後、次相試験へ開発が進行している。

米国ベンチャー企業治験

筆者自身が2003年から先端医療センター病院で臨床研究、医師主導治験を実施してきた下肢血管再生治療（自家CD34陽性細胞移植）について、米国のベンチャー企業が日本国内での実用化を目指し再生医療等製品治験を実施した。TRIは、米国企業によるPMDA相談（非臨床、臨床）の資料作成や相談時の同席・議論支援を行い、2017年からの治験開始に貢献した。また、当該治療製品の厚生労働省による先駆け審査指定にも貢献した。後述する中国ベンチャー企業治験のケースも同様であるが、日本国内に拠点を有さない海外ベンチャー企業にとって、日本の規制当局との交渉に同席し、薬事的・医学的に支援してくれるAROの存在は非常に貴重である。この多施設共同試験で、TRIはGMP細胞製造、治験事務局、医学専門家、データセンター、モニタリングなどの広範な業務を担当した。

中国ベンチャー企業治験

TRIと以前より学術的交流のあった四川大学発ベンチャー企業の開発した新型コロナウイルスワクチンの日本国内での第I／II相治験をPMDA相談の段階から支援し、2021年から治験が開始された。治験中において、TRIは治験事務局、データセンター業務などを担当したが、治験薬の中国からの輸入や国内での品質管理、バイオサンプルの中国検査機関への輸出など、他の治験では経験したことのない業務にも取り組んだ。本治験は2023年に終了し、現在は薬事承認申請支援を行っている。なお、本治験でのTRIの支援業務について、2022年の日本臨床試験学会で発表し、優秀賞を獲得した[7]。

TRIでは、治験国内管理人業務の実施体制を整え、日本国内に拠点を有さない海外企業による国内治験への支援強化を図っている。将来的には、海外スタートアップ企業などの神戸医療産業都市への誘致にも貢献できればと考えている。

今後の展望：バイオクラスターのための ARO

上述したように、神戸医療産業都市推進機構では、その設立以来、橋渡し研究の基盤整備、アカデミア主導による多数の医師主導治験や再生医療研究の実施と支援、国内外企業による開発・治験の支援などを通じて「産学官医連携」を実現させ、最先端医療の実用化に貢献してきた。

今後は、これまで蓄積された支援経験を活かしつつ、新たな研究開発領域、例えばAIを活用した創薬や臨床試験効率化、リアルワールドデータ解析などにも挑戦し、時代のニーズに応えられる体制構築を目指している。これからも国内外のアカデミア、企業による医療研究開発の支援を継続していくが、当機構が神戸医療産業都市の中核的支援機関としてのミッションを帯びた神戸市の外郭団体であることから、TRIもこのバイオクラスターにおける医療技術の実用化・産業化の支援に注力し、神戸市民の福祉向上や地域産業の振興に貢献していきたい。

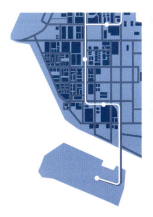

■図 2-3-3　神戸医療産業都市推進機構医療イノベーション推進センター（TRI）の新たなチャレンジ

　すなわち、「バイオクラスターのための ARO」という、他に類を見ない機能を果たすことを目指す[8]。神戸大学、中央市民病院、兵庫県立こども病院をはじめとするアカデミア、神戸医療産業都市進出企業、進出を検討する企業、特にスタートアップ企業との連携を重視していく所存である（図 2-3-3）。

引用・参考文献

1) 浅野茂隆. トランスレーショナルリサーチとゲノム医学の時代の肺高血圧モデル研究. 日本小児循環器学会雑誌. 2001;17(1):35-8.
2) Fujita Y, et al. Phase II clinical trial of CD34+ cell therapy to explore endpoint selection and timing in patients with critical limb ischemia. Circ J. 2014;78(2):490-501.

3） Nagata K, et al. Domiciliary High-Flow Nasal Cannula Oxygen Therapy for Patients with Stable Hypercapnic Chronic Obstructive Pulmonary Disease. A Multicenter Randomized Crossover Trial. Ann Am Thorac Soc. 2018;15(4):432-9.

4） Kanemaru SI, et al. Multicenter phase III trial of regenerative treatment for chronic tympanic membrane perforation. Auris Nasus Larynx. 2021;48(6):1054-60.

5） Omae K, et al. Regenerative treatment for tympanic membrane perforation using gelatin sponge with basic fibroblast growth factor. Auris Nasus Larynx. 2017;44(6):664-71.

6） Sotozono C, et al. Visual improvement after cultivated oral mucosal epithelial transplantation. Ophthalmology. 2013;120(1):193-200.

7） 関哲郎ほか. 海外アカデミア発の新型コロナワクチンの治験を本邦で開始するまでに ARO が経験した課題およびその意義について. 日本臨床試験学会第 13 回学術集会総会. 2022 年 2 月 4-5 日, 東京.

8） 川本篤彦. ARO の多様性と可能性〜TRI の新たなチャレンジ. ARO 協議会第 11 回学術集会. 会長講演. 2024 年 9 月 21 日, 神戸. ARO 協議会第 11 回学術集会プログラム・抄録集, 33.

Profile ｜ 川本篤彦 ｜ 公益財団法人 神戸医療産業都市推進機構 医療イノベーション推進センター センター長

奈良県立医科大学卒業後、同大学院を修了。1999 年より米国 St. Elizabeth's Medical Center 心臓血管研究部門で血管再生治療の前臨床研究に従事。2003 年に神戸医療産業都市推進機構の前身である先端医療振興財団に入職。先端医療センター研究所血管再生研究グループリーダー、同センター病院再生治療ユニット長などを歴任し、自身の研究テーマである下肢血管再生治療の医師主導治験、企業治験を主導するかたわら、自機関のみならず神戸大学、神戸市立医療センター中央市民病院などの研究者を支援して、骨血管、軟骨、網膜、鼓膜、声帯、脳血管、肝臓血管など各種再生治療の臨床試験を実現させてきた。2021 年に医療イノベーション推進センター長に就任し、国内外のアカデミア、企業による医療研究開発の支援に取り組み、現在に至る。

04 これからの医療産業都市のあり方

西川尚斗

はじめに

　神戸市においては、1995年に発生した阪神・淡路大震災からの復興プロジェクトとして、「神戸医療産業都市構想」を策定し、ポートアイランドを中心に企業や研究機関などの誘致・集積を促進し、産学官医の連携による医療関連クラスターの形成と健康・医療関連産業の発展について、四半世紀にわたって取り組んできた。2025年に阪神・淡路大震災から30年という大きな節目を迎えるにあたり、本項では、神戸医療産業都市のこれまでの歩みや、今後の施策展開などについて紹介する。

神戸医療産業都市の歩み（図2-4-1）

　1995年1月に発生した阪神・淡路大震災において、人的被害は死者・行方不明者6,437名にのぼるとともに、経済的損失は当時の神戸市の1年間のGDPに相当する6.9兆円にも及んだ。造船や鉄鋼業などのものづくりを中心に発展を遂げてきた神戸の経済は、バブル経済の崩壊と相まって大きな打撃を受け、まちの創造的復興のためには、経済の基軸となる新たな成長産業の創出が課題となった。
　そのため、高齢化の進展や技術革新などを背景として、市場や雇用規模が大きく、素材や情報処理、ソフトウェアをはじめ関連する産業の裾野が広い医療産業を神戸の新たな成長産業に位置づけ、その創出と育成を目指した神戸医療産業都

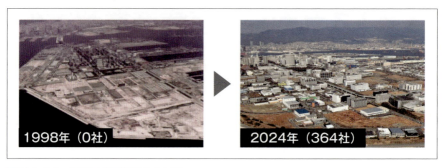

■図 2-4-1　神戸医療産業都市の変遷

市構想を 1998 年に策定し、「雇用の確保と神戸経済の活性化」「先端医療技術の提供による市民福祉の向上」「アジア諸国の医療水準の向上による国際貢献」を目標として、施策・事業を展開してきた。

　構想開始当初、神戸にはライフサイエンス分野の中核的研究機関や産業の集積がなかったことから、ポートアイランドにおいて、医療関連クラスターの形成を推進していくための求心力を備えた研究・開発機関などの立地が急務となった。

　そのため、2000 年 3 月には神戸市の外郭団体として、研究機能や産業化支援機能などを備えた「財団法人 先端医療振興財団」（現 公益財団法人 神戸医療産業都市推進機構）が創設されるとともに、同年 4 月には理化学研究所発生・再生科学総合研究センター（現 理化学研究所生命機能科学研究センター）が開設され、以降、企業やアカデミアなどの集積が進んでいく端緒となった。

　特に財団法人 先端医療振興財団に関しては、2001 年に基礎研究とともに臨床研究の場となる先端医療センターが開設されるとともに、2003 年には、わが国におけるトランスレーショナルリサーチの先駆けとなる組織である臨床研究情報センター（現 医療イノベーション推進センター）が開設されたほか、2005 年には、企業や研究機関、アカデミアのシーズとニーズのマッチングによる実用化・事業化のために必要な支援を行うクラスター推進センターが開設され、神戸医療産業都市において基礎研究から事業化・産業化までを一体的かつ重点的に支援する体制が整備された。当財団については 2018 年に「公益財団法人 神戸医療産業

都市推進機構」に発展改組し、今日まで神戸医療産業都市の中核的支援機関としての重要な役割を果たしている。

その後、甲南大学フロンティアサイエンス学部、理化学研究所計算科学研究機構（現 理化学研究所計算科学研究センター）、神戸大学統合研究拠点が開設されるなど、アカデミアの集積が進むとともに、神戸市立医療センター中央市民病院や兵庫県立こども病院のポートアイランドⅡ期への移転などによりメディカルクラスターが形成され、高度医療サービスの提供や臨床研究の推進が図られている。

また、2012年には、基礎研究の充実や、科学技術振興のための基盤の強化を目指し、スーパーコンピュータ「京」が、2021年には「京」の後継機である「富岳」が共用を開始し、健康寿命、防災・減災、エネルギー、ものづくり分野などの国家的な社会課題のシミュレーションによる解決や AI 開発など、学術・産業分野において幅広く活用されている。

構想の策定から四半世紀を経て、現在では357社・団体（2024年11月時点）が集積し、雇用者12,700人（2023年3月時点）を擁する国内最大級のバイオメディカルクラスターに成長するとともに、産学官医の連携のもと研究・開発が積極的に推進され、世界初のiPS細胞を用いた網膜色素上皮細胞の移植手術や地元企業による手術支援ロボット「hinotori™サージカルロボットシステム」の開発など、数々の革新的成果も生み出されている。

2020年から猛威をふるったコロナ禍においては、これまで培ってきた知見や資源、ネットワークなどを活用し、自動PCR検査ロボットシステムの開発や神戸市立医療センター中央市民病院における重症患者受入病棟の整備、遠隔ICUシステムの導入、スーパーコンピュータ「富岳」による飛沫感染のシミュレーションなど、市民の暮らしの安全・安心に貢献する成果も数多く得られたところである。

神戸医療産業都市を取り巻く環境の変化

少子・高齢化が急速に進展するなか、今後、医療・介護需要の増加や労働力不足の拡大といった社会構造が大きく変容することが見込まれるとともに、バイオ

テクノロジーの革新による研究領域の多様化・専門化やオープンイノベーションが進展しているほか、AIなどのデジタル技術の進化や他都市におけるバイオコミュニティの形成が進むなど、神戸医療産業都市を取り巻く環境は大きく変化している。

神戸医療産業都市は、黎明期から成長期を経て、将来にわたって大きく発展していくことができるよう、周辺環境の変化や社会からの要請に的確に対応するとともに、これまで培ってきた知見や資源を活用し、より効果的かつ積極的に施策を展開することが求められる重要な時期にさしかかっている。

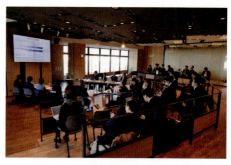

■図 2-4-2　神戸医療産業都市の将来像についての検討会 第 1 回検討会の様子

そのため、2023 年 12 月に有識者会議（神戸医療産業都市の将来像についての検討会）を立ち上げ、神戸医療産業都市における産業化の促進に向けた方策や、魅力あるまちづくりのあり方などについて、多方面からの議論を重ね、2024 年 7 月に「神戸医療産業都市の将来像」を取りまとめた（図 2-4-2）。

神戸医療産業都市の将来像

神戸医療産業都市の将来像の報告書においては、今後の「目指す姿」として、「神戸医療産業都市は、神戸のまちの持続的発展と市民の安全・安心で豊かなくらしの実現に貢献するため、国内のバイオメディカルクラスターのトップランナーとして成長し続けるとともに、国際的地位を高めることができるよう、研究・開発の潮流や事業化・産業化の動向等に的確に対応し、多様な人材の集積・育成や若年世代の定着・往還を図り、イノベーションおよび雇用の創出等を通じて、地域経済の振興や市民福祉の向上等により、市民に還元する」ことが謳われている[1]。

この「目指す姿」の実現に向けて、神戸医療産業都市の取り組みについては、「橋渡し機能のさらなる強化と医療サービスの向上」「今後の成長分野における産

業化の促進」「多様な人材の集積・育成や企業へのサポート機能の強化」「日本全体のゲートウェイとしてのインバウンド・アウトバウンドや協業等の促進」といった4つの視点に基づき、施策を展開することとしている。

橋渡し機能のさらなる強化と医療サービスの向上

まず「橋渡し機能のさらなる強化と医療サービスの向上」として、産業化につながる研究・開発環境の充実や市民福祉の向上への貢献に取り組むこととしている。

ライフサイエンス分野における産業化を促進するため、神戸医療産業都市が神戸のまちの発展の原動力となるよう、産業化につながる研究・開発の促進を図る。特に、大学発のベンチャーやスタートアップなどの受け皿となるラボビルの整備などの研究・操業環境の充実や、企業やアカデミアなどと神戸市立医療センター中央市民病院や神戸大学医学部附属病院をはじめとする病院群などとの「橋渡し研究」を促進する体制の強化などを図るとともに、イノベーション創出のために必要となる多様な研究人材・企業の集積や往還、産学医の連携による医療製品やサービスの開発の促進などに重点的に取り組んでいく。また、神戸医療産業都市が市民福祉の向上へ貢献する存在となるため、産学官医の連携によるそれぞれの治験や資源の相乗効果を発揮し、質の高い医療サービスを安定的に提供するとともに、介護テクノロジーやヘルスケアなどの研究・開発、事業化の促進などに重点的に取り組んでいく。加えて、メディカルクラスターを中心とした医療機関などにおいて培われている知識や技術、情報を市内の介護施設などへ積極的に発信・共有することにより、神戸医療産業都市の取り組みを通じて、神戸の医療・介護サービスの水準を急性期の治療からリハビリ、在宅における治療や介護サービスに至るまで包括的に向上させられるよう取り組んでいく。このように、神戸医療産業都市ならではの知見や社会資源などを十分に活用し、市民の健康や医療に関する意識の向上を図り、神戸が高い「健康リテラシー」と「優れた医療環境」を備えたまちとして持続的に発展することができるよう積極的かつ重層的に施策・事業を展開することとしている。

第2章｜神戸医療産業都市構想　115

今後の成長分野における産業化の促進

次に、「今後の成長分野における産業化の促進」として、既存産業との連携強化と強みのある領域の深化による産業化の促進や、研究・開発人材、技術者の集積・育成に取り組むこととしている。歴史的に製造業などが集積する神戸の地域特性を有効に活用し、神戸医療産業都市が培ってきた強みのある分野・領域の深化を図り産業化を促進する。具体的には、医療機器や再生・細胞医療、遺伝子治療などの分野・領域と合わせて、医療との親和性が高く今後の成長が期待されるバイオものづくりやロボティクス、AI・シミュレーションなどの分野・領域へ重点的な支援を行い、研究人材や技術者などの集積・育成などを図り、新たなイノベーションを生み出す好循環を創出し、これらの分野・領域に係る研究・開発、事業化・産業化を促進する。神戸医療産業都市においては、これまでも人材育成の取り組みが重点的に行われており、産学連携のもとバイオ医薬品をはじめとした新たなモダリティなどに対応した人材の育成がなされるとともに、研究人材や技術者の集積・育成に向けた取り組みが行われてきた。今後、バイオテクノロジーの革新により研究領域が一層複雑化するなか、神戸医療産業都市が持続的に発展していくため、引き続き、基礎研究から臨床応用、事業化・産業化それぞれのニーズに対応できる豊かな知見と経験を備えた研究・開発人材や技術者、経営やマーケティング、セールスなどに係る専門人材の集積・育成について、民間の資源や国のプロジェクトなどを有効に活用し、効果的かつ効率的に施策・事業を展開することとしている。

多様な人材の集積・育成や企業へのサポート機能の強化

3つ目に「多様な人材の集積・育成や企業へのサポート機能の強化」として、多様な人材の集積・育成・交流の促進や、他都市・他地域のコミュニティとの連携の促進、スタートアップ支援の強化などに取り組むこととしている。

ポートアイランドⅡ期エリアを企業間や産学の連携、人材交流の中心としながら、神戸市全体や京阪神のバイオコミュニティなど、連携先の都市・地域も含め

て広く研究・開発や操業の場として位置づけ、多様な人材の集積・育成・交流の促進を図る。また、経営・会計・法務・知的財産管理・医療統計といった事業化やイノベーションの創出に不可欠な研究支援・産業化促進に係る専門人材の集積・育成を図り、企業などのサポート機能を強化するとともに、アカデミアや企業などとの連携により専門人材にとって魅力的なネットワークや雇用環境の構築も目指している。

　加えて、成長が著しい国内の有力なコミュニティをはじめ、大阪や京都などの関西圏や中国・四国地方、九州地方における医学・薬学・工学などの分野に係るアカデミアやコミュニティとの連携を促進し、それぞれの特長や強みを発揮する相互補完関係の構築を図る。さらに、神戸医療産業都市がスタートアップの起業・操業における好適地となるため、既存のスタートアップ施策との差別化を図り、国や他都市の取り組みにおいては充足されないニーズを満たす効果的かつ効率的な支援メニューを提供できるよう、民間の資源・知見を活用したラボの整備・運営やアクセラレーションプログラムの提供、海外展開支援、ベンチャーキャピタルなどとのネットワークの形成など、重層的に施策を展開していく。また、企業の成長段階に応じた支援ニーズの変化や企業集積の状況などを踏まえ、時宜に適った施策・事業を機動的に展開することが重要であるため、資金調達先や連携・協業先の発掘に係る支援などスタートアップの具体的な成長に資するメニューを体系的・戦略的に実施する。

日本全体のゲートウェイとしての インバウンド・アウトバウンドや協業などの促進

　4つ目に「日本全体のゲートウェイとしてのインバウンド・アウトバウンドや協業等の促進」として、神戸空港の国際化を契機とした海外展開の取り組みの強化や海外企業の誘致・ネットワークの強化などに取り組むこととしている。

　神戸空港の国際化を契機としてアジア圏を中心とした海外や国内他都市との交流が活発になるため、神戸医療産業都市が日本のライフサイエンス分野における

情報や人材などのゲートウェイとなることでさらなる発展と成長を遂げるとともに、日本のライフサイエンスの国際的地位の向上が図られるよう、国内企業の海外進出や海外企業の誘致、国内外のアカデミアやスタートアップの連携などについて、積極的かつ体系的に施策・事業を展開していく。また、国内外のネットワークを活用し、スタートアップの成長を図るアクセラレーションプログラムの提供を図るとともに、イノベーションの創出に資する海外の事業会社やベンチャーキャピタルなどの誘致や神戸における活動支援などについて重点的に施策・事業を展開していく。

おわりに

　神戸市では、現在、都心三宮・ウォーターフロントの再整備や神戸空港の国際化など、市民のくらしの質やまちの魅力・活力を高める施策がさまざまに展開されており、神戸医療産業都市においても、この機運を逃さず、これまで培ってきた社会資源を有効に活用しながら起業・操業や就労・就学など、さまざまな観点から「まち」の魅力に磨きをかけ、若い世代をはじめとした多様な人材を惹き寄せるコミュニティとなるよう施策を展開することとしている。

　神戸医療産業都市の取り組みが神戸のまちの発展に資する好循環を生み出す原動力となるよう、10年後、20年後を見据えた将来像の実現に向けて、地域経済の振興や市民福祉の向上につながるよう積極果敢に施策を展開していきたい。

引用・参考文献

1) 神戸医療産業都市の将来像についての検討会. 神戸医療産業都市の将来像〜多様性を包摂するバイオ・メディカルの国際的ゲートウェイへ〜. 令和6年7月31日. https://www.city.kobe.lg.jp/documents/68211/shoraizo_report.pdf［2025/1/7閲覧］

Profile　西川尚斗　｜　神戸市企画調整局 局長（医療産業担当）

神戸市出身。2012年に文部科学省へ入省。2022年7月に文部科学省研究振興局参事官から神戸市企画調整局医療・新産業本部医療産業都市部科学技術担当部長に就任。2023年4月より神戸市企画調整局局長（医療産業担当）に就任し現在に至る。

第3章

先端医療開発の実例

01 | iPS細胞などを用いた再生医療

髙橋政代

はじめに

　2006年、京都大学医学部附属病院探索医療センターでの5年の任期が終わるのに合わせ、米国ソーク研究所への留学を機に10年間続けてきた網膜再生医療の治療開発ができる所を探したが、再生医療をうたう理化学研究所と高い臨床レベルを誇る神戸市立医療センター中央市民病院が隣接する神戸にすべての矢印が向いていた。そのポジションが得られなければ研究は諦めて病院に赴任するはずだったが、幸い理化学研究所発生・再生科学総合研究センター（Center for Developmental Biology；CDB）にチームリーダーの職を得て移ることができた。

神戸医療産業都市構想

　CDBは2001年の発足から5年ですでに世界的に有名な発生生物学の研究所になっており、当初は場違いにも思えたが、神戸市ではポートアイランドを医療産業都市として、特に再生医療を推し進めようとしており、それにマッチしていたようだ。

　中央市民病院の栗本康夫眼科部長にお願いして兼務で外来をさせてもらっていたので、徐々に施設をまたいだ神戸の構想が姿を現して見えてきた。当時珍しく治療開発に必要なものがすべてそろっていて、ビジネスまで含めたその壮大な構想に驚いた。シーズをつくる理化学研究所と先端医療センター（現 神戸医療産

業都市推進機構）の研究所、その実用化や治験をサポートする臨床研究情報センター（現 医療イノベーション推進センター）、そしてできた先進医療の臨床試験を行う先端医療研究センター病院、さらに周囲に集まる企業、医療産業をサポートする公的機関。限られた施設の中の大学病院では眼科独自で新たな仕組みをつくることは難しかったが、ポートアイランドでは拡張性があった。

初めての iPS 細胞臨床応用

京都大学時代には霊長類 ES 細胞（embryonic stem cell）で初めて動物モデルを使って治療の可能性を発表したが[1]、それが網膜色素上皮細胞移植治療であった。

網膜色素上皮（retinal pigment epithelium；RPE）は、さまざまな機能を持つ神経管由来の特殊な上皮で網膜の最外層に位置する（図 3-1-1）。一層の細胞層で接する視細胞層を維持する。分裂は限られており、小さな損傷は回復するが、大きく変性萎縮すると再生することはできない。したがって RPE の変性は必ず二次的な視細胞変性と視機能障害をもたらす。代表的な RPE 細胞の変性疾患は萎縮型加齢黄斑変性（最近は非新生血管型加齢黄斑変性と呼ぶ）であり、欧米では視覚障害の半数以上を占める。一昨年、RPE 萎縮の進行を 20% 抑制する薬剤が米国食品医薬品局（FDA）によって初めて承認されたが、萎縮を回復することはできず RPE の再生医療のみが機能回復を可能にする治療である。また日本に多い滲出型（新生血管型）加齢黄斑変性は、新生血管に対する抗血管内皮細胞増殖因子（vascular endothelial growth factor；VEGF）薬が存在するが、それでも効果がない症例、再発を繰り返す症例も多く、変性 RPE を回復する方法はない。

ES 細胞由来 RPE 移植の POC（proof of concept）は得ていたので臨床の前段階まで来ており、米国では同じ ES 細胞由来 RPE で治験をする噂も聞いていたが、70 代以上が主体の加齢黄斑変性で免疫抑制薬の必要な治療には躊躇していた。ちょうどその頃、神戸に移った。人工多能性幹細胞（induced pluripotent

第 3 章｜先端医療開発の実例　　**121**

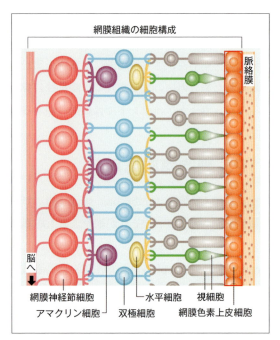

■ 図 3-1-1　網膜断面図（提供：理化学研究所）
移植対象の RPE 細胞は網膜の最外層。

stem cell：iPS 細胞）研究にいち早く取りかかれたのは、京都大学再生医科学研究所教授（当時）の山中伸弥先生が初めて iPS 細胞を米国の学会で発表した話を、そのときの座長で帰国したばかりの理化学研究所発生・再生科学総合研究センター副センター長（当時）の西川伸一先生が興奮して聞かせてくれたためだった。同じ京都大学であっても眼科の中だけではそういう情報に触れるのはもっと後のことであったであろう。アカデミア、臨床、産業が集約されており門戸が開かれた神戸で、臨床家が基礎研究所という異分野に飛び込んだ天恵であった。

iPS 細胞由来 RPE 細胞の安全性と品質管理

RPE 細胞は、色素を持つため純化が容易であり、家族性腫瘍のような遺伝性

癌遺伝子変異があっても原発や転移性腫瘍が報告されないことから、遅発性腫瘍リスクを極力低減できる安全な細胞と考えられた。逆に、純化しなければ分裂細胞が混在したり遺伝子変異による腫瘍形成のリスクがあり安全性確保は難しくなる。われわれは純化した RPE 細胞は安全と考えたが、世界ではエピゲノムの操作により無限に増殖する性質を持つ iPS 細胞は癌細胞に近いのではないかと考える研究者が多く、安全であると納得してもらうのは容易ではなかった。

自家移植という方針のもと、どんな患者からも質の高い iPS 細胞を作製する必要があった。今とは違って品質管理の難しい患者由来線維芽細胞であるフィーダー細胞を使用した iPS 細胞作製と品質を保ったままの維持はかなり難しかったが、5 年間で 200 株以上の iPS 細胞を作製し網膜細胞に分化することを確認した。次に iPS 細胞の作製も分化誘導も異なる方法で行い、純化した 10 種類の RPE 細胞について RPE の機能に関連する signature genes 96 種類とマイクロアレイによる遺伝子発現、そしてトランスクリプトームを解析し、同様の機能を持つ RPE 細胞ができることを確認し[2]、その中で最も効率のよい方法で標準作業手順書（standard operating procedures；SOP）を作成した。

iPS 細胞由来 RPE はさまざまな免疫不全マウスを用いて通常のヌードラット試験より 10,000 倍の感度を持つ造腫瘍性試験[3]を四次にわたって行ったが、予想通り純化した iPS 細胞由来 RPE は腫瘍形成をまったく認めなかった。一人の患者につき 24 株以上の iPS 細胞を作製し、腫瘍遺伝子のエクソーム解析やプラスミド残存の確認、遺伝子変異の有無、さらに in vivo での造腫瘍性試験を経て、その中から形態などにより厳選した 6 ラインを、最終的な移植用細胞として採用した。こうして、臨床研究に必要な細胞の質と量、製造の安定性および安全性が確認され、山中先生との約束通り、ヒト iPS 細胞の発表[4]から 5 年目となる2012 年に臨床研究の申請に至った。

世界初の臨床研究の結果とその後の改善

初めての iPS 細胞治療は、世界中の注目を浴びるためシンボリックなものとし

てデザインした。すなわち、標準治療として多くの人にできる治療ではないが、iPS細胞の画期的な利点である「自家移植」で、免疫抑制薬を使うことなく機能させるためにRPE細胞自らが作った基底膜を持つ一層の細胞シートという完成された組織で移植し、科学的に最高の治療とした。また、安全性を示すだけではなく、即座に効果を実感できる治療にしたが、その結果は期待通りであった。手術による視力低下のリスクを避けるため、網膜中央の黄斑の視細胞変性により矯正視力の回復は期待できない症例を選択したが、結果として、眼球注射治療を13回以上繰り返しても視力低下が止まらなかった症例に対して、iPS細胞由来RPE細胞移植により眼球注射を中止でき、10年にわたって移植部位のみ視細胞や脈絡膜血管層の厚みが維持されるという予想通りの効果が得られた[5]。

　自家移植は誰からでも良い細胞をつくるには難易度が高く、また細胞シート移植は、細胞自体の機能を最大限に発揮させる剤形である一方、手術の難易度が高く、病変の大きさによっては正常部分まで覆ってしまう。特に、抗VEGF薬治療を繰り返した症例では、網膜の癒着が強く手術が困難であることが判明した。そこで、その後の10年間で、より多くの患者に安全な手術法を提供するため、改良が進められた（**図3-1-2**）。最初は網膜の小さな穴からRPE細胞懸濁液を網膜下に注入し、網膜下でシート状に形成させる方法を試みたが、正常なサルの網膜ではシート形成が確認されたものの、加齢黄斑変性患者の網膜下では目標部位への生着が困難であった。そこで、現在は細胞同士を紐状に凝集させ、移植後に網膜下で自然に一層に広がる「RPE細胞凝集紐（RPE strip）」[6]という剤形を採用した。これにより、移植したい病変部位に容易に生着させることが可能となり、移植時の逆流による網膜上膜形成の副作用も抑制できる結果となった。

ヒューマノイドロボットの導入と細胞の安定供給

　再生医療の実用化において最も重要な課題の一つは、安定した細胞供給である。再生医療等安全性確保法に基づき、GCTP（Good Gene, Cellular, and Tissue-based Products Manufacturing Practice）準拠の細胞製造を行っているが、細胞

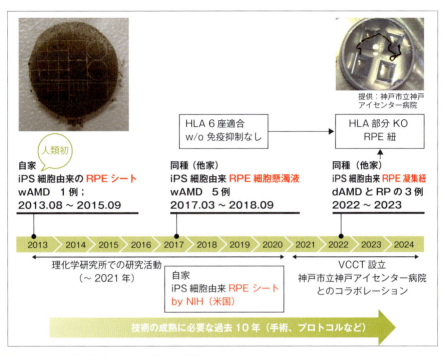

■図 3-1-2　網膜色素上皮細胞移植の剤形変遷
wAMD：wet age-related macular degeneration（滲出型加齢黄斑変性）、dAMD：dry age-related macular degeneration（萎縮型加齢黄斑変性）、RP：retinitis pigmentosa（網膜色素変性）、HLA：human leukocyte antigen（ヒト白血球抗原）、KO：ノックアウト、NIH：National Institutes of Health、VCCT：株式会社 VC Cell Therapy

培養加工施設（cell processing facility；CPF）では機器のバリデーションは徹底されているものの、培養手技は担当者ごとに癖や技術のばらつきがあり、分化効率などに差が生じる可能性があった。そこで、理化学研究所の高橋恒一先生や安川電機のヒューマノイドロボットを開発した産業技術総合研究所の夏目 徹先生らと連携し、人工知能（AI）とロボットを用いて、匠の技術を数値化・自動化する取り組みを開始した。ロボットは、培養液の交換速度や操作のタイミングなど、同じ手技を常に正確に実施するため、従来の人手によるばらつきを大幅に低減し、製造の再現性と安定性を向上させた。また、使用していた分化方法につい

ても、AIとロボットによる6カ月程度の実験で効率を向上させることができた[7]。ヒューマノイドロボットによる細胞製造は、SOPを大きく変更することなく同一の器具を使い同一の操作が行われるため製造プロセスの再現性が保証され、臨床研究においては新たな製造法とはみなされなかった。実際、RPE細胞製造の一部をロボットに任せた細胞で、CPFの清潔度データを添えた臨床研究申請が無事了承され、2022年には初めてロボットが一部作製した細胞が臨床に使用された。これにより、再生医療の普及に必要な「安定した細胞供給」が確立された。

手術治療としての再生医療の展開

　再生医療は、単に細胞製品を作製するだけでは効果的な治療とはならず、手術治療としての側面も重要である。細胞は患者の体内環境に合わせて変化するため、適切な症例選択、移植部位の特定、手術手法の最適化が必須である。これはこれまでの薬物による治療とまったく異なるところである。RPE細胞の場合、安全性はこれまでの臨床研究でほぼ確認され、剤形を紐状にすることで手術の安全性も高まった。これまでさまざまな剤形で移植を行った症例はすべて視機能の維持効果がみられており、中にはその疾患ではありえない自覚症状の改善を認める症例も複数ある。細胞は体内にあるPRE細胞と同じ多様な機能を備えている。ほかの治験結果と比べても、細胞製品としては現時点でベストと考える。

　手術治療では熟練術者による手術が限られた施設や症例で行われるが、多数の術者の参画でアイデアと経験が蓄積され治療として完成する。手術を伴う再生医療もその軌跡をたどると考えられる。現在、多数の大学が参加してRPE細胞移植研究会が5年以上にわたり実施され、治療に対する理解が広がっている。さらに日本眼科学会のもと、候補患者登録のためのレジストリを運営する一般社団法人の設立や、専門家パネルによる厳密な症例選定、学会全体に向けたガイドラインの作成など、再生医療の普及に向けた取り組みが予定されている。加えて、生成AIを活用して各国語に迅速に変換できる患者説明用ソフトの開発など、治療に対する誤解を避け、過度な期待を持たせずに正確な情報提供を行う準備もでき

た。これにより、有害事象を最小限に抑えつつ、適切な患者に対して効果的な治療を提供する基盤が構築されつつある。

医療システム・医療費問題への貢献と将来展望

本プロジェクトは、再生医療等安全性確保法や先進医療トラックを活用する病院主体の臨床研究として進められている（図3-1-3）。これを可能としているのは、治療開発を基礎研究のところから理解して責任を負って臨床試験を行ってくれる臨床チームと、神戸市のサポートにより設立された神戸市立神戸アイセンター病院（公立で初めての眼科専門病院）の存在が大きい。

再生医療等安全性確保法（先進医療を含む）は、日本が再生医療に適した開発法の一つとして薬機法（医薬品、医療機器等の品質、有効性及び安全性の確保等に関する法律）と並行して整備してきたもので、アジアはこの方法に注目し特に台湾や韓国では日本とほぼ同様の法律をつくっている。このトラックがさらに良

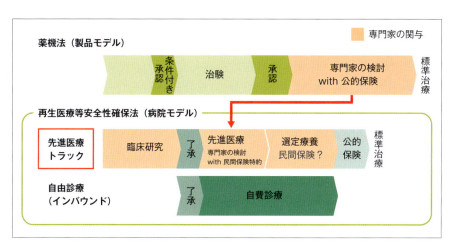

■図3-1-3 薬機法と再生医療等安全性確保法
通常の治験では製品として承認後に専門家（特に術者）たちが検討（エキスパートトライ）し標準治療として完成していく（製品モデル）のに対し、再生医療等安全性確保法下の臨床研究、先進医療のトラックでは病院主導で早期から専門家の検討を始めることができる（病院モデル）。

いのは、公的保険と異なり病院が赤字にならない料金設定ができ、民間の生命保険の先進医療特約なら月々数百円で自費部分の治療費をカバーするシステムが存在する点である（2,000万円上限が多いが、会社により1,000万円から無制限）。患者、病院、企業（そして厚生労働省、財務省）の「三方良し」の制度である。

　世界の医療は年間約5%の成長産業とされる中、日本は医療費抑制で産業としての成長を抑えている。そのことで、世界での新しい治療の半分近くが入ってこないドラッグロスや、創薬力の低下、難症例の治療や先進医療を行う病院が赤字になり人材が流出して維持が困難になる一方で、クリニックでのエビデンスのない再生医療産業の成長などということが起こっている。2024年の「骨太の方針」で初めて医療を成長産業と位置づけ、先進医療に対して民間保険の活用も含めた保険外併用療法を検討することが記載された[9]。先進医療の仕組みで効果の安定しない時期の再生医療に民間保険を活用し、先進医療を実施できるレベルの病院を赤字から守り、患者の負担は少なく再生医療の早期普及が期待される。将来的には、神戸を拠点としたインバウンド治療や、日本と同様の医療システムを持つアジア諸国への治療パッケージの輸出も視野に入れ、再生医療を国内外で標準治療として普及させ産業として育てることで、医療費抑制で質の低下が待ち受けている日本の医療を救う一助となるかもしれない。

おわりに

　iPS細胞を用いたRPE細胞移植は、細胞の安全性・品質管理、製造工程の自動化、さらには手術治療としての確立において大きな成果を挙げた。科学技術、臨床ノウハウ、医療システムが一体となることで、再生医療が単なる実験段階から標準治療として普及するのに伴い新たな医療システムを牽引する立役者となる可能性を秘めている。

引用・参考文献

1) Haruta M, et al. In vitro and in vivo characterization of pigment epithelial cells differentiated from primate embryonic stem cells. Invest Ophthalmol Vis Sci. 2004;45(3):1020-5.
2) Kamao H, et al. Characterization of human induced pluripotent stem cell-derived retinal pigment epithelium cell sheets aiming for clinical application. Stem Cell Reports. 2014;2(2):205-18.
3) Kanemura H, et al. Tumorigenicity studies of induced pluripotent stem cell (iPSC)-derived retinal pigment epithelium (RPE) for the treatment of age-related macular degeneration. PlosOne. 2014;9(1): e85336.
4) Takahashi K, et al. Induction of pluripotent stem cells from adult human fibroblasts by defined factors. Cell. 2007;131(5): 861-72.
5) Mandai M, et al. Autologous Induced Stem-Cell-Derived Retinal Cells for Macular Degeneration. N Engl J Med. 2017;376(11):1038-46.
6) Nishida M, et al. Human iPS cell derived RPE strips for secure delivery of graft cells at a target place with minimal surgical invasion. Sci Rep. 2021;11(1): 21421.
7) Kanda G, et al. Robotic search for optimal cell culture in regenerative medicine. Elife. 2022;11: e77007.
8) Terada M, et al. Robotic cell processing facility for clinical research of retinal cell therapy. SLAS Technol. 2023;28(6):449-59.
9) 骨太の方針 https://www5.cao.go.jp/keizai-shimon/kaigi/cabinet/honebuto/2024/2024_basicpolicies_ja.pdf p43 [2025/2/3 閲覧]

Profile **髙橋政代** 神戸市立神戸アイセンター病院研究センター 顧問、株式会社ビジョンケア／株式会社 VC Cell Therapy 代表取締役社長

京都大学医学部卒業、京都大学大学院医学研究科博士課程（視覚病態学）修了。同附属病院眼科助手を経て 1995 年米ソーク研究所研究員、2001 年京都大学医学部附属病院探索医療センター開発部助教授。2006 年理化学研究所へ入所し、網膜再生医療研究開発プロジェクトのリーダーとして 2014 年世界初の iPS 細胞由来網膜色素上皮細胞移植を実施する。2017 年には神戸市の協力のもと神戸アイセンターを設立。2019 年理化学研究所を退所、株式会社ビジョンケア代表取締役社長に就任（現職）。2022 年より神戸市立神戸アイセンター病院研究センター顧問（現職）。専門は網膜変性疾患・黄斑部疾患と再生医療研究。

02 iPS細胞を用いたパーキンソン病治療に対する細胞移植

森実飛鳥

はじめに

　高齢化に伴い、パーキンソン病（Parkinson's disease；PD）の患者数は増加傾向にある。2040年までには世界中のPD患者数は1,200万人以上に達するとされ、「パーキンソンパンデミック」と称される[1]。PDは中脳黒質のドパミン神経が変性脱落していく病気で、四肢が固くスムーズに動けない、四肢が震える（振戦）、スムーズに歩けない、などの運動障害を来す疾患である[2]。初期にはレボドパ製剤などの内服治療が奏効するが、10年も経過すると病気自体が進行し、内服だけではコントロールが困難となる。脳深部刺激療法（deep brain stimulation；DBS）、薬剤の経腸療法（levodopa/carbidopa intestinal gel；LCIG）、集束超音波治療（focused ultrasound；FUS）などの治療のオプションがあるが、病気そのものの進行は止めることができず、中脳黒質のドパミン神経の脱落変性は続いていく。失われたドパミン神経を補充する新たな治療概念として、細胞移植治療に期待が寄せられている。

　筆者は再生医療が注目されはじめた2000年代初頭からPDに対する細胞移植治療の研究を開始した。なぜ、PDに焦点を当てたかというと、当時、中絶胎児の脳組織を集めてドナー細胞とする細胞移植治療が臨床でも一定の効果を上げていたからである。中絶胎児の腹側中脳組織（fetal ventral mesencephalon；fVM）は将来、黒質になる部位で、ドパミン神経前駆細胞を多く含む。ただし、ドナー供給源として中絶胎児を使用することには量的・倫理的問題がある。そこ

で、中絶胎児の代わりに胚性幹細胞（embryonic stem cell：ES 細胞）からドパミン神経前駆細胞を分化誘導し、ドナーとして用いようという研究を京都大学の高橋 淳教授のもとで開始した。その後、2007 年に京都大学の山中伸弥教授らによりヒト人工多能性幹細胞（induced pluripotent stem cell；iPS 細胞）の発表があった。筆者らも ES 細胞でのそれまでの研究から iPS 細胞を使った研究にシフトした。2018 年には京都大学にて PD に対するヒト iPS 細胞由来ドパミン神経前駆細胞の細胞移植による安全性および有効性を検討する医師主導治験が開始された。

PD に対する細胞移植治療の変遷（図 3-2-1）

これまで試みられた細胞移植治療

細胞治療では使われるドナー細胞により期待される治療メカニズムや効果は異なる。これまで PD に対しては、ドナーとして中絶胎児（fVM）以外にも、副腎髄質[3]、交感神経節[4]、頸動脈小体[5]、網膜色素上皮[6] などの細胞が用いられたが、多くは期待された効果が得られず、標準治療とはなっていない。最近では trophic effect を期待して骨髄由来の間葉系幹細胞や神経幹細胞などを移植する臨床試験が海外で散見されるが、これらは作用機序の科学的解釈や基礎研究での検討が不十分なものが多く、現時点では標準治療となるまでの道のりは遠いと言わざるを得ない。

fVM を用いた細胞移植治療は、多くの基礎研究、動物実験で有望な結果が得られ、1980 年代後半より臨床試験が始められた[7]。当初のオープンラベル試験では抗 PD 治療薬が何年も不要となった著効例も報告された。続いて米国で 2 つの二重盲検試験が行われたが[8, 9]、エンドポイントを達成することができず、移植片誘発ジスキネジアという副作用のリスクが認識されることになった[10]。さらに移植後の患者剖検脳からは移植片内のレビー小体様の沈着が見つかり、α シヌクレインの細胞間伝播についての研究に注目が集まるきっかけとなった。その後、

第 3 章｜先端医療開発の実例　**131**

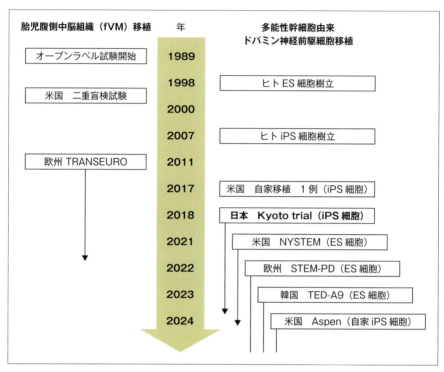

■図 3-2-1　パーキンソン病に対する細胞移植治療の開発史

PDに対するfVM移植の再評価を目的に、より厳格な臨床試験デザインを設定し、2015〜2018年の間に欧州でTRANSEURO試験（NCT01898390）が行われた[11]。これは将来の幹細胞による再生医療を見据えた臨床試験であった。

幹細胞移植治療

ドナー細胞としての条件

fVMに代わるさまざまな幹細胞がドナー候補として研究されてきたが、長期間の細胞生着と機能改善にはfVMと同等の中脳腹側型ドパミン神経前駆細胞

（mDANs）を幹細胞から分化誘導することが重要だと結論づけられている。つまり、ドパミンを産生すればいいというわけではなく、ドパミン産生神経の中でもA9型のmDANsであることが長期の生着には重要である。長年の研究により多能性幹細胞からmDANsを分化誘導し、ドナー細胞として用いる技術が確立された[12~15]。

多能性幹細胞を利用したPDに対する細胞移植治療

京都大学の髙橋 淳教授らのグループが開発した同種他家ヒトiPS細胞を用いたmDANsの細胞移植が2018年より医師主導治験Kyoto trialとして開始された[16]。米国では2021年にLorenz Studerらにより開発されたヒトES細胞由来のmDANs製品（MSK-DA01）[17]が第Ⅰ相試験としてMemorial Sloan Kettering Cancer Center（MSKCC）,Weill Cornell MedicineおよびBlueRock Therapeutics社による共同研究NYSTEMとして開始された[18]。欧州ではMalin ParmarらがヒトES細胞を用いた製品の強力なproof of concept（PoC）をつくってきたが[14]、ついに2022年に臨床試験STEM-PDを開始した[19]。韓国ではS. Biomedics社がヒトES細胞由来製品（TED-A9）で臨床試験を2024年から開始した[20]。

以上はすべて同種他家、つまり他人由来の細胞を用いたものだが、自己由来のiPS細胞を用いた自家移植の臨床試験も行われている。Massachusetts General HospitalのKwang-Soo KimらのグループはPDに対する自家iPS細胞移植の1例を2020年に論文報告した[21, 22]。また米国Aspen Neuroscience社は9名の患者で自家iPS細胞を用いた治験を2025年より行うとしている。理論上、自家移植では免疫拒絶が起こらない。しかし「免疫租界」と言われ他臓器よりも拒絶反応のリスクが低い脳において、コストベネフィットの観点からPDにおける自家移植の優位性、および実用性を判断するのは現時点では難しい。

第3章｜先端医療開発の実例　**133**

PD 細胞移植治療の効果およびリスク

　現存する PD の標準治療はどれも対症療法であり、病気自体の進行は止められない。近年研究開発が進んでいる細胞移植、遺伝子治療、抗体療法、核酸治療などの新しい治療には、病気の進行をくい止め、逆に病気を数年前に戻す効果が期待されている。fVM 移植ではそれまで服用していた内服治療が、長年にわたり不要になった症例が複数報告されている。ただし、細胞移植治療単独で PD が完治するわけではなく、運動障害には効果を期待できるが、PD 晩期のドパミン神経以外の症状、例えば自律神経障害に対しては直接的な効果は期待できない。PD 細胞移植におけるリスクとして、fVM 移植で問題となった移植片誘発ジスキネジアが挙げられる。ただし、多能性幹細胞による細胞移植の動物実験（ラット、カニクイザル）では明らかな移植片誘発ジスキネジアは観察されていない。fVM 移植で見られたセロトニン神経の混入が移植片誘発ジスキネジアの原因の一つと考えられているが、多能性幹細胞由来の細胞製剤ではセロトニン神経の混入はほぼ問題とならない[15, 23]。とは言え、PD におけるジスキネジアのメカニズムは複雑で、薬剤によるものと移植片によるものは別の機序だと推察されており、今後の臨床試験の結果に注目していく必要がある。また、かつては幹細胞による腫瘍化のリスクも懸念されたが、分化誘導技術などの発達、iPS 細胞の質の改善などにより腫瘍化のリスクは制御できると考えられる。

細胞移植治療の課題と将来展望

生着率の改善

　多能性幹細胞による PD 細胞移植治療が臨床試験にまで到達したのは大きな一歩であるが、この治療法にはまだまだ改善の余地が残されている。治療の有効性をより高めるには生着率を上げる努力が必要である。移植されたドナー細胞のうち、宿主脳で成熟ドパミン神経として生着するのは 10% 以下である[13, 14, 24]。細

胞移植治療の成否を決める重要な要素は大きく4つに分けられ、頭文字をとって"DISH"とすると覚えやすい（図3-2-2）。

第1の要素としてドナー細胞（donor；D）の質の問題がある。ドナー細胞に含まれる目的細胞、つまりmDANsの割合は100％とはならない。さらに、この前駆細胞には生着にとって好ましい成熟度があり、成熟が進むと生着率が落ちてくる。割合は少ないものの移植片に含まれる非神経系の細胞として、脈絡叢上皮細胞（choroid plexus epithelial cells；CPEC）[25, 26]や血管性髄膜細胞（vascular leptomeningeal cells；VLMC）[27]の混入も報告されている。

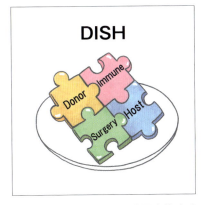

■図3-2-2 細胞治療の成否を決める4要素：DISH

移植細胞（D）、免疫反応の制御（I）、手術（S）、ホスト（H）の4つの要素すべてがそろわないと移植片の良好な生着、および効果は得られない。

これらの原因として、分化誘導のバラツキによるoff-target cellのドナー細胞への混入の可能性、もしくは移植時にはmDANsだったものが移植後に成熟過程で目的外細胞に分化してしまう可能性の両方を考慮する必要がある。近年のsingle cell RNA sequence技術により、多能性幹細胞からの分化ドナー細胞群の遺伝子の発現や分化系譜が単細胞レベルで明らかになりつつある[26〜29]。分化誘導因子の工夫[15]や細胞表面マーカーによるsorting[26, 29]によりこれらのoff-target cellを排除し、より高純度のドナー細胞を作製する研究開発が行われている。

第2に免疫反応の制御（immuno-response；I）がある。中枢神経の細胞移植では他臓器ほど免疫反応の影響は大きくはないものの、細胞生着には十分な対策が必須である。術後に行う免疫抑制療法のプロトコルを確立するというアプローチと、ヒト白血球抗原（human leukocyte antigen；HLA）型適合移植、低免疫原性のiPS細胞の開発や自家移植といった移植細胞側の工夫という2つのアプローチが考えられる。

第3に手術方法（surgery；S）の改良が挙げられる。移植針からドナー細胞

を吸って、脳に直接打ち込む際、使用する針やシリンジ、定位脳手術装置などのデバイスを至適化し、細胞へのストレスを最小限にする必要がある。また脳のどこに、どれだけの細胞を、どこから移植するかということも治療効果を左右する重要な要素である。これらの要素の至適化は今後の課題である。

第4に移植される患者側（host；H）の要素がある。PD は進行性であり、末期の重症例には移植の効果が期待できない。それは、ドパミンを受け取る側の神経がすでに変性してしまっていては、いくらドパミンを産生する神経を移植しても効果が得られないからである。PD に対する細胞移植では治療時期が早いほど効果が期待できると考えられている。ただし、初期には既存の薬物療法が有効なので、細胞治療の適応時期は慎重に決めなければならない。また PD の中にも遺伝性または孤発性、進行の早いものから遅いもの、運動症状以外の症状が目立つものなど、いくつかのサブタイプがあると考えられる。どのタイプの PD にどの段階で細胞治療を行うべきかについても、これからの検討が必要である。

コスト

高齢社会では、医療経済学的な側面を考慮することも重要である。薬価が 3,000 万円を超える CAR-T 細胞療法がわが国でも承認されているが、PD は慢性疾患であり、既存の治療オプションも多い。PD の細胞移植治療について、数値化した患者の QOL を生存年で調整した指標（質調整生存年〔quality-adjusted life years；QALYs〕）を用い、これが既存の治療に対しどれくらい向上するのかを算出するなどして、費用対効果のモデルをつくる試みが行われている[30]。実際の細胞製剤のコストを左右する因子としては、1 バッチでの製造スケール、免疫回避のための戦略、分化誘導プロトコルや細胞株による効率の安定性など、多岐にわたる。今後は自動培養装置やロボット技術を用いた大量培養によるスケールメリットも期待される。

おわりに

　PDに対する多能性幹細胞を用いた細胞移植治療が、国内外で臨床試験として行われている。これら第一世代の細胞製剤による臨床試験の結果を踏まえ、本治療法のさらなる改良が望まれる。PD以外の分野でも、細胞移植治療は注目されている。2014年には神戸市立医療センター中央市民病院で世界初のiPS細胞を用いた細胞移植が行われた。これは網膜の難病である滲出型加齢黄斑変性に対する治療であった。また、神戸には理化学研究所や細胞移植治療を開発している製薬企業の研究施設もあり、共同研究も盛んに行われている。中央市民病院では臨床研究推進センターを中心に治験や臨床研究が行われている。神戸メディカルクラスターとしてのメリットを活かし、細胞移植治療の研究開発から臨床への導出までのフローを実現していくことが期待される。

引用・参考文献

1) Dorsey ER, et al. The Emerging Evidence of the Parkinson Pandemic. J Parkinsons Dis. 2018;8(s1):S3-S8.
2) Berg D, et al. Time to redefine PD? Introductory statement of the MDS Task Force on the definition of Parkinson's disease. Mov Disord. 2014;29(4):454-62.
3) Peterson DI, et al. Autopsy findings in a patient who had an adrenal-to-brain transplant for Parkinson's disease. Neurology. 1989;39(2 Pt 1):235-8.
4) Itakura T, et al. Autologous transplantation of the cervical sympathetic ganglion into the parkinsonian brain: case report. Neurosurgery. 1994;35(1):155-7; discussion 157-8.
5) Arjona V, Minguez-Castellanos A, Montoro RJ, et al. Autotransplantation of human carotid body cell aggregates for treatment of Parkinson's disease. Neurosurgery. 2003;53(2):321-8; discussion 328-30.
6) Gross RE, et al. Intrastriatal transplantation of microcarrier-bound human retinal pigment epithelial cells versus sham surgery in patients with advanced Parkinson's disease: a double-blind, randomised, controlled trial. Lancet Neurol. 2011;10(6):509-19.
7) Brundin P, et al. Intracerebral grafting of dopamine neurons. Experimental basis for clinical trials in patients with Parkinson's disease. Ann N Y Acad Sci. 1987;495:473-

96.

8) Freed CR, et al. Transplantation of embryonic dopamine neurons for severe Parkinson's disease. N Engl J Med. 2001;344(10):710-9.

9) Olanow CW, et al. A double-blind controlled trial of bilateral fetal nigral transplantation in Parkinson's disease. Ann Neurol. 2003;54(3):403-14.

10) Greene PE, et al. Persistent dyskinesias in patients with fetal tissue transplantation for Parkinson disease. NPJ Parkinsons Dis. 2021;7(1):38.

11) Barker RA; TRANSEURO consortium. Designing stem-cell-based dopamine cell replacement trials for Parkinson's disease. Nat Med. 2019;25(7):1045-53.

12) Kriks S, et al. Dopamine neurons derived from human ES cells efficiently engraft in animal models of Parkinson's disease. Nature. 2011;480(7378):547-51.

13) Kikuchi T, et al. Human iPS cell-derived dopaminergic neurons function in a primate Parkinson's disease model. Nature. 2017;548(7669):592-6.

14) Nolbrant S, et al. Generation of high-purity human ventral midbrain dopaminergic progenitors for in vitro maturation and intracerebral transplantation. Nat Protoc. 2017;12(9):1962-79.

15) Kim TW, et al. Biphasic Activation of WNT Signaling Facilitates the Derivation of Midbrain Dopamine Neurons from hESCs for Translational Use. Cell Stem Cell. 2021;28(2):343-355.e5.

16) Takahashi J. Strategies for bringing stem cell-derived dopamine neurons to the clinic: The Kyoto trial. Prog Brain Res. 2017;230:213-26.

17) Piao J, et al. Preclinical Efficacy and Safety of a Human Embryonic Stem Cell-Derived Midbrain Dopamine Progenitor Product, MSK-DA01. Cell Stem Cell. 2021;28(2):217-229.e7.

18) Studer L. Strategies for bringing stem cell-derived dopamine neurons to the clinic-The NYSTEM trial. Prog Brain Res. 2017;230:191-212.

19) Kirkeby A, et al. Strategies for bringing stem cell-derived dopamine neurons to the clinic: A European approach (STEM-PD). Prog Brain Res. 2017;230:165-90.

20) Park S, et al. Preclinical and dose-ranging assessment of hESC-derived dopaminergic progenitors for a clinical trial on Parkinson's disease. Cell Stem Cell.2024;31(1):25-38. e8.

21) Schweitzer JS, et al. Personalized iPSC-Derived Dopamine Progenitor Cells for Parkinson's Disease. N Engl J Med. 2020;382(20):1926-32.

22) Song B, et al. Human autologous iPSC-derived dopaminergic progenitors restore motor function in Parkinson's disease models. J Clin Invest. 2020;130(2):904-20.

23) Doi D, et al. Isolation of human induced pluripotent stem cell-derived dopaminergic progenitors by cell sorting for successful transplantation. Stem Cell Reports. 2014;2(3):337-50.

24) Tao Y, et al. Autologous transplant therapy alleviates motor and depressive behaviors

in parkinsonian monkeys. Nat Med. 2021;27(4):632-9.

25) Doi D, et al. Pre-clinical study of induced pluripotent stem cell-derived dopaminergic progenitor cells for Parkinson's disease. Nat Commun. 2020;11(1):3369.

26) Liang L, et al. Single-cell transcriptomics reveals the cell fate transitions of human dopaminergic progenitors derived from hESCs. Stem Cell Res Ther. 2022;13(1):412.

27) Tiklová K, et al.Single cell transcriptomics identifies stem cell-derived graft composition in a model of Parkinson's disease. Nat Commun. 2020;11(1):2434.

28) La Manno G, et al. Molecular Diversity of Midbrain Development in Mouse, Human, and Stem Cells. Cell. 2016;167(2):566-80.e19.

29) Xu P, et al. Human midbrain dopaminergic neuronal differentiation markers predict cell therapy outcomes in a Parkinson's disease model. J Clin Invest. 2022;132(14): e156768.

30) Hjelmgren J, et al. Estimating the value of novel interventions for Parkinson's disease: an early decision-making model with application to dopamine cell replacement. Parkinsonism Relat Disord. 2006;12(7):443-52.

| Profile | 森実飛鳥 | 神戸市立医療センター中央市民病院臨床研究推進センター再生医療研究部 部長／細胞治療センター センター長 |

京都大学脳神経外科に入局、臨床研修を経て 2001 年より同大学大学院生として神経再生の研究を始める。大学院修了後、神戸市立医療センター中央市民病院にて勤務。2 年間のスウェーデン留学後、京都大学 iPS 細胞研究所で臨床応用を目指した研究に従事。2019～2021 年、iPS 細胞研究所特定拠点講師。2021 年より神戸市立医療センター中央市民病院臨床研究推進センター再生医療研究部部長に着任。細胞治療の臨床応用というテーマで研究を続けている。

03 | 国産初の手術支援ロボット "hinotori™" の開発

藤澤正人

国産手術支援ロボット開発の始まり

　デジタル、ロボット、AI技術の開発によってあらゆる情報を収集、連結、分析することができるようになり、社会に大きな変革が起こっている。こうした技術は、医療分野にも応用され、医療における技術革新を生み出し、AI医療、オンライン診療、ロボット医療、AI創薬、ゲノム医療、予防健診など、さまざまな分野で革新的なイノベーションが起こり、医療現場での実用化につながっている。特に、外科的治療においては、治療機器やデバイスの開発が手術の方法を大きく変え、低侵襲化、治療アプローチの改善につながっている。私の専門である泌尿器科でも画像技術や治療機器が進化するとともに、より低侵襲な手術方法に移行している。私が研修医になった1984年ごろは、開腹手術がほとんどで内視鏡手術は一部の疾患に対してのみ行われていたが、1990年代に入ると開腹せずに腹腔鏡によって多くの手術が内視鏡下で行われるようになった。さらに、2000年代になると海外の手術支援ロボットが導入され、ロボットを使って手術をするようになり、先端医療機器の開発は手術方法を大きく変えた。
　このような手術支援ロボットは、今や日本においてさまざまな領域で用いられており、現在、泌尿器科ではほとんどの手術がロボットを用いて行われている。したがって、この手術支援ロボットを含めた医療機器開発の世界市場は、10年前28兆円であったものが、今や48兆円と71％も増加しており、欧州、米国、日本など世界的規模で、医療機器開発の分野における競争が激化している。世界

中には医療機器開発メーカーが多数存在するが、その多くは海外企業であり、そ
れらは大規模で、かつ売上高でも上位を占めている。実際の医療機器は、診断機
器、治療機器、その他に大別され、診断機器には MRI、PET、内視鏡などがあ
り、機器の身体への負担は小さいが、治療機器となると人工関節、ペースメーカ、
カテーテル、手術支援ロボットなど、患者の体に大きな負担がかかるものが多い。
診断機器である超音波画像診断装置や内視鏡機器の市場においては、日本製品が
一定のシェアを占めているが、治療機器においては、輸入製品の割合が高く、特
に侵襲性の高いペースメーカ、カテーテル、手術支援ロボットなどの機器はほと
んどが輸入製品である。したがって、診断機器では一定の貿易黒字を維持してい
るが、治療機器に関しては日本の貿易赤字は顕著となってきており大きな課題で
あると考える。

　治療機器としての医療用ロボットは、世界的に急速に開発が進み、さまざまな
領域で臨床応用されている。医療用ロボット市場は今後の成長が期待され、世界
中の医療機器メーカーが開発に注力している。しかし、残念ながら医療用ロボッ
トについては、日本国内での開発はほとんど進んでこなかった。その理由として
は、日本では、医療と工学の連携不足、開発人材の不足により開発基盤が脆弱で
あること、侵襲性の高い治療機器の開発は、コストがかかるとともに失敗すれば
大きなリスクを負うことなどが挙げられる。私自身は、2010 年から手術支援ロ
ボットを用いて手術を行っていたが、その有用性を高く評価する一方で高額な輸
入機器ばかりを使っていていいのだろうかと自問自答するとともに、日本におい
てもこれぐらいの機器は開発できるのではないかと考えていた。運よく、地元の
川崎重工業株式会社が産業用ロボットに関しては優れた技術力があることを知り、
工場見学もさせていただき、何とか医療用ロボット開発に応用できないものかと
当時は思っていた。しばらくするうちに、時宜を得て川崎重工業株式会社とシス
メックス株式会社の合弁会社である株式会社メディカロイドが設立され、神戸大
学との産官学連携も始まり、医療用ロボットの開発を一緒に始めることができた。
この開発をさらに後押ししたのは、神戸医療産業都市構想を進めるポートアイラ
ンドに神戸大学リサーチホスピタルである国際がん医療・研究センター

第 3 章 | 先端医療開発の実例

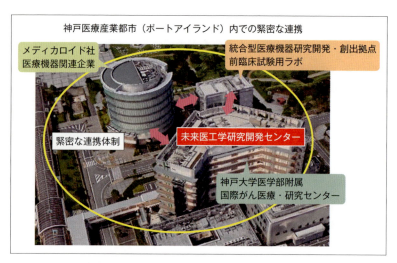

■図 3-3-1　医療機器開発に向けた地域産官学連携拠点の構築

(International Clinical Cancer Research Center；ICCRC)、統合型医療機器研究開発・創出拠点（Medical Device Innovation Platform；MeDIP)、メディカロイド社の3つが隣接した形で医療機器統合開発拠点を構築することができたことである（図3-3-1)。さらに、これらを基盤に新しい医療機器、新しい医療技術を開発するための研究開発拠点の拡充を目指して神戸市ならびに企業との産官学連携を強化し、国からの補助金（内閣府：地方大学・地域産業創生交付金事業）を獲得して、神戸医療産業都市に神戸未来医療構想事業を推進する絶好の産官学連携開発拠点を確立することができ、これが国産初の手術支援ロボットの開発をさらに加速させた（図3-3-2)。

産官学連携による "hinotori™" の開発

国産手術支援ロボットの開発を始めた当初、手術支援ロボットとしては、世界でたった一つの会社のロボット "da Vinci" のみが実用化されていた。開発にあたりこの "da Vinci" に対抗するためのコンセプトを立案し、①安全な操作性、

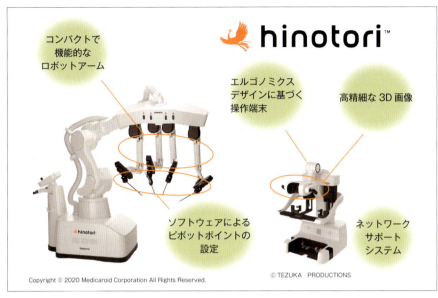

■図 3-3-2　hinotori™ サージカルロボットシステムの特徴

②安心して使用できる機能、③人を支える・人との共存を目指した人サイズのロボット、すなわち手術室をはじめとする日本の医療現場、患者の体格や身長に合わせた、コンパクトなロボットの開発を目指した。そして、何よりも医療現場のニーズをもとにした手術支援ロボット作りが重要であると考えていた。しかし、医療現場のニーズを取り入れ技術者に理解してもらうのはそう簡単ではなく、医療技術者とロボット技術者の間には言語や意図の解釈に違いがあり、共通のコンセプトを確立するまでに多くの議論を要した。例えば、医療用ロボットの制御においては、過剰な安全機能が問題となった。産業用ロボットの場合、問題が発生すると自動的に即座に停止して時間をかけて点検を行い、復旧した後に再稼働すればよいのに対し、医療用ロボットの場合、手術中であるがゆえに完全停止させるのではなく一時的に回避し早急に復旧する機能が必須だった。また、実際の手術術野では、手術方法や体型によって違った可動域が必要であること、アームの干渉をなくすこと、熟練した経験から術者が感じる微妙な動きの違和感をなくす

ことなど現場のニーズに合わせることが非常に重要であることを理解してもらうことが必要だった。開発段階においてこのような課題を乗り越えるためには、医療技術者とロボット技術者が、お互いの技術・知識・経験を理解し合い、努力を重ねることが何よりも一番大切なことであることを学んだ。

　実際の開発過程では、最終的には5つの段階を経てロボットの開発が進んだ。まずは、遠隔操作型のマスター&スレーブ方式のプロトタイプの開発から始まり、離れた2つのアームを同時に動かす機能の検証である。次に3つのアームを制御する技術を開発する段階である。すなわち、中央に内視鏡把持アーム、左右に右手アームと左手アーム、これら3本を配置した形で精緻で自由度の高いアーム操作技術を確立することである。3番目の段階では微妙な動きやぶれを何度も調整し、4番目の段階では干渉を回避する制御技術も含めて改善を続けた。最終的な5番目の段階では、モデルを用いて前臨床試験を繰り返し、厚生労働省の許可を得るためのデータ収集を行い薬事申請し、医療現場での使用がようやく許可された。この開発のすべてのプロセスには、約6年かかっている。さらに、このような医療機器の普及には、保険診療の承認が非常に重要であるが、幸い間もなく承認された。最後に、私の専門である泌尿器科分野で"hinotori™"を用いての前立腺癌や腎癌の手術をご献体で行い、その安全性、機能性を確認した後、実際の前立腺癌患者の手術に臨み、2020年12月14日に1例目の前立腺全摘除術に成功した。このようにして、国産初の手術支援ロボット"hinotori™"が、最終的に臨床で実用化されたことは、国産の大型治療機器開発の先陣を切る非常に価値のある開発事例であると考える。

　開発された"hinotori™"の特長として、コンパクトで機能的な操作アーム、高精細な拡大3D画像、エルゴノミクスデザインに基づく操作端末、ソフトウェアによるピボットポイントの設定などが挙げられる（**図3-3-2**）。また、3D画像により微細な血管や組織も拡大され認識しやすくなっていること、ヒトの腕と同様のアームで自然な動きを再現できること、自由度の高い手術用鉗子によってスムーズで精緻な手術を行うことが可能であること、従来の開腹手術と比べて出血量が減少したことなどの利点がある。また、以前の開腹手術では、術中には医

師以外のスタッフは術者の手元を見ることがなかなか難しく、若手医師が手術でいったい何が行われているのか理解するのが難しい場面もあった。しかし、ロボット手術の普及により、術野のすべての手術手技を画面で共有することができ、手術をより学びやすくなり、若手医師の手術の習熟時間が短くなっている。泌尿器科の領域では、ロボット手術が主流となり、前立腺摘除手術などは開腹手術から完全にロボット手術へと移行してきており、若手医師が早期からロボット手術を学んでいる。現在では、前立腺だけでなくほかの手技でもロボットの有用性が認識され急速に普及し、有用性が報告されている[1~4]。さらに、泌尿器科だけでなく外科や産婦人科などの他科領域でも広く利用されるようになっている。

今回のような国内での医療機器開発では、広く普及するにつれ生まれてくる現場の新たなニーズにも企業が国内の近くにあるので迅速に対応でき、この点は非常に大きなメリットである。また、日本国内での手術支援ロボットシステムの導入台数の増加、そして新たな競合メーカーの参入によってコストも低下し病院に導入しやすくなってきており、費用対効果も改善されている。実際、最初に神戸大学に da Vinci を導入したときと比べると、手術支援ロボットの価格は大きく下がっている。今後さらに、開発されたロボット手術システムの基本的な機能をさらに高めるために、さまざまな付加的な機能開発は必須であり、現在、現場のニーズを踏まえて遠隔医療や部分的に自動化された手術システム、新たなデバイスの開発を進めている。

遠隔医療と手術自動化技術への挑戦

遠隔医療は、医療人材不足や医療過疎の課題がある中で非常に注目されている分野である。現在のオンライン診療は、医師対患者で遠隔診察が可能であるが、その範囲は限られている。次の段階は、医師対医師、すなわち、遠隔で患者の処置・治療や手術をする医師を支援する段階になる。さらにその次は、医師が遠隔で直接ロボットなどを使って患者に処置や手術をするという段階である。遠隔医療は、医療技術の均てん化、すなわち全国どこでも標準的な専門的医療を受けら

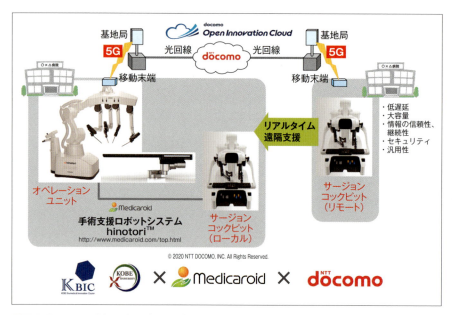

■図3-3-3　5Gを活用する遠隔ロボット手術支援システム

れるよう医療の格差の是正を図ることや、アクセスの向上、災害時の診療支援において重要な技術として期待されている。

　神戸大学でもプレシジョン・テレサージェリーセンターを設立し、遠隔手術の導入に向けた技術開発に取り組み、離れた地域でも手術ができる環境の整備を行っている。すでに、ICCRCと前臨床試験施設であるMeDIPとを5Gネットワークを介して結び、株式会社NTTドコモとの共同でhinotori™を使った遠隔操作の実証実験を行った（図3-3-3）。この実験によって、ICCRCにあるhinotori™のサージョンコックピットを操作し、離れているMeDIPにあるロボットアームを正確に動作させることが可能であることを世界で初めて確認した。さらに、神戸−東京間での実証実験でも問題なく操作が可能であることを確認しており、遠隔操作手術支援ロボットの操作が施設内に限定されず、異なる場所同士で連携して手術を行うことが可能となった。これは、単なる病院内での手術から、病院間や救急車内、離れた医療施設や、将来的には宇宙空間での手術まで、ロボット医

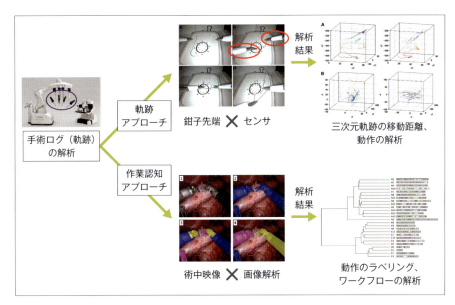

■図 3-3-4 手術ログの解析
軌跡アプローチ：執刀医の術中動作を解析可能、外付けのセンサ必要
作業認知アプローチ：執刀医の作業手順を解析可能、外付けのセンサ不要

療の範囲を大きく広げる可能性を秘めている。現在、人類が将来的に宇宙ステーションでの滞在を行う時代が近づいていることから、そうした環境下での医療ニーズにも対応できる体制づくりに貢献できると考えている。ただし、情報の送信技術レベルや個人情報の保護などのさまざまな課題があり、これらを解決しながら、費用対効果を含め、より効果的・効率的な先端的医療の提供に向けて取り組んでいきたい。さらに、技術的な課題のみならず、医師とロボットの間での責任の所在や法的な問題、倫理的な問題も検討し、実用化に向けた準備を進めていく。

　手術支援ロボットの開発においては、遠隔操作技術のみならず、AI機能や自動化技術の開発も重要な課題となっている。手術においては、患者ごとの病状や手術部位によって手技の違いがあることや、局所解剖が千差万別であることから、完全な手技の自動化はなかなか難しい。しかし、特定の手技に関しては部分的な自動化が可能と考えており、縫合などの限定されたタスクにおいてはすでに海外

で実験に成功している。自動化技術の開発には、一定のハイレベルの技術を持った術者の術中の膨大なデータの蓄積が不可欠であり、その画像と手術動作のログを解析することが重要である（**図3-3-4**）。また、手術動作のログを活用することにより手術の過程をデジタルツインで再現させ、手術技術の評価や改善点を洗い出し、手術手技の質向上や若手の手術トレーニングに活かすことが期待されている。

　現在、医療用ロボットの開発分野は、急速に広がりを見せ、顕微鏡下での眼科手術、整形外科手術、脳外科手術など、さまざまな手術での臨床応用が進んできており、手術支援や教育の分野において大きな進展が期待されている。今後も、手術支援ロボット、介護支援、リハビリ支援などを含むさまざまな医療用ロボット技術の開発と導入は、人間の技術に拡張と向上をもたらすとともに医療の質を向上し医療環境を大きく変革させていくと考えている。

世界に誇れる医療機器開発拠点を目指した神戸大学の挑戦

　医療技術の革新は目覚ましく、今後も新たな診断・治療法が続々と開発されてくるだろう。しかし、前述したように日本の医療機器開発は世界的視野からするとまだまだ遅れをとっている。医工連携基盤が脆弱であること、厳しい規制、開発リスクの高さなど、さまざまな課題があるが、その中で医療現場での知とアイデアを活かした産官学連携による開発を加速させることが重要である。そして、人間の代替、協調支援、能力・技術の拡張、時空間の拡大、安全・安心を考慮しながら、これまでの医療とは異なる未知の領域に向けて慎重に人間中心の研究開発を進めることが大切である。さらに重要なことは、創造的な開発の加速を支える若い有能な人材を育てることである。イノベーション・デザイン力を備えた有能な医工融合人材が、現場のニーズを踏まえ、バックキャストでプロジェクトを考案して新規性・独創性の高い機器を開発し日本の医療技術の発展に貢献していくことが望まれる（**図3-3-5**、**図3-3-6**）。

- 神戸医療産業都市の**研究基盤・実証拠点**を活用し、産学官医が連携して、**国産手術支援ロボット** "hinotori™" を核とする医療機器開発や治療技術の研究開発、高度専門人材の育成などの取り組みを推進し、**若者の雇用創出**を図るとともに若者の定着を促進
- 神戸大学においては、**大学組織改革により医工融合の新専攻・新学科の設置**を通じた人材輩出に取り組み、人材が集まる魅力ある研究・教育を推進

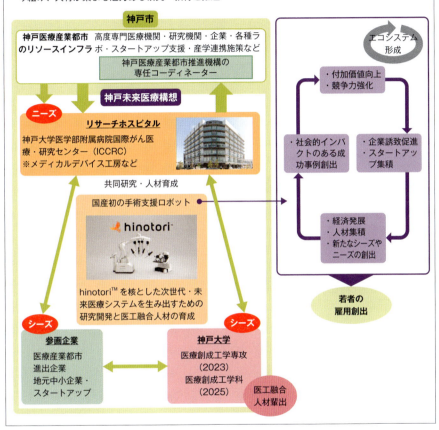

■ 図 3-3-5 神戸未来医療構想：神戸・神戸医療産業都市との連携

　神戸大学では、企業・工学系研究者と医師・医療現場との高い壁を取り除き医工融合人材の育成を進めるために、2023年に大学院医療創成工学専攻を設置した。2025年からは医療創成工学科も設置して、学部生から大学院まで一貫した教育により日本の医療機器開発を支える卓越人材を育てていきたい。また、

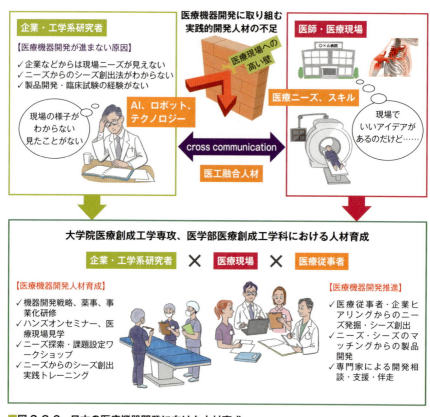

■図 3-3-6　日本の医療機器開発に向けた人材育成

　ICCRC に隣接してメドテックイノベーションセンターを増築し、医療従事者、医学・工学研究者、企業技術者、薬事専門家など、多様な人たちが交流し、開発を加速する産官学連携のための施設を設けた。将来的には、神戸大学のバイオものづくり共創拠点との連携を深めていき、バイオ医療材料の開発にも取り組み、神戸医療産業都市のバイオメディカルクラスターの発展に貢献するとともに大学全体をグローバル・イノベーションキャンパスへと変革させ、地域社会、世界に貢献していきたいと考えている。

引用・参考文献

1) Hinata N, Yamaguchi R, Kusuhara Y, et al. Hinotori Surgical Robot System, a novel robot-assisted surgical platform: Preclinical and clinical evaluation. Int J Urol. 2022;29(10):1213-20.
2) Miyake H, Fujisawa M. Early experience and future prospects regarding use of newly developed surgical robot system, hinotori, in the field of urologic cancer surgery. Int J Clin Oncol. 2024;29(6):640-6.
3) Motoyama D, et al. Robot-assisted radical nephrectomy using novel surgical robot platform, hinotori: Report of initial series of 13 cases. Int J Urol. 2023;30(12):1175-9.
4) Miyake H, et al. Initial Experience of Robot-Assisted Partial Nephrectomy Using Hinotori Surgical Robot System: Single Institutional Prospective Assessment of Perioperative Outcomes in 30 Cases. J Endourol. 2023;37(5):531-4.

Profile | **藤澤正人** | 神戸大学 学長

1960年生まれ。医学博士。専門は腎泌尿器科学。1984年神戸大学医学部卒業。1989年神戸大学大学院医学研究科博士課程修了。米国 The Population Council's Center for Biomedical Research, Research Fellow、2002年川崎医科大学泌尿器科教授。2005年神戸大学大学院医学研究科腎泌尿器科学分野教授に就任し、2014年神戸大学医学部附属病院長、2018年神戸大学学長補佐、2019年神戸大学大学院医学研究科長、医学部長を務めた後、2021年4月より現職。泌尿器悪性腫瘍、生殖内分泌、腎移植などの研究に取り組み、2020年、企業と連携して国産初の手術支援ロボット hinotori™ を開発。さらに、遠隔手術支援システムや AI による手術手技の解析など次世代の外科的治療法の開発にも取り組んでいる。

04 「富岳」で目指す シミュレーション・AI 駆動型 次世代医療・創薬

奥野恭史、荒木望嗣

はじめに

　健康のまま天寿を全うする健康長寿社会の実現は、超高齢社会に突入したわが国にとって、国民一人ひとりの健康福祉のみならず、労働人口の確保や医療費の削減といった観点から国家の至上命題になっている。

　厚生労働省の調査では、2021 年度の死因の第 1 位は悪性新生物（がん）38 万1,505 人、第 2 位は心疾患 21 万 4,710 人、第 3 位が老衰で 15 万 2,027 人とされている[1]。また、がん治療は医療費が高額であること、心不全患者は入退院を繰り返すことなど、医療費の観点で課題が多く、2020 年度調べでは、医科診療医療費総額 30 兆 7,813 億円のうち、第 1 位は循環器系の疾患約 6 兆円、第 2 位はがん約 4.7 兆円とされている[2]。そのため、がん・心疾患に関しては最先端の治療法や新薬の開発が精力的に行われている。その一方で、患者数が少なく、発症機構や治療方法が未確定で長期療養が必要とされる難病は、症例数の少なさゆえに民間企業による研究開発が進まず、アカデミア主導の研究事業に委ねられている。

　近年、社会全体の医療費を抑えながら個人個人の医療の質を高めること、すなわち個人レベルでの医療の最適化を目指すプレシジョンメディシン（precision medicine）が世界的に注目されている。とりわけ、プレシジョンメディシンを実現するコンセプトとしては、これまでに蓄積されている大量の臨床データに基づいてそれらを知識化・推論する人工知能（AI）、さらには患者固有の体質の決定に大きく関わるゲノム情報が注目されている。例えば、がん患者一人ひとりのゲ

ノム情報に基づいて治療薬選択を行うゲノム医療はわが国で2019年6月より保険適用となったほか、難病患者を対象にしたゲノム解析事業も国策として進められている。また、臨床ビッグデータに基づくAIを活用した医療は、デジタルメディシンと呼ばれ、GoogleやAppleをはじめ米中の新興IT企業が熾烈な研究開発競争を続けている。

このようにプレシジョンメディシンやデジタルメディシンは、個々の患者に最適化された高精度な診断や治療法の選択に資する新時代の医療として期待されている。しかしながら、これらは既存の治療法や治療薬の中から各患者に最適なものを選択する手段に過ぎず、新たな治療法や新薬の開発に直結するソリューションではない。このことは、死亡者数の多いがんや心疾患、および治療法のない難病において根本的な問題である。特に、いまだ治療法が不十分な疾患には、病態が複雑で疾患発症の要因が特定されていないものが多く、日夜、病態を解明するための研究が続けられている。また、新薬の開発では、高額な細胞・動物モデルを用いた試行実験を繰り返すため、トライアンドエラーに起因する開発コストの高騰が長年の課題となっている。

「『富岳』で目指すシミュレーション・AI駆動型次世代医療・創薬」の概要

本プロジェクトでは、これらの課題を克服するために、これまでに「京」「富岳」といったスーパーコンピュータ（以下、スパコン）の創薬・医療応用を実践してきた奥野グループ（京都大学・理化学研究所〔以下、理研〕）と久田グループ（UT-Heart研究所）がタッグを組むことで、従来型のプレシジョンメディシン・デジタルメディシンを加速するとともに、新たな治療法や新薬の創出を可能にする革新的なシミュレーション・AI技術を開発し、がん・心疾患・その他難病に適用する形で社会実装することを目指している。このプロジェクトは、実際の細胞・動物モデルを用いた実験や実臨床をナビゲートできる計算基盤を「富岳」を中核として構築し、創薬・医療分野に横たわる根本課題の解決を図る点で、現

実空間とサイバー空間が融合した未来社会（Society 5.0）の実現に向けた取り組みと言える。

　これまで奥野グループは、がん、難病、感染症などを対象に日本人の疾患ゲノムデータベースを構築し、がんに関わる約 1,000 種の遺伝子変異について、遺伝子産物（タンパク質）の機能活性や薬剤応答性における各変異の影響を分子シミュレーションによって予測してきた[3, 4]。さらに、独自開発したベイジアンネットワーク解析手法に基づいて世界最大規模となる 4.5 万種の遺伝子発現ネットワークを構築し、新型コロナウイルスや肺腺維症における新規の創薬標的遺伝子の特定にも成功している[5, 6]。これらの創薬・ゲノム医療のためのアプリケーションは、現在、創薬 DX プラットフォームとしてシステム統合を進めており、製薬企業やアカデミア創薬研究者への提供を開始している。

　一方、久田グループは、心臓を構成する収縮タンパクの分子シミュレーションと有限要素法を連成させることで、分子から臓器に至るマルチスケール・マルチフィジックス心臓シミュレータ（UT-Heart）の実現に世界で初めて成功し、分子レベルの変異が心臓の拍動に及ぼす影響を明らかにできる計算基盤を構築した[7]。さらに、UT-Heart と「富岳」のパワーを組み合わせることでバーチャルな収縮性および拡張性心不全のデータベースを構築し、これらを東京大学医学部附属病院の実臨床データに基づく診断 AI と融合させることで、心不全の早期検出が可能になりつつある。

　本プロジェクトでは、がん・心疾患・その他難病に対して、各疾患を分子・分子パスウェイ・細胞・組織・臓器・個体といった階層レベルで表現し、これらの階層をつなぐマルチスケールシミュレーション・AI 推論を行うことで、病態メカニズムの解明・創薬標的分子や早期診断バイオマーカーの特定・治療薬の設計につなげる。例えば、UT-Heart によって生成したバーチャル心臓を用いることで心疾患の臨床的所見・病像の背後にあるミクロな発症原因の同定が可能となる。さらに奥野グループが開発してきたタンパク質分子のシミュレーション技術・オミクスネットワーク解析技術・薬剤デザインのための AI・シミュレーション技術と連結することで、創薬における実験的なトライアンドエラーを劇的に減らし、

新薬開発の超効率化が期待できる。このように、本プロジェクトは、現実の医療・創薬テーマを通してシミュレーション・AI駆動型次世代医療・創薬を開拓することを目指している。具体的には、これまでに開発してきたアプリケーションを「富岳」に適用して医療・創薬における実用的な成果を創出する社会実装グループ（4テーマ）と、「富岳」の後継スパコンを見据えた次世代の計算技術を開発する次世代アプリケーション開発グループ（4テーマ）に分かれている（図3-4-1）[8]。

各研究テーマの紹介

各研究テーマの概要と研究進捗状況は、次の通りである。

社会実装グループ

◆①疾患多階層データベースの構築と応用

ベイジアンネットワークなどのAI技術を用いたオミクスデータ解析や、疾患関連変異を導入したタンパク質の分子動力学（molecular dynamics；MD）シミュレーションを通して、がん・希少疾患・心疾患のそれぞれについて発症のメカニズムを解明し、創薬標的遺伝子を特定する。また、これらの計算結果を集約し、疾患ごとにゲノム・分子・タンパク質の構造ダイナミクス・遺伝子ネットワーク・細胞レベルといった階層での情報を統合したデータベースを構築する。現在、数千のオーダーの変異タンパク質のMDシミュレーション、および数百の疾患に対して遺伝子ネットワークの推定が完了している状況にある。

◆②インシリコ心疾患データベースの公開と応用

心不全の早期発見に向けて、ミクロからマクロまでのパラメータが異なる多様な疾患心臓モデル群を作成してシミュレーションを実施することで、バーチャルな心電図・心エコーを蓄積し、これらの情報を統合したデータベースを構築する。さらに、実臨床データに基づいて収縮性および拡張性心不全を予測するAIを開

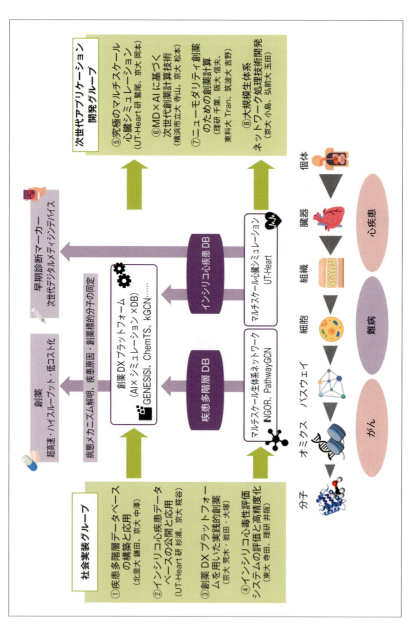

■ 図 3-4-1 「『富岳』で目指すシミュレーション・AI 駆動型次世代医療・創薬」の概要
（文献 8 より転載）

発し、両者を融合することにより、心不全の発症を早期に検出するバイオマーカーの導出につなげる。現在、数万モデルの心臓シミュレーションがほぼ完了し、心不全の予測 AI のプロトタイプも完成している状況にある。

◆③創薬 DX プラットフォームを用いた実践的創薬

　疾患名・ゲノム変異・患者オミクスデータを入力して創薬標的遺伝子の探索と医薬品の探索・設計を半自動で行う創薬 DX プラットフォーム（理研により開発）を運用することで、がん・心疾患・その他難病を対象に実践的なインシリコ創薬を実施する。現在、数十の創薬テーマにおいて、ドッキング計算を用いた化合物ライブラリからのインシリコスクリーニングや、分子生成 AI や MD シミュレーションによる医薬品シードの構造最適化を進めている状況にある。

◆④インシリコ心毒性評価システムによる
　　抗がん剤服用患者の安全性確保およびシステムの高精度化

　ドッキング計算と MD シミュレーションに基づいて、心筋細胞に発現している主要なイオンチャネルに対する抗がん薬の阻害活性（心毒性）を予測する。さらに、薬剤を投与した iPS 心筋細胞の活動電位・膜電流といった実験データも援用し、予測値を精密化する。また、予測した抗がん剤の阻害活性値に基づいて、がん患者の心臓シミュレーションを行うことで、不整脈発生リスクを評価する。現在、3 種類（hERG、Nav1.5、Cav1.2）のイオンチャネルに対する代表的な抗がん剤の結合親和性の計算が完了し、実験データと組み合わせながら心毒性予測の方法論をブラッシュアップしている状況にある。

次世代アプリケーション開発グループ

◆⑤遺伝子と臓器を結ぶ究極のマルチスケール心臓シミュレーション

　タンパク分子の変異に起因する心臓の拍動変化のメカニズムを明らかにすることを目的として、「富岳」の後続機を見据えた次世代 UT-Heart の開発を行う。具体的には、心筋を構成する収縮タンパクであるミオシン分子の粗視化 MD シミュレーションと心臓の有限要素拍動解析を連成させたシミュレータを高速化さ

せることで、肥大型心筋症のミクロからマクロに至るメカニズムを解明する。高速化は、Langevin方程式に対してランダム力修正を伴う準陰解法を導入することにより実現し、その結果、時間ステップ幅を40psと陽解法の3,000倍まで拡大することに成功している。ランダム力修正法の効果はFokker-Planck方程式を用いて理論的に説明し論文化に至っている。

◆⑥ MD×AIに基づく次世代創薬計算技術開発

標的タンパク質に対して結合活性の高い（低分子）化合物を効率的に導出することを目的として、分子シミュレーションとAIを融合した次世代創薬計算基盤技術を開発する。具体的には、nsオーダーの短時間MDシミュレーションと強化学習の組み合わせによって、ドッキング計算によって発生させたタンパク質－化合物複合体の安定性を高精度かつ高速に評価するバーチャルスクリーニング技術の開発を進めている。また、この計算技術に分子生成AIを組み合わせることで、新規骨格構造を有する医薬品のデザイン手法の開発にも取り組んでいる。

◆⑦ ニューモダリティ創薬のための創薬計算手法開発

低分子化合物では制御が困難なタンパク質を標的とした創薬を可能にするために、抗体、タンパク質医薬品、ペプチド（中分子）医薬品、タンパク質分解誘導キメラ分子（PROTAC）などの新規モダリティ創薬のための次世代計算手法を開発する。具体的には、タンパク質－ペプチドおよびタンパク質－タンパク質複合体の結合モード・結合経路を拡張アンサンブルMDシミュレーションに基づいて推定する方法論や、MDシミュレーションと機械学習の組み合わせによるペプチド・抗体医薬品デザイン手法の開発を進めている。

◆⑧ 大規模生体系ネットワーク処理技術開発

大規模オミクスデータを体系的に分析して、分子・細胞・臓器・個人・疾患といった階層での情報を連結する超巨大ネットワークを構築するためのAI技術を開発する。具体的には、事象間の因果関係を推定できるベイジアンネットワーク解析ソフトウェア（INGOR）や、遺伝子やタンパク質によって構成される分子ネットワークから各種疾患に重要に関わる分子や分子パスウェイを抽出するグラフ深層学習アプリ（PathwayGCN）に基づいて、疾患発症の予測やメカニズム

解明を可能にするための高度化・多機能化を進めている。

まとめと今後の展望

　本プロジェクトでは、日本のスパコン「富岳」を活用することで、医療・創薬分野での科学的・産業経済的成果の創出を目指している。社会実装グループ（課題①〜④）では、マルチオミクスデータに加えて大規模な分子・臓器シミュレーションデータを取得し、ゲノム変異・分子・細胞・臓器といった各階層で得られる情報を統合したデータベースの構築を進めている。さらに、このデータベースを活用して、がん・心疾患・難病の疾患発症メカニズムを解明するとともに、創薬DXプラットフォームを用いて高速かつ効率的な医薬品開発を行っている。次世代アプリケーション開発グループ（課題⑤〜⑧）では、「富岳」の後続機を見据え、今後も増え続ける生命科学のビッグデータから疾患原因分子や分子パスウェイを合理的に抽出するAI技術や、計算コストの高い心臓シミュレーションやMDシミュレーションをAIによって効率化する新技術の開発に取り組んでいる。また、低分子・ペプチド・タンパク質といった多様なモダリティにおいて医薬品候補を効率的に導出する方法論の開発も進めている。本プロジェクトの成果物は、がん・心疾患・各種難病の患者支援や新薬の開発に利用できるだけでなく、長期的には創薬プロセスの高速化・低コスト化、疾患早期発見、個別化医療の推進につながると期待される。さらに、現実の生物実験や臨床とバーチャル空間を連携させた「デジタルツイン」体制が構築されることで、医療・創薬分野におけるSociety 5.0の実現がより現実味を帯びてくるであろう。

引用・参考文献

1) 厚生労働省. 令和3年（2021）人口動態統計（確定数）の概況. https://www.mhlw.go.jp/toukei/saikin/hw/jinkou/kakutei21/dl/15_all.pdf ［2025/1/21 閲覧］
2) 厚生労働省. 令和2（2020）年度 国民医療費の概況. https://www.mhlw.go.jp/toukei/saikin/hw/k-iryohi/20/dl/data.pdf ［2025/1/21 閲覧］

3) Tabata J, et al. Novel Calcium-Binding Ablating Mutations Induce Constitutive RET Activity and Drive Tumorigenesis. Cancer Res. 2022;82(20):3751-62.

4) Okada K, et al. Prediction of ALK mutations mediating ALK-TKIs resistance and drug re-purposing to overcome the resistance. EBioMedicine. 2019;41:105-19.

5) Tanaka Y, et al. Dynamic changes in gene-to-gene regulatory networks in response to SARS-CoV-2 infection. Sci Rep. 2021;11(1):11241.

6) Tomoto M, et al. Idiopathic pulmonary fibrosis-specific Bayesian network integrating extracellular vesicle proteome and clinical information. Sci Rep. 2024;14(1):1315,

7) Hwang Y, et al. A reverse stroke characterizes the force generation of cardiac myofilaments, leading to an understanding of heart function. Proc Natl Acad Sci U S A. 2021;118(23):e2011659118.

8) 「富岳」成果創出加速プログラム:「富岳」で目指すシミュレーション・AI駆動型次世代医療・創薬. https://mddpm.med.kyoto-u.ac.jp/1-6_research_system/ [2025/1/21 閲覧]

Profile | **奥野恭史** | 京都大学大学院医学研究科 人間健康科学系専攻 ビッグデータ医科学分野 教授

1993年京都大学薬学部卒業、同大学院薬学研究科にて博士(薬学)取得。同大学院医学研究科特定教授を経て2016年京都大学大学院医学研究科ビッグデータ医科学分野教授、現在に至る。一般社団法人ライフ インテリジェンス コンソーシアム 代表理事、理化学研究所計算科学研究センターHPC/AI駆動型医薬プラットフォーム部門 部門長を併任。2013年より、先端医療振興財団・神戸医療産業都市推進機構においてシミュレーション創薬グループの客員部長を歴任。

Profile | **荒木望嗣** | 京都大学大学院医学研究科 人間健康科学系専攻 ビッグデータ医科学分野 特定准教授

2007年神戸大学大学院自然科学研究科博士課程修了、博士(理学)。神戸大学、神戸天然物化学株式会社、理化学研究所において創薬に関わる研究業務を経て、2016年より京都大学大学院医学研究科特定准教授、現在に至る。タンパク質の分子シミュレーションに基づいた次世代創薬計算技術の開発および食品・医療分野での応用研究に従事。

第4章

臨床現場から発した
臨床研究

01 脳卒中医療と脳血管デバイス開発

坂井信幸

研究サマリー

　脳血管内治療に際し、機器を標的部位に送達できないときに行われている交換法では、血管に解離や穿孔を生じ、重篤な合併症を引き起こす危険がある。その解決法として先端をバスケット型にすることにより、血管壁に密着させ末梢への迷入を防止しながら、視認でき支持性のあるワイヤーを用いて治療機器を標的部位に送達するスタビライザーデバイスが開発された。われわれは5例の初期臨床試験を特定臨床研究として行い、本機器を用いる機器送達法は安全に実施可能であることを確認した。続いて31例の医師主導治験を行った。機器の送達は全例成功し、治療の成功は96.8%（30/31）で、重篤な有害事象は9.7%（3/31）に生じたが、機器との関連が否定されないものは1例だけで、交換法を含む通常の方法で治療用医療機器を目的部位に送達できない症例に、有効かつ安全な治療を提供できる有望な医療機器候補であるとして、薬事承認を得ることができた。わが国で新しいコンセプトの医療機器を開発し社会実装する方法として、初期臨床試験を特定臨床研究で、続いて医師主導治験を行う方法は有用である。

研究の背景

　脳血管治療の発展に伴い、大口径の治療機器を標的部位まで送達する必要が出てきた。直接、機器を送達できないときは、交換法がしばしば必要となる。交換法ではまず安全に誘導できるマイクロカテーテルとガイドワイヤーを用いて目的部位を確保してから、支持性が強く長いガイドワイヤーに入れ替えて、目的の機器を誘導する。しかし支持性の強いガイドワイヤーがカテーテルなどの交換時に

末梢部へ迷入したり意図せず動いたりすることにより血管に解離や穿孔を生じ、重篤な合併症を引き起こす危険があり、われわれも頭蓋内動脈硬化症の治療用ステントシステムの治験で経験した。日本脳神経血管内治療学会の全国調査によると、2012年から2016年の5年間にガイドワイヤーによる穿孔事故は264件あり、うち死亡は26件（9.9%）に達している。交換操作時に15件（5.7%）生じており、決して稀な合併症とは言えない[1]。その解決法として、先端をバスケット型にすることにより、血管壁に密着させ末梢への迷入を防止しながら、視認でき支持性のあるワイヤーを用いて治療機器を標的部位に送達するスタビライザーデバイスが開発された。神戸市立医療センター中央市民病院（KCGH）、先端医療センター（IBRI）では医療機器の初期臨床試験や治験、特に医師主導治験に積極的に取り組んできた。新たに開発されたユニークな医療機器の初期臨床試験を特定臨床研究として行い、続いて医師主導治験を行って薬事承認を目指した。

研究の内容

研究①：特定臨床研究

「脳動脈瘤に対する脳血管内治療時に使用するスタビライザーデバイスの安全性と有効性に関する研究（jRCTs052210098）」

【目的】脳動脈瘤に対して脳血管内治療を行うときに用いるスタビライザーデバイスの安全性と有効性を確認し、医師主導治験に進むための情報を得る。

【被験機器】スタビライザーデバイス（Bolt Medical社）（図4-1-1）

【研究方法】単群、単施設、非盲検、前向き試験

【主な選択基準】

①フローダイバーター留置術またはステント支援コイル塞栓術を予定する脳動脈瘤患者

②治療部位まで治療に用いるカテーテルの送達が困難であると予想される患者

③同意取得時の年齢が20歳以上80歳以下の患者

第4章｜臨床現場から発した臨床研究　163

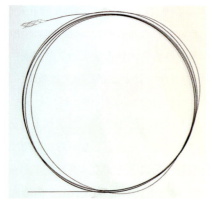

■図 4-1-1　スタビライザーデバイス

【主要評価項目】試験機器との因果関係が否定できない出血性脳卒中の発現
【結果】初回 1 例目登録 2021 年 10 月 25 日、最終 5 例目観察 2021 年 12 月 18 日
・主要評価項目（出血性合併症）：発生なし
・副次評価項目（虚血性脳卒中、動脈解離、血管攣縮）：発生なし
　5 例中 2 例で送達・展開に際して抵抗があり、デリバリーワイヤー部分の視認性が悪いことと相まって操作性が良くないと指摘された。ただし、標的血管への送達は全例可能で、一度展開すれば予期せぬ動きはなく、安全に医療機器を目的部位に誘導することが可能であった（**図 4-1-2**）。
【結論】スタビライザーデバイスを用いる機器送達法は安全に実施可能である。
【論文】Sakai C, et al. First-in-human trial of Stabilizer device in neuroendovascular therapy. Heliyon. 2023;9(3):e14360.[2]

研究②：医師主導治験

「脳血管内治療におけるスタビライザーデバイスに関する安全性及び有効性を評価する多施設共同単一群試験（jRCT2052220056）」
【目的】スタビライザーデバイスを用いた脳血管内治療における治療用医療機器送達の安全性と有効性を評価すること

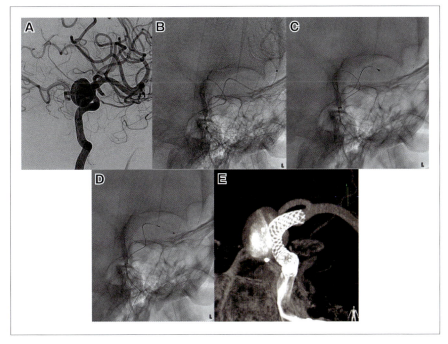

■図 4-1-2　スタビライザーデバイス使用の代表例
A）治療前、B）脳動脈瘤内を通じてマイクロカテーテルを遠位に誘導を、C）マイクロカテーテルを通してスタビライザーデバイス誘導し遠位で展開、D）展開したスタビライザーデバイスをアンカーとして最短コースを確保、E）フローダイバーターを理想的な位置に容易に留置。

【被験機器】スタビライザーデバイス（Bolt Medical 社）
【研究方法】多施設共同、非盲検、非対照、単一群試験
【主な選択基準】
①脳血管内治療時に交換法を含めた通常の方法で治療用医療機器を送達できない脳動脈瘤もしくは脳動脈狭窄症患者
② modified Rankin Scale（mRS）3 以下
③同意取得時の年齢が 20 歳以上 80 歳以下の患者
【主要評価項目（有効性）】治療手技の成功（治験機器を用いて脳動脈瘤および脳動脈狭窄に対する血管内治療の目的を達成）した割合

【主要評価項目（安全性）】治療 7 日以内の重篤な有害事象（治験機器および／または手技との因果関係が否定できない症候性頭蓋内出血／治療を要する血管解離、攣縮、血栓閉塞）の発現割合

【結果】治験期間 2022 年 7 月 20 日から 2023 年 5 月 30 日

・主要評価項目（有効性）：30/31（96.8％）
・主要評価項目（安全性）：3/31（9.7％）
・副次評価項目（有効性、治療用機器の送達成功）：31/31（100％）
・副次評価項目（安全性、虚血性脳卒中）：3/31（9.7％）、機器との関連が否定できないもの 1/31
・副次評価項目（安全性、出血性脳卒中・動脈解離・血管攣縮）：なし
・重篤な有害事象：4/31（12.9％）：大脳動脈閉塞、外転神経麻痺、塞栓性脳梗塞*、脳神経障害、うち機器との関連が否定できないもの 1/31（＊）

　治療用機器の送達が成功した割合は 100％で、交換法を含めた通常の方法で治療用医療機器を送達できない脳動脈瘤または脳動脈狭窄症の治療法として、本機器を用いる治療は確実性の高い非常に有望な方法であることが示唆された。大脳動脈閉塞は血栓による閉塞が治験機器展開部の近位で生じ、「治験機器との関連性が否定できない」かつ「脳血管内治療との関連性あり」と判定された。これ以外の重篤な有害事象の機器との関連性は否定された。

【結論】本治験機器は、有効性および安全性の両側面において非常に優れており、交換法を含む通常の方法で治療用医療機器を目的部位に送達できない脳動脈瘤または脳動脈狭窄症患者に対し、有効かつ安全な治療を提供できる、有望な医療機器候補である。

【論文】：Sakai C, et al. Investigator-initiated clinical trial of stabilizer device: A novel intracranial exchange guidewire for neuroendovascular treatments. Interv Neuroradiol. Published online August 7, 2024. [3]

特定臨床研究と医師主導治験による脳血管デバイス開発

　脳卒中は、脳血管疾患の出血や閉塞により突然発症する疾患の総称で、脳動脈瘤破裂によるくも膜下出血、穿通動脈の破綻による脳出血、脳血管の閉塞による脳梗塞が三大病型である。脳動脈瘤と閉塞性脳血管疾患に対する血管内治療は、治療用機器の開発・改良により治療成績が向上し、脳卒中治療の主役となるまで発展した。現在行っている脳血管内治療および、われわれが取り組んできた医療機器開発の概要をまず紹介する。

コイル塞栓術支援ステントとフローダイバーター

　破裂によりくも膜下出血を来し、生命機能予後を左右する脳動脈瘤は重要な疾患である。以前から開頭手術により根治を図ってきたが、外科手術では安全に根治を得られない脳動脈瘤に対して、マイクロカテーテルと離脱型コイルを用いるコイル塞栓術が1990年代に始まり、2000年代の前半には破裂脳動脈瘤に対する優位性が示され大きく発展した。その後、コイル塞栓術では良好な成績が得られないワイドネック脳動脈瘤に対して、脳動脈瘤のネックをカバーするように留置しコイル塞栓術を支援するステントが開発され、IBRIで2007〜2008年に治験を担当し、2010年にEnterprise VRD（Johnson & Johnson社）がわが国で始めて承認された。その後承認されたNeuroform EZ（Stryker社、KCGH）、LVISステント（テルモ社、IBRI）の治験も担当し、いずれも承認されている。また、2013〜2014年に行ったLiberty（Penumbra社、IBRI）の日米共同治験は貴重な経験であった。2023〜2024年にはBRONCO（Imperative Care社、KCGH）の特定臨床研究を行っている。

　大型脳動脈瘤に対しては血流を改変する機器（フローダイバーター）が開発され、2015年にPipeline Flex（Medtronic社）がわが国で初めて承認されたが、KCGHで2012〜2014年に治験を担当した[4]。その後承認されたSurpass

Streamline（Stryker 社、KCGH）、FRED（テルモ社、IBRI）の治験も担当したが、IBRI は FRED の米国 IDE（investigational device exemption）試験にも参加している[5]。治験以外には、PulseRider（Pulsar Vascular 社）[6]、Nautilus（EndoStream Medical 社）[7]の初期臨床試験も経験した。

液体塞栓システム

頭蓋内逆流を伴う硬膜動静脈瘻は、脳出血や脳梗塞を来す危険が高いが、部位や血管構築により根治が難しいことが知られている。析出型液体塞栓材料による経動脈塞栓術が有効であることが知られていたので、2013〜2016 年に Onyx（Medtronic 社）の適応拡大を目指す医師主導治験を行い、2018 年の承認につなげた。硬膜動静脈瘻に対する世界で初めての承認であった。医療機器の医師主導治験は 2002 年の薬事法の改正で導入された枠組みで、われわれは 2008〜2011 年に頭蓋内動脈狭窄症に使用するステント Wingspan（Boston Scientific 社）の医師主導治験を行い、医療機器では医師主導治験による初めての承認を得ることができた。これらの経験は 2018〜2023 年の PHIL（テルモ社）の脳動静脈奇形および硬膜動静脈瘻に対する医師主導治験の実施につながっている。

脳血栓回収デバイス

脳動脈の閉塞による急性虚血性脳卒中は、半数以上の患者が死亡寝たきりになることが知られており、脳梗塞が完成するまでに再開通を得ることが必要な疾患である。血栓を溶解する静脈血栓溶解（recombinant tissue-type plasminogen activator；rt-PA）静注療法は有効であるものの適用範囲は狭く、また内頚動脈や近位中大脳動脈閉塞では有効性が低い。閉塞した頭蓋内動脈の血栓を直接回収する機械的脳血栓回収療法が開発され、その有効性が 2015 年に証明された。わが国に始めて導入されたのは Merci リトリーバーで 2010 年、その翌年には Penumbra システムが承認されている。機器の改良はたゆまなく続けられている。

われわれはステントレトリーバーの REVIVE SE（Johnson & Johnson 社）[8]、Tron FX（JIMRO 社）[9]の企業治験を担当したが、米国で開発された Versi Retiever の初期臨床試験[10]、医師主導治験[11]をいずれも担当し、その改良品の Envi-SR（NeuroVasc Technologies 社）の承認につなげたのは、これまでの経験が活かされた成果である。

本項で紹介した脳血管内治療用機器の送達補助デバイスは、われわれの行った特定臨床研究（初期臨床試験）で安全性を確認し、われわれが調整医師・調整事務局を務めた医師主導治験により、有効性と安全性を示して薬事承認を得た。わが国で新しいコンセプトの医療機器を開発し社会実装する方法として有用であると考える。

神戸医療産業都市・メディカルクラスターへの貢献

医療機器の開発は神戸医療産業都市・メディカルクラスターの重要なミッションで、神戸市立医療センター中央市民病院は国内で新たに承認されたほとんどの機器の社会実装に貢献してきた。特に医師主導治験の調整事務局を担当してきたことは重要で、その背景には KCGH の薬剤部が独立行政法人 医薬品医療機器総合機構（PMDA）に継続的にスタッフを派遣し薬事行政を経験する人材を育成してきたこと、機器や再生医療に取り組むことをミッションとし専門人材を集めた先端医療センター、基礎研究から臨床応用への橋渡し研究を推進する臨床研究情報センター（現 医療イノベーション推進センター）の支援と指導があったからである。

引用・参考文献

1) 日本脳神経血管内治療学会法務・医療安全委員会. ガイドワイヤー穿通事故全国アンケート調査結果報告. 脳血管内治療. 2018;3(2):87-90.

第4章｜臨床現場から発した臨床研究 **169**

2) Sakai C, et al. First-in-human trial of Stabilizer device in neuroendovascular therapy. Heliyon. 2023;9(3):e14360.

3) Sakai C, et al. Investigator-initiated clinical trial of stabilizer device: A novel intracranial exchange guidewire for neuroendovascular treatments. Interv Neuroradiol. Published online August 7, 2024. doi:10.1177/15910199241262851

4) Sakai C, et al. Guidelines and post-market surveillance of flow diverter for intracranial aneurysms. JNET. 2017;11(3):173-9.

5) McDougall CG, et al. Safety and efficacy results of the Flow Redirection Endoluminal Device (FRED) stent system in the treatment of intracranial aneurysms: US pivotal trial. J Neurointerv Surg. 2022;14(6):577-84.

6) Sakai N, et al. PulseRider-assisted coil embolization for treatment of intracranial bifurcation aneurysms: a single-center case series with 24-month follow-up. World Neurosurg. 2019;128:e461-e7.

7) Sakai N, et al. Four-year follow-up on the first-in-human experience with nautilus intrasaccular system assisted coiling for unruptured intracranial aneurysms. Stroke Vasc Interv Neurol 2023;3(3):1-7, e000770.

8) Sakai N, et al. Efficacy and safety of REVIVE SE thrombectomy device for acute ischemic stroke: River JAPAN (Reperfuse Ischemic Vessels with Endovascular Recanalization Device in Japan). Neurol Med Chir (Tokyo). 2018;58(4):164-72.

9) Imamura H, et al. Clinical trial of the new stent retriever Tron FX for both proximal and distal intracranial large vessel occlusions. J Stroke Cerebrovasc Dis. 2021;30(3):105585.

10) Sakai N, et al. First-in-man experience of the Versi Retriever in acute ischemic stroke. J Neurointerv Surg. 2019;11(3):296-9.

11) Ohara N, et al. Multicenter clinical trial evaluating the safety and efficacy of mechanical thrombectomy using the Versi Retriever. J Neurointerv Surg. Published online January 26, 2025. doi:10.1136/jnis-2024-022207

Profile | 坂井信幸 | 医療法人清仁会 シミズ病院 院長／脳神経外科、神戸市立医療センター 中央市民病院臨床研究推進センター脳血管治療研究部 顧問

2001 年に神戸市立中央市民病院脳神経外科に着任し、2003 年 10 月に先端医療センター病院脳血管内治療科を開設、2017 年 11 月に神戸市立医療センター中央市民病院脳神経外科に併合するまで部長として、脳血管内治療用医療機器の治験、臨床研究、医療スタッフの教育、情報発信に努めた。2021 年 3 月まで臨床研究推進センター長を務め、神戸医療機器開発センター（MEDDEC）の開設、神戸健康科学振興ビジョンの改訂などに委員として参加した。

02 | PET を活用した臨床研究： 認知症および悪性腫瘍への 応用

山根登茂彦

研究サマリー

　神戸市立医療センター中央市民病院分子イメージング研究部は、PET を活用した臨床研究を行う部門で、研究領域として認知症および腫瘍に重点を置いている。認知症に対してはアミロイド PET やタウ PET を活用した研究を実施している。多施設共同研究にも参画しており、J-ADNI 研究では、PET 撮像に加えて研究全体における PET の品質管理も担当し、質の高いデータの提供を実現した。認知症の治療薬開発にも PET が使われており、当院では積極的に企業治験を受け入れている。また腫瘍に対しては、一般に広く利用されている ^{18}F-FDG に加え、多様な PET 薬剤を院内で製造して臨床研究を行っている。近年は癌関連線維芽細胞を標的とする ^{18}F-FAPI に着目して成果を上げている。核医学の世界的な潮流として、α線あるいはβ線放出核種を用いた核医学治療が注目されている。治療と診断を一体化したセラノスティクスという概念が提唱されており、当研究部でも取り組みを始めている。

分子イメージング研究部の歩み

　分子イメージングとは、生体内における細胞や分子レベルの活動を画像化する技術である。具体的には、光イメージング、MRI、核医学などが含まれるが、ポジトロン放射断層撮影（positron emission tomography；PET）はその代表的な手法と言える。神戸市立医療センター中央市民病院分子イメージング研究部では、この PET を活用した臨床研究や新薬の企業治験に率先して取り組んでいる。

　PET は、放射性同位元素を結合させた薬剤を体内に投与し、その分布を PET

装置で画像化することにより生体内の代謝活動を捉える画像診断法である。一般臨床では、ブドウ糖の類似物質である fluorodeoxyglucose（FDG）をポジトロン放出核種のフッ素18（^{18}F）で標識した ^{18}F-FDG による PET 検査が全国的に普及している。悪性腫瘍は糖代謝が亢進しているため ^{18}F-FDG は腫瘍細胞によく集積し、悪性腫瘍の診断に有効である。

　当院分子イメージング研究部の起源は、2001 年に設立された先端医療振興財団 先端医療センター映像医療研究部にさかのぼる。阪神・淡路大震災からの復興を目的とした神戸医療産業都市構想の一環として、先端医療センターが設立された[1]。その中で PET や高磁場 MRI などの最新画像診断機器の開発やその臨床応用に関する研究を行う部門として、映像医療研究部が設置された。PET 検査で投与する薬剤は放射能が速やかになくなるため、放射性核種を製造するサイクロトロンが導入された。また最新の PET 撮像装置など、当時として国内屈指の設備が同センターに整備された。その後、映像医療研究部から改組した分子イメージング研究グループは PET を中心とした研究活動を進め、多施設共同研究の実施や、製薬企業からの PET を用いる治験を受託するに至る。その後も継続的な PET 治験の増加が見込まれたため、2012 年には医薬品の製造と品質保証の基準である治験薬 GMP（Good Manufacturing Practice）に対応した PET 治験薬製造施設を設置した。2017 年、組織改編により先端医療振興財団先端医療センター病院は神戸市立医療センター中央市民病院へ統合され、中央市民病院の「分子イメージング研究部」が設立された。

　分子イメージング研究部は、分子イメージング技術を活用して医療のさらなる発展に貢献することを目標としている。その守備範囲は広いが、重点領域として特に認知症と悪性腫瘍領域の研究を推進している。

認知症に対する PET 研究

　高齢化が進行する日本において、認知症対策は最重要課題の一つである。認知症を呈する疾患はいくつかあるが、最も患者数が多いものがアルツハイマー病で、

病態解明や早期診断の重要性が増している。

　認知症の診断には、一般診察、神経心理検査に加えて、画像検査も活用される（図 4-2-1）。MRI は萎縮や変性が評価でき、進行したアルツハイマー病では海馬の萎縮が観察される。また、脳血流 SPECT 検査や ^{18}F-FDG を用いた PET 検査では、頭頂側頭葉連合野や後部帯状回・楔前部における血流や糖代謝の低下が観察されることが多い。しかし、これらは必ずしも特異的な所見ではないため、診断には限界があった。

　アルツハイマー病の研究において画期的な進展をもたらしたのがアミロイド PET の開発である。アルツハイマー病の病理学的特徴として、脳内に蓄積したアミロイド β が老人斑を形成し、タウ蛋白の蓄積が神経原線維変化を引き起こすことが知られている。従来、アミロイド β の蓄積は病理解剖でしか確認できなかったが、Pittsburgh compound-B（PiB）を炭素 11（^{11}C）で標識した ^{11}C-PiB の開発によって、非侵襲的なアミロイド β 病理の診断が PET で可能となった。

　アルツハイマー病の病態生理研究では、大規模な集団を対象とした多施設共同研究が重要な役割を果たす。米国で実施された Alzheimer's disease neuroimaging initiative（ADNI）は、アルツハイマー病の自然経過を種々のバイオマーカー（指標）とともに明らかにすることを目的として実施された研究である[2]。画像バイオマーカーとして MRI、^{18}F-FDG PET、^{11}C-PiB PET が実施された。ADNI の成果は早期病態の理解を進め、診断基準の策定や新共同規治療薬の開発に大きな影響を与えた。この流れを受け、2007 年には日本で J-ADNI が開始され、当院も参画した[3]。当院は MRI および PET の撮像施設という役割に加えて、研究全体の PET データに対する品質管理（QC）も担当した[4]。多施設共同研究では PET 装置や撮像方法が施設ごとに異なるため、データの質を確保することが極めて重要となる。J-ADNI 以前も画像を取り扱う多施設研究は存在していたが、QC に重点を置いたものは乏しかった。J-ADNI では、準備から撮像、画像管理に至るまで PET 全体を徹底的に管理し、質の高いデータ収集が実現した[5, 6]。

　最近、Lecanemab や Donanemab といった疾患修飾薬と呼ばれるタイプの薬剤が登場し、アルツハイマー病の治療に新たな展開が示された。これらの薬剤は

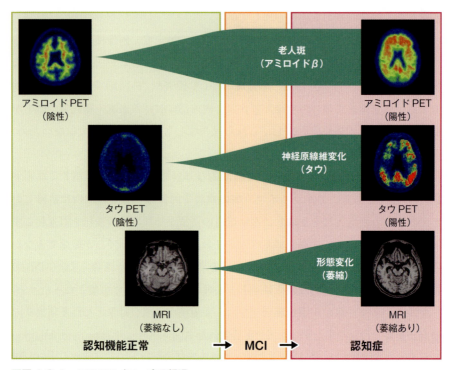

■図 4-2-1　アルツハイマー病の経過
アルツハイマー病による認知機能低下が生じる 10 年以上前からアミロイド β の蓄積が始まる。次第にタウが蓄積し、萎縮などの形態変化が生じ、軽度認知障害（mild cognitive impairment；MCI）を経て認知症を発症する。

アミロイド β を除去することで病勢の進行を抑えるものであり、その適応や効果を評価するためにアミロイド PET が重要となる。従来の ^{11}C-PiB は、^{11}C の半減期が 20 分と短いため普及に課題があったが、半減期が 110 分と長い ^{18}F 標識のアミロイド PET 薬剤（^{18}F-florbetaben、^{18}F-flutemetamol など）の開発により、臨床利用が大きく進展した。当院では、薬剤合成から PET 撮像までを一貫して行える体制を整え、これらの PET 薬剤およびアルツハイマー病治療薬の治験を実施し、国内での早期承認に貢献した[7~9]。

　PET 技術の発展に伴い、タウ蛋白の蓄積を可視化する PET も実用化されつつ

ある。タウ PET は神経原線維変化を捉えることが可能であり、アルツハイマー病の病態進行の評価とメカニズムの解明、そして治療薬の開発に新たな道を拓くものと期待されている。

認知症の病態解明、早期診断技術の確立、そして治療薬の開発において、分子イメージング技術は極めて重要な役割を果たしている。分子イメージング研究部では、今後も PET を基盤とした臨床研究および企業治験を推進し、アルツハイマー病の克服と超高齢社会における認知症対策に貢献したいと考えている。

悪性腫瘍に対する PET 研究

悪性腫瘍に対する ^{18}F-FDG PET の保険適用が承認されたのは 2002 年で、先端医療センター開設の翌年にあたる。当初は神戸市内とその周辺地域での ^{18}F-FDG PET の普及に研究部としても携わったが、その後、一般臨床から研究へと活動の軸を移した。

アミノ酸の一種であるメチオニンに ^{11}C を標識した ^{11}C-methionine（MET）を用いた PET は、^{18}F-FDG と異なり正常脳に集積を示さないため、脳腫瘍の評価に有用である[10]。ニトロイミダゾールの類似物質である ^{18}F-fluoromisonidazole（FMISO）は、低酸素状態の細胞に集積するトレーサである。悪性腫瘍の低酸素領域は腫瘍抵抗性を示すため、^{18}F-FMISO PET は治療方針の判断に新しい知見を与える可能性がある[11, 12]。DNA の原料となるチミジンの類似物質である ^{18}F-fluorothymidine（FLT）は、DNA 合成能すなわち細胞の増殖を評価できる。炎症に対しても集積する ^{18}F-FDG と異なり、腫瘍の悪性度評価や DNA 合成に関わる治療薬の効果予測が期待される[13]。こういった多様な PET 薬剤を院内合成し、臨床研究を推進してきた。

悪性腫瘍領域では近年、fibroblast activation protein inhibitor（FAPI）に関する PET 薬剤が注目されている（**図 4-2-2**）。癌細胞の周囲に出現する癌関連線維芽細胞（cancer-associated fibroblast；CAF）の表面には線維芽細胞活性化タンパクが高発現し、FAPI はこの部分に結合する。悪性腫瘍の描出において、

第 4 章 | 臨床現場から発した臨床研究　175

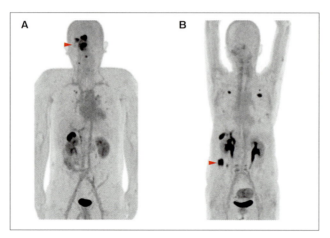

■図 4-2-2 　^{18}F-FAPI-74 PET/CT の全身像
A：上顎癌、B：上行結腸癌
いずれも原発巣（矢頭）に加えて肺転移が描出されている。胆嚢、胆管、腎臓、膀胱に生理的な集積が見られる。悪性腫瘍の診断に対して一般に広く利用されている ^{18}F-FDG と異なり、脳、心筋、肝臓、消化管への生理的集積が少ない。

　現在広く用いられている ^{18}F-FDG と比較して FAPI を用いた PET は優れている点が多く、2016 年にドイツで臨床例が報告されて以来、世界中で注目されている。当院でも 2023 年より ^{18}F-FAPI-74 を用いた臨床研究を開始し、さまざまな悪性腫瘍を対象とした検証を実施している[14]。

　このところ核医学の領域では、治療薬（therapeutics）と診断薬（diagnostics）を融合させたセラノスティクス（theranostics）という概念が注目されている。癌に集まる化合物を、^{18}F など γ 線（光子）を放出する核種で標識することによって PET 撮像による画像診断を、またルテチウム 177（^{177}Lu）など β 線（電子）を放出する核種で標識することによってその β 線による核医学治療を行うことができる。もとの化合物が同一であることから診断から治療までが直結し、信頼性の高い効果予測、効果判定が可能となる。

　前立腺癌の表面には前立腺特異的膜抗原（prostate specific membrane antigen；PSMA）という膜タンパクが高発現している。この PSMA に特異結合

するガリウム 68（^{68}Ga）標識の ^{68}Ga-PSMA-11 を用いた PET 検査は、前立腺癌に対して従来の検査をはるかに凌ぐ診断能が得られる。また、治療用核種で標識した ^{177}Lu-PSMA-617 は、去勢抵抗性前立腺癌に対する予後改善効果が示されている。さらに、^{177}Lu などの β 線放出核種よりも高い抗腫瘍効果を示すアクチニウム 225（^{225}Ac）やアスタチン 211（^{211}At）といった α 線放出核種を用いた治療薬の研究開発が世界中で進められている。

　当院では GMP 基準の PET 治験薬製造設備を有し、新規 PET 診断薬の開発を実践していることはすでに述べた。われわれの設備や技術を活用し、今後はセラノスティクスの考えに基づく核医学治療薬の開発研究にも取り組み、分子イメージングから悪性腫瘍の制圧に向けた一石を投じたいと考えている。

神戸医療産業都市・メディカルクラスターとしてのメリット・連携

　現在、当院分子イメージング研究部が主導する PET 治験薬の製造は、神戸医療産業都市推進機構との共同事業として位置づけられている。国内外の製薬企業や研究機関からの要望を受け入れるためには、高度な技術と体制が求められる。一市民病院がこの事業を単独で実施することは設備面および制度面で容易ではなく、医療産業都市推進機構や行政との連携が不可欠である。

　近年、セラノスティクスへの注目が高まる中、核医学領域の世界的なマーケットは爆発的に拡大している。これに伴い、PET 診断薬や核医学治療薬の研究開発への期待も一層高まっている。最新の診断技術および治療技術を、世界水準から遅れることなく日本にそして神戸に提供するためには、今後さらにメディカルクラスターとも協力体制を強化し、研究開発の推進と実用化を加速させる必要がある。

引用・参考文献

1) 井村裕夫. "トランスレーショナル・リサーチへの一つの取り組み－神戸医療産業都市構想－". 臨床研究イノベーション. 東京, 中山書店, 2006, 119-43.

2) Weiner MW, et al. The Alzheimer's disease neuroimaging initiative: progress report and future plans. Alzheimers Dement. 2010;6(3):202-11.e7.

3) Iwatsubo T. Japanese Alzheimer's Disease Neuroimaging Initiative: present status and future. Alzheimers Dement. 2010;6(3):297-9.

4) Ikari Y, et al. Head motion evaluation and correction for PET scans with ^{18}F-FDG in the Japanese Alzheimer's disease neuroimaging initiative (J-ADNI) multi-center study. Ann Nucl Med. 2012;26(7):535-44.

5) Yamane T, et al. Inter-rater variability of visual interpretation and comparison with quantitative evaluation of ^{11}C-PiB PET amyloid images of the Japanese Alzheimer's Disease Neuroimaging Initiative (J-ADNI) multicenter study. Eur J Nucl Med Mol Imaging. 2017;44(5):850-7.

6) Yamane T, et al. Visual-statistical interpretation of ^{18}F-FDG-PET images for characteristic Alzheimer patterns in a multicenter study: inter-rater concordance and relationship to automated quantitative evaluation. AJNR Am J Neuroradiol. 2014;35(2):244-9.

7) Senda M, et al. An exploratory efficacy study of the amyloid imaging agent [^{18}F] flutemetamol in Japanese Subjects. Ann Nucl Med. 2015;29(5):391-9.

8) Senda M, et al. Ethnic comparison of pharmacokinetics of ^{18}F-florbetaben, a PET tracer for beta-amyloid imaging, in healthy Caucasian and Japanese subjects. Eur J Nucl Med Mol Imaging. 2015;42(1):89-96.

9) Senda M, et al. The clinical safety, biodistribution and internal radiation dosimetry of flutemetamol (^{18}F) injection in healthy Japanese adult volunteers. Ann Nucl Med. 2015;29(7):627-35.

10) Yamane T, et al. Clinical impact of ^{11}C-methionine PET on expected management of patients with brain neoplasm. Eur J Nucl Med Mol Imaging. 2010;37(4):685-90.

11) Yamane T, et al. Reduction of [^{18}F]fluoromisonidazole uptake after neoadjuvant chemotherapy for head and neck squamous cell carcinoma. Mol Imaging Biol. 2011;13(2):227-31

12) Kikuchi M, et al. ^{18}F-fluoromisonidazole positron emission tomography before treatment is a predictor of radiotherapy outcome and survival prognosis in patients with head and neck squamous cell carcinoma. Ann Nucl Med. 2011;25(9):625-33.

13) Yamane T, et al. ^{18}F-FLT PET performs better than ^{18}F-FDG PET in differentiating malignant uterine corpus tumors from benign leiomyoma. Ann Nucl Med. 2012;26(6):478-84.

14) Ohnishi A, et al. False-positive [^{18}F]FAPI-74 uptake caused by blood retention due to external jugular vein thrombus: Pitfall in the early-phase scan. Eur J Nucl Med Mol Imaging. 2024;51(6):1790-1.

Profile | 山根登茂彦 | 神戸市立医療センター中央市民病院臨床研究推進センター分子イメージング研究部 部長

1998年奈良県立医科大学卒業。先端医療センター分子イメージング研究グループ主任研究員、ドイツWürzburg大学病院核医学科客員研究員（Alexander von Humboldt財団 experienced researcher）、埼玉医科大学国際医療センター核医学科准教授などを経て、2021年4月より現職。資格として、核医学専門医（日本核医学会）、放射線診断専門医（日本医学放射線学会）、アジア核医学専門医（Asian Nuclear Medicine Board）、第1種放射線取扱主任者など。

03 難治性疾患の治療法開発に向けて

古川 裕

研究サマリー

　神戸市立医療センター中央市民病院臨床研究推進センターの研究部門には8つの部門があり、その一つが難病研究部である。難病研究部は厚生労働省指定難病またはその他の難治性疾患の診断・治療法の開発に寄与する研究を推進することを目的とし、当院へのアクテリオン ファーマシューティカルズ ジャパン（後にヤンセンファーマ株式会社に合併吸収）からの寄付金を原資に設立された部署であり、院内で研究テーマを公募、審査委員会での厳正な審査により採択された課題に関して研究助成を行った。

　難病には遺伝子異常を病因とするものが多く、複数の原因遺伝子を持ち、そのすべては確定されていないものもある。また単一の病因遺伝子による疾患でも、臨床像から類似の疾患との鑑別診断が困難で確定診断がなされずに診療を続けているケースも稀ではない。他方、近年の急速な DNA シークエンシング技術などの進歩により、全ゲノム解析や全エクソン解析が短時間で、比較的低コストで実施できるようになってきた。こうした包括的な遺伝子解析には、病的意義が不明である変異が多数検出され、その解釈に注意を要するという課題があるが、新規の病因遺伝子変異の検出から病因・病態の理解、治療の開発へのヒントが得られることが期待される。また、既知の病因遺伝子の検出は直接的に個々の患者の診療に有益となる可能性がある。こうしたことから、第1期の研究課題として、全ゲノム解析を共通の手法とし、関西医科大学附属生命医学研究所ゲノム解析部門および同大学薬理学講座との共同研究により、6つの指定難病に関する研究がそれぞれ行われ、その成果が順次公表されつつある。

　その後、第2期の募集では、指定難病に限定せず根治的な治療が十分確立されていない難治性の疾患を含め課題を公募、5つの課題が採択され、研究がスタートしている。

研究の発端となった出来事

　本プロジェクトでは、難病または難治性疾患という共通のキーワードのもと、領域は問わず、各研究者がそれぞれの専門分野で日々診療に苦慮している疾患、治療法が確立されていない疾患を対象とした研究が募集された。各研究で、課題を決める契機はさまざまに異なると思われるが、循環器内科で行った肥大型心筋症を対象とする研究企画のきっかけとなった一例として、若年女性の閉塞性肥大型心筋症患者の診療経験が挙げられる。可能な限り至適化した薬物治療を行っても左室流出路狭窄が十分解除されず、経皮的中隔心筋焼灼術を追加し、ようやく心不全症状をコントロールし得た患者で、その後、無事二度の妊娠・出産を行うことができた[1]。経過中、ご自身とご家族はもちろん、担当する医療者もさまざまな困難を経験したことから、肥大型心筋症の診療の進歩に多少でも貢献したいという考えを持つに至った。

研究の内容

　第1期の研究課題を**表4-3-1**に示す。課題としては、特定の一疾患に限らず

■表4-3-1　第1期の研究課題

研究責任者	所属	研究課題名
古川 裕	循環器内科	肥大型心筋症と診断された患者を対象とした二次性心筋症の再検索と肥大型心筋症原因遺伝子の探索
川本未知	脳神経内科	神経筋難病と診断された患者を対象とした原因遺伝子の探索
内藤 泰	耳鼻咽喉科	Usher症候群と診断された患者を対象とした原因遺伝子の探索
坂井信幸	脳神経外科	もやもや病における新規遺伝子因子の探索とRNF213との関連の解明
富井啓介	呼吸器内科	家族性間質性肺炎またはびまん性肺疾患と診断された患者を対象とした原因遺伝子の探索
鶴田 悟	小児科	先天性奇形症候群および難治性てんかん原因遺伝子の探索

第4章｜臨床現場から発した臨床研究　　**181**

稀な難病の個々の症例でその病因を調べ、発症機序を解明するヒントを探るとともに治療法の開発につなげようとするものから、比較的症例数が多い難病を対象に病因と治療のターゲットを探るもの、診断に遺伝子解析が必須であるが診断を確定できれば治療の機会を得ることになるような実地臨床に直結したものまで、さまざまな切り口のものがある。検出された遺伝子変異の病原性の評価に関しては、Human Genetic Variation Database で 0.1% 以下のマイナーアレル頻度を示す稀な変異であることや ClinVar による既知の病原変異の確認などに基づき、pathogenic、likely pathogenic、variants of unknown significance、others に 分類した。

　第 1 期の 6 つの課題のうち、循環器内科での「肥大型心筋症と診断された患者を対象とした二次性心筋症の再検索と肥大型心筋症原因遺伝子の探索」研究は、肥大型心筋症の原因遺伝子の探索を行うとともに、肥大型心筋症と診断された症例の中には、Fabry 病、変異型 ATTR 心アミロイドーシスなどのような遺伝子異常を病因とし左室壁肥厚を来す二次性心筋症がしばしば混じっていることが知られており、その頻度を知ることも目的とした。二次性心筋症と診断された場合には、個々の症例の治療につながるという診療上の有益性も考慮した。その成果として、病因となった可能性が高い新規の遺伝子変異とその表現型として印象的な臨床経過を示した症例を論文として発表したほか[1]、全体の解析結果のまとめの論文を投稿準備中である。また、極めてまれで機能欠失の可能性が高い変異に関しては動物モデルを作成しての機能解析も試みられている。

　その他、脳神経内科による「神経筋難病と診断された患者を対象とした原因遺伝子の探索」研究では 120 例での解析の結果、21 例で病因である可能性が高い遺伝子変異が検出され、特に興味深い症例に関しては当該領域の学会で報告がなされた。保険診療下での諸検査では診断が確定できなかった複数の神経筋難病が、研究を通して、遺伝子異常の同定から診断され診療方針の決定にも役立っている。脳神経外科での「もやもや病における新規遺伝子因子の探索と RNF213 との関連の解明」研究では、原因不明の進行性の閉塞性脳血管障害であるもやもや病患者 16 例を対象に解析を行った結果、すでに報告がある RNF213 p.R4810K 変異

■表4-3-2　第2期の研究課題（2023～2024年度に開始）

研究責任者	所属	研究課題名
森實飛鳥	再生医療研究部	パーキンソン病に対する細胞移植治療法の効果および安全性の向上
永井雄也	血液内科	Venetoclax による骨髄内 T 細胞免疫応答賦活化の解析
道田哲彦	頭頸部外科	口腔内微生物菌が口腔扁平上皮癌の発症、進展のリスク因子であることの解明
藤原 悟	脳神経内科	新たな MRI 撮像技術を用いた神経変性疾患に対する早期診断法の確立
豊田俊彬	循環器内科	低酸素誘導因子プロリン水酸化酵素阻害薬を用いた積極的鉄治療と新規画像評価により心不全患者の臨床予後改善を目指す包括的研究

が複数例で確認されたことに加え、未報告の RNF213 遺伝子変異が検出され、その病的意義をさらに検証中である。また、小児科による「先天性奇形症候群および難治性てんかん原因遺伝子の探索」研究では、4 例の遺伝子解析が実施され、そのうち 3 例では既知の病因遺伝子変異を確認、残り 1 例では他疾患の病因遺伝子とされる遺伝子に変異が検出され、血縁者の解析が行われている。このように、課題ごとに進捗状況はさまざまだが、各研究課題において成果が得られつつある。

表4-3-2 に示す第2期の研究課題は、2023 年末頃から順次開始されており、今後の成果が期待される。

神戸医療産業都市・メディカルクラスターで行う意義

　包括的な遺伝子解析の大きな課題は、数多く同定される変異の中から真に pathogenic な病因遺伝子変異をどのように見つけ出し、その病原性を証明するかという点である。その際、培養細胞を用いた in vitro の実験系や遺伝子改変動物モデルなどにおける in vivo での機能評価が重要な役割を果たす。神戸医療産業都市・メディカルクラスターは数多くの生命科学の研究施設、医薬品・医療機器の開発や販売を行う企業などで形成されており、病因遺伝子変異である可能性が高い新規の変異が検出された場合に、神戸医療産業都市・メディカルクラスタ

ー内における近隣研究施設との共同研究により種々の実験系での検証も可能である。さらに、臨床の中核をなす神戸市立医療センター中央市民病院の臨床研究やそれに基づいた周辺の基礎的な生命科学研究機関での成果から新たな創薬や医薬品開発のシーズが生まれた場合、クラスター内の企業との連携により、新規治療の臨床導入を円滑に進めることも可能である。新型コロナウイルス感染症（COVID-19）のパンデミックを機に WEB 上での会議や業務連携の仕組みが世の中に広く普及したとはいえ、対面でのディスカッションや地理的に近い施設間での協働は、遠隔では困難な密度の濃い連携を可能にする。

引用・参考文献

1) Miyawaki N, et al. Successful pregnancy and delivery in a young-onset hypertrophic cardiomyopathy patient with a novel doublet-base substitution in the *MYH7* gene. J Cardiol Cases. 2022;27(1):8-11.

| Profile | 古川 裕 | 神戸市立医療センター中央市民病院 副院長／循環器内科 部長／臨床研究推進センター難病研究部 部長 |

1989 年京都大学医学部卒業。1997 年に同大大学院で学位取得後、Harvard 大学 Brigham and Women's Hospital（Peter Libby 教授）研究員。この間、マウス異所性心臓移植モデルやラット頸動脈傷害モデルを用いた免疫学的血管傷害／機械的血管傷害後の動脈硬化病変の発症・進行機序に関する研究などに従事した。2000 年に帰国、京都大学循環器内科、神戸市立医療センター中央市民病院循環器内科で臨床と臨床研究に従事。2009 年から循環器内科部長、2024 年から同院副院長を兼務。

04 | 人工内耳術後の 臨床研究の新たな展開

山本典生

研究サマリー

　神戸市立医療センター中央市民病院は日本での人工内耳医療のハイボリュームセンターの一つであり、2004年以来、多くの両側高度感音難聴患者の治療を行ってきた。多くの症例を積み重ねる中で、成績不良症例や術後の機器調整ならびにリハビリに難渋する症例を経験し、人工内耳装用は片側から両側に適応が拡大されてきた。当院ではこれらに対応するため、人工内耳装用効果を最大限に引き出す方法について、臨床研究を行っている。研究の中で、内耳奇形症例における手術時の電極配置や術後機器調整パラメーターの工夫が必要であること、先天性サイトメガロウイルス感染による高度感音難聴症例では装用者の全身発達の状態を考慮した術後機器調整が必要であること、両側人工内耳装用を行う際には両側同時植込みがより効果的であることが明らかになった。今後は、医療産業都市のリソースを利用して、術中サンプルを用いたオミックス解析なども行い、より効果的な人工内耳医療の確立を目指す。

研究の背景

　難聴は、外耳道、鼓膜、耳小骨（外耳・中耳）の問題である伝音難聴と、蝸牛（内耳）、蝸牛神経、その他の聴覚中枢に問題がある感音難聴に分類される（**図4-4-1左**）。伝音難聴は手術で自然の聴力を回復できるが、感音難聴の治療は困難である。蝸牛内の感覚上皮（有毛細胞）や神経を再生する保存的療法は未開発であり、補聴器（**図4-4-1中央**）による聴覚補償が唯一の対処法であった。しかし、補聴器では高度・重度感音難聴には対応できず、患者は筆談や手話でのコ

第4章｜臨床現場から発した臨床研究　**185**

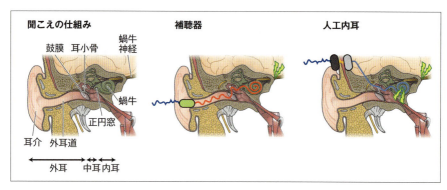

■ 図 4-4-1　聞こえの仕組みと補聴器・人工内耳

ミュニケーションを強いられていた。

　人工内耳は、補聴器の限界を解消するために使用される。人工内耳（**図 4-4-1 右**）は体外機と体内機で構成され、体内機を手術で植込む必要がある。健聴者や補聴器使用者（**図 4-4-1 中央**）では、蝸牛が音信号を電気信号に変換するが、人工内耳では体外機がこの変換を行い、信号を体内機に伝達する。体内機から出たリード線の先の電極は、蝸牛の軸付近にある蝸牛神経の細胞体（ラセン神経節細胞）に電気刺激を加え、音の情報を中枢に伝える。

　音信号から電気信号への変換アルゴリズムはコード化法と呼ばれ、パラメーターを患者個人に合わせて設定することをマッピング、そのパラメーターの組み合わせをマップと称する。

　人工内耳は、手話や筆談が必要だった高度・重度感音難聴者に音声コミュニケーションを可能にし、先天性高度・重度感音難聴児には音声言語の獲得を可能にする。1982年に世界で初めてオーストラリアで多チャンネル型人工内耳が発売され、日本では1985年から臨床応用が始まり、2019年時点で世界では約74万人[1]、日本では約1万4千人が装用している[2]。

　装用者の増加とともに、内耳奇形などの電極植込みが困難な症例や、効果が十分でない症例も増えている。また、一側のみの植込みから両側植込みへと適応が拡大している。このため、手術手技の開発やマッピングの工夫が求められている。

しかし、マップは言語ごとに異なる設定が必要であり、標準的な手法がないため、各施設が経験に基づいてマッピングを行っているのが現状である。

研究内容

内耳・内耳道奇形に対する人工内耳医療

　ヒトの蝸牛は通常 2.5〜2.75 回転しており、その軸部分（蝸牛軸）に蝸牛神経の細胞体であるラセン神経節細胞が存在する。一方、先天性感音難聴の約 20％は蝸牛の形態が異なる内耳奇形が原因とされる[3]。内耳奇形症例では、ラセン神経節細胞の分布が蝸牛軸にあるとは限らないため、電極配置や術後のマップ設定に工夫が必要である。

　内耳奇形は、内耳発生過程のどの段階で発生が停止したかによって分類される[3]。発生時期の早い順に、迷路無形成、蝸牛無形成、蝸牛と前庭が単洞となっている common cavity deformity（CCD）（**図 4-4-2A**）、基底回転から頂回転まで蝸牛軸の骨構造や鼓室階、前庭階の隔壁が欠損する incomplete partition type I（IP-1）（**図 4-4-2B**）、蝸牛と前庭は分かれているがサイズが小さい蝸牛低形成（cochlear hypoplasia：CH）（**図 4-4-2C**）、中回転と頂回転が嚢状になって蝸牛軸の骨欠損があるが基底回転には骨性の隔壁がある incomplete partition type II（IP-2）（**図 4-4-2D**）がある。また、鼓室階と前庭階の隔壁が存在するが蝸牛軸の構造が欠損し、内耳道底で球状の拡張を認める incomplete partition type III（IP-3）（**図 4-4-2E**）も存在する[4]。前庭奇形も、前庭水管拡大（**図 4-4-2D 矢印、4-4-2F 矢印**）、半規管の無形成、低形成などに分類される。蝸牛神経低形成例も内耳奇形に伴い、あるいは単独で認められる。

　当科の 18 歳未満の小児人工内耳症例のうち、術後 2 年以上経過した内耳奇形症例 32 耳を対象にマッピングの検討を行った[5]。内耳奇形の内訳は CCD が 9 耳、IP-1 が 12 耳、IP-2 が 11 耳で、これらを内耳奇形のない *GJB2* 遺伝子バリアントによる高度難聴に対する人工内耳装用 19 耳と比較した。CCD 群や IP-1 群では

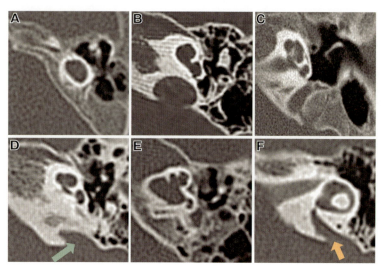

■図4-4-2　内耳奇形の分類

対照群と比較して電荷量が有意に大きかったが、IP-2群は対照群と同様であった。1回の電気刺激の刺激時間（パルス幅）は、電圧追従性の確保や顔面神経刺激の抑制のためには初期設定値の25μ秒より広げる必要があるが、内耳奇形症例ではIP-2症例9耳を除き全例で広げる必要があった。また、CCDやIP-1症例では使用可能電極の数が対照群より少なかった。使用電極数が少ない症例では、使用できる電極に会話音域の周波数を割り振る工夫を行っている。人工内耳による単語や単音節の聴取成績は、IP-2群は対照群と同等で、CCD群やIP-1群は対照群より低かったが、単語の聴取成績は奇形の種類にかかわらず60％以上であった。

　内耳奇形症例において高い人工内耳装用成績を可能にするため、当科では人工内耳植込み術の術中に人工内耳電極からの電気刺激によって検出できる聴性脳幹反応（electrically evoked auditory brainstem response；eABR）を積極的に用いている。また、術前のCT画像から電極を内耳の形に合わせて湾曲させて挿入する工夫を行っている。

　CCD症例では、内耳が蝸牛、前庭の区別なく嚢状であるため、通常の蝸牛の

軸付近に存在するはずの蝸牛神経の細胞体の分布は不明である。当科では、CCDにおける単純X線写真による電極の位置と、術中のeABRで反応を取る電極を同定することで、嚢状の内耳の前下方の骨壁に沿って分布することを明らかにした[6]。この知見は、CCD症例において人工内耳装用の成績を向上させるのに重要である。

術中にeABRの反応を観察できた割合は、CCDで81.8%、IP-1で85%、IP-2で100%、蝸牛神経低形成で54.8%であった[7]。術後の不快を生じない最大の刺激レベル（cCレベル）の値は、CCD、IP-1、蝸牛神経低形成症例で正常蝸牛症例やIP-2症例よりも有意に高かった。また、CCDや蝸牛神経低形成でeABRを観察可能な症例では、術中のeABRの波形観察に必要な最低電荷量はcCレベルと相関し、ある種の内耳奇形症例では術中に術後の電気刺激レベルが予想可能であることが明らかになった。

両側人工内耳装用に関する研究

健聴者は両耳聴により方向感を得て、騒音下での聴取を容易にしている。黎明期には一側耳のみの人工内耳植込みが多かったが、近年は手術手技が安定し、両耳への植込みが小児を中心に行われている。両耳聴の実現には両側からの末梢（蝸牛）での刺激が聴覚中枢で適切に処理される必要があり、特に小児の場合、逐次手術と同時手術とでは聴覚中枢の発達が異なる可能性がある。海外の研究では、両側同時手術が逐次手術に比べて効果が高く、逐次手術の場合、1側目と2側目の間隔が短い方が良好であると報告されている。わが国では、逐次手術と同時手術の効果の違いについてはほとんど研究が行われていない。

当科では、聴覚発達を評価する質問紙と全般的な発達検査を用いて、逐次手術と同時手術の効果を術後2年間検討した[8]。その結果、聴覚の発達評価では、術後2年で両群に有意差はなかったが、術後3～15カ月では同時手術群が有意に良好であった。全般的な発達検査では、言語・社会領域の発達と認知・適応領域の発達の差が同時手術群で有意に小さく、同時手術群の方が健聴児と同様に認知面

の発達に見合った言語発達を遂げていることが示唆された。

　また逐次手術において、1側目と2側目の間隔が長い場合、1側目の人工内耳装用により反対側の聴覚中枢が1側目からの刺激で成熟し、2側目の人工内耳を新たに植込んでも効果が出にくい原因となっていることを eABR で示した[9]。

　内耳奇形症例における両側人工内耳装用の効果も検討し、IP-2症例や蝸牛神経低形成のないIP-1症例では、両側人工内耳装用で雑音下での語音聴取成績が1側装用より良好であり、内耳奇形症例においても両側人工内耳装用の効果が示された[10]。

その他の特殊な症例に対する人工内耳医療

　通常の人工内耳装用とは異なり、考慮すべき点を有する疾患は内耳奇形以外にも存在する。先天性サイトメガロウイルス感染による難聴は、先天性難聴を引き起こす場合もあるが、生下時に聴力が正常で新生児聴覚スクリーニングで pass となるケースでも、進行性に難聴を引き起こすことが多い。また、発達障害の合併が多く、両側高度感音難聴に対して人工内耳装用を行っても、十分な音声言語の獲得が難しい場合がある。当科の検討でも、先天性サイトメガロウイルス感染による両側高度難聴に人工内耳を装用した11症例中9症例で発達に問題があり、語音聴取成績は遺伝性難聴の症例群より有意に低かった[11]。そのため、これらの患者には発達の評価を行いながらマッピングを進める必要がある。

人工内耳マッピングの標準化に向けた研究

　当科では、2004年の人工内耳医療開始以来、900件近くの人工内耳植込み手術を行ってきた。そこで、得られた膨大なマッピングデータを解析し、人工内耳マッピングの標準化を目指している。その試みの一つとして、マップのパラメーター解析を行った[12]。言語獲得前の小児では、刺激のレベルが成人・高齢者より有意に高く、それを反映して装用閾値が成人・高齢者より有意に低かった。言語獲

得前に人工内耳を装用すると、より大きな刺激を受容でき、それに伴い装用効果も高いと考えられた。

神戸医療産業都市・メディカルクラスターとしてのメリット・連携

　これまで、人工内耳に関連した臨床研究として、通常症例の成績のみならず、特殊症例への対応や効果、両側装用の効果、マッピングパラメーターの検討などを行ってきた。当科には多くの人工内耳症例が集積しており、神戸医療産業都市機構のバックアップを受けて多くのデータ解析が可能であった。今後も症例数が増加すると思われ、さらなる解析が期待される。

　近年は人工内耳の対象疾患である感音難聴の原因となる遺伝子バリアントの同定が進み、各原因遺伝子別に人工内耳の成績が明らかになりつつあるが、それぞれの疾患の蝸牛内の状態についての記載は少ない。今後、術中サンプルを用いた遺伝子やタンパク質のオミックス解析を神戸医療産業都市のリソースを活用して行うことで、装用効果を高める人工内耳の個別化医療の確立を目指していく。

引用・参考文献

1) National Institute on Deafness and Other Communication Disorder. Cochlear Implants. https://www.nidcd.nih.gov/health/cochlear-implants［2024/1/24 閲覧］
2) 日本耳鼻咽喉科頭頸部外科学会. 人工内耳について. https://www.jibika.or.jp/modules/hearingloss/index.php?content_id=3［2024/1/15 閲覧］
3) Sennaroglu L, et al. A new classification for cochleovestibular malformations. Laryngoscope. 2002;112(12): 2230-41.
4) Sennaroglu L, et al. Surgical results of cochlear implantation in malformed cochlea. Otol Neurotol. 2006;27(5): 615-23.
5) 諸頭三郎ほか. 内耳奇形小児例の人工内耳マップの特徴. Audiology Japan. 2020；63（6）：509-17.
6) Yamazaki H, et al. Electrically evoked auditory brainstem response-based evaluation of the spatial distribution of auditory neuronal tissue in common cavity deformities.

Otol Neurotol. 2014;35(8):1394-402.

7) Yamazaki H, et al. Intraoperative EABR Testing Predicts Strength of Cochlear Implant Stimulation Optimized After Long-Term Use in Pediatric Malformation Ears. Otol Neurotol. 2024;45(4):e307-14.

8) 山崎朋子ほか. 小児両側同時人工内耳例の術後2年間の聴性行動と言語発達. Audiology Japan. 2021；64（6）：538-44.

9) Kishimoto I, et al. First Implant-Induced Changes in Rostral Brainstem Impair Second Implant Outcomes in Sequential Bilateral Cochlear Implant Children With Long Inter-Implant Delay. Otol Neurotol. 2019;40(4): e364-72.

10) 諸頭三郎ほか. 内耳奇形小児例の人工内耳：長期成績と両耳装用の適応について. Audiology Japan. 2020；63（6）：539-47.

11) Yamazaki H, et al. Cochlear implantation in children with congenital cytomegalovirus infection accompanied by psycho-neurological disorders. Acta Otolaryngol. 2012;132(4):420-7.

12) Yamazaki H, et al. Significant influence of prelingual deafness but less impact of elderly age at implantation on long-term psychoacoustic CI programming parameters. Auris Nasus Larynx. 2024;51(5): 846-52.

| Profile | **山本典生** | 神戸市立医療センター中央市民病院臨床研究推進センター難聴研究部 部長 |

2000年から京都大学大学院医学研究科耳鼻咽喉科・頭頸部外科学教室と分子生物学教室、2005～2008年には米国NIH内のNIDCDにて内耳発生・再生研究に従事した。2008年から京都大学大学院医学研究科耳鼻咽喉科・頭頸部外科学教室にて研究を継続しながら、300例以上の人工内耳手術を手掛け、京都府、滋賀県の人工内耳医療の発展に寄与した。2022年10月から神戸市立医療センター中央市民病院に異動し、引き続き人工内耳医療の発展に尽力している。

05 | 膠原病の新たな 病態バイオマーカーの開発

大村浩一郎

研究サマリー

　膠原病は自己を防衛するはずの免疫細胞が、特定の臓器を非自己と誤認することによって臓器障害が引き起こされる自己免疫疾患で、その代表である全身性エリテマトーデスはありとあらゆる臓器が障害され得る難病である。一方、個々の患者で病態が大きく異なることが研究を困難にさせており、疾患全体として見たときに研究結果に一貫性を欠く大きな要因となっている。そこでわれわれは、一人ひとりの患者で起こっている事象を詳細に解析するために、新たに治療開始する場合は治療前、治療後2週、4週、12週に詳細な臨床情報が紐づいた試料の保存を行い、さらにすべての外来受診日にこれを行った。試料は血漿、全血RNA、末梢血単核球（PBMC）のセットで、すべての受診時にこれらを保存している機関はおそらく世界中で当院だけである。診療に活かせるバイオマーカー探索をこれら試料と臨床情報からRNAシーケンスデータを中心に行っている。

研究の発端となった臨床上の課題

　われわれ臨床医が治療抵抗性の患者に出会ったとき、なぜこの患者の治療がうまくいかないのか、患者の中ではどんなことが起こっているのか知りたいと思う。例えば関節リウマチ治療でTNFという炎症物質を抑制する薬剤が効かない場合、薬剤の量が足りないのか、それとも異なる炎症物質が中心の病態なのか、またどのような炎症細胞が抑制できていないから治療抵抗性なのか、といったことを知るためには患者検体を用いた研究が必要だと感じる。多くの臨床研究では同じ病

第4章｜臨床現場から発した臨床研究　　**193**

気の患者を多く集めて、健康な人と比較したり、治療前と治療後で何が変化しているか比較したりと、集団としての病態研究が主流である。しかし、多様な疾患の場合には少数派の病態は全体の中で埋もれて見えなくなってしまう。治療抵抗性という、目の前の患者で起こっていることを個々の患者において研究することが本当に困っている人を救うことになると考え、われわれは一人ひとりの病態を考えながら研究、また治療に役立てることを目標に研究を始めた。その中でも全身性エリテマトーデス（systemic lupus erythematosus；SLE）という若い女性に多く、ステロイドという副作用の多い薬剤で治療せざるを得ない稀少疾患を対象にして、治療開始前から一人ひとりの患者の病態をずっと追うことができるように、治療前後だけでなく、すべての外来受診時の詳しい診療情報と血液試料すなわち血漿、全血RNA、末梢血単核球（peripheral blood mononuclear cells；PBMC）を保存することにした。こうすると、病気が再燃した際に再燃する前に何が起こっていたかを遡ることができる。多くの研究では再燃した際に試料をとることはできるが、それより前の試料をとることはできない。このようにして、重要な臨床上のポイントで血漿中のサイトカイン（炎症物質）を測定したり、RNAを用いてRNAシーケンス（遺伝子発現の解析）を行ったりしている。

研究の内容

　まずは、研究の素地としてデータと試料を集める方法を**図 4-5-1** に示す。神戸市立医療センター中央市民病院に通院していて研究に同意を得られたSLE患者約180名のすべての外来受診時に以下の方式で臨床情報と検体を集めてデータベース化する。もちろん、外来だけではなく、治療開始時などは入院後の治療開始前、治療開始2週後、4週後、12週後という重要なポイントで臨床情報と検体を収集している。臨床情報は一般的な疾患活動性指標となるSLE disease activity index（SLEDAI）、SLE disease activity score（SLE-DAS）、British isles lupus assessment group index（BILAG Index）、physician global assessment（PGA）を網羅し、また患者のつらさの指標であるvisual analogue scale（VAS）、そしてどの症状がどのくらいつらいかを 38 項目にわたって記入する SLE symptom checklist（SSC）といった情報を重要な検査値や治療薬の情報とともにデータベースに格納する。ここで活躍するのは実験助手で、毎日何人分もの手書きのチェックシートをスキャナーで読み込み、記載漏れや間違いを逐一チェックして、不明点をわれわれに確認して訂正して保存しているので、データ欠損や間違いのない非常に質の高いデータベースができている。そして、毎回の診療用採血と一緒に採取される研究用スピッツ2本から血漿、PBMCを遠心分離して凍結保存し、全血 RNA も保存するなど連日こつこつと続けてくれているため、図 4-5-1 に示すように、3,000 検体以上の検体（すなわち1人当たり平

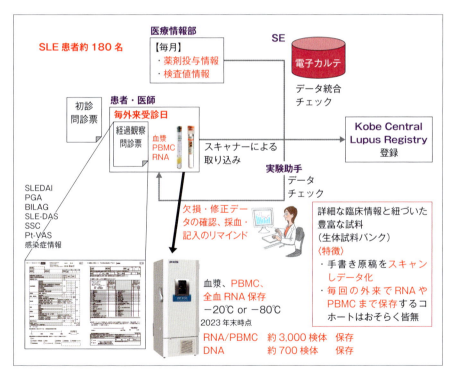

■図 4-5-1　SLE データベース：臨床研究を進めるための基盤整備（3 年目）
世界一の SLE データベース。すべての外来受診時の臨床情報と紐づいた試料を持つのはおそらく神戸市立医療センター中央市民病院だけである。

均十数ポイント）を保存しているわけである。

　これらのデータベースを用いて行った研究の一端を以下にお示しする。Ⅰ型インターフェロン（interferon；IFN）というSLEの病態で重要なサイトカインが惹起する一連の遺伝子の動きを数値化したものがISG-signature scoreというものであるが、これまでに病気の活動性と関連するという報告とそうでないという報告が混在しており、最近では疾患活動性とはあまり関連しないのではないかという考えが強くなってきていた。そこでわれわれは自分たちの患者で疾患活動性の高い患者群（SLE Pre）と低疾患活動性の患者群（lupus low disease activity state；LLDAS）と寛解患者群（definitions of remission in SLE；DORIS）のISG-signature scoreを比較すると、やはり活動性の高いときには高く、病気が改善すると健常者（control）ほどではないものの低下することがわかった。また個々の患者ごとに治療前後のscoreの動きを見ると、患者によって非常によく低下する人とあまり変化しない人がいることがわかる（図4-5-2）。つまり個々の患者で反応が異なり、全体として見るときと個々で見るときには視点が異なることがわかる。このように患者ごとで何が起こっているのかをさらに詳細に調べることで病態の違いを個別に明らかにし、治療薬選択に役立てることを目指して

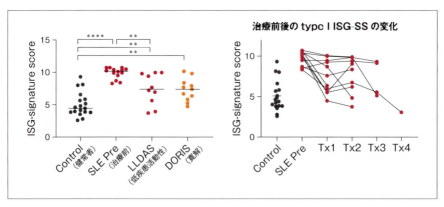

■図4-5-2　SLEデータベース：全血RNA-Seqデータ（type I IFN signatureと疾患活動性）
治療介入によって低下傾向にあるが、速やかに軽快する群、治療抵抗群、再燃群などに層別化される。

研究を進めている。

神戸医療産業都市・メディカルクラスターとしてのメリット・連携

　神戸医療産業都市を形成しているポートアイランドには多くの病院、研究所、製薬会社、医療機器関連の会社が集中している。われわれのような病院に拠点を持つ研究者の最大の強みは患者検体を集められることであり、質の高い医療情報と生体試料は製薬会社や医療機器関連の研究機関にとっては喉から手が出るほどの価値を持つ。患者のニーズや医師のニーズをもとにわれわれの出すアイディアが一致すれば、研究費を補助する会社を探すことはさほど難しくない。現在、われわれも検査機器会社や製薬会社との共同研究により、検体収集および管理の資金を調達している。また、理化学研究所やスーパーコンピュータ富岳を有する大型計算機センターがすぐ隣にあり、アイディア次第で大きな研究につながる素地がここにはある。現在、われわれのデータベースを核にして、患者の生活の質を高める治療薬の AI 創薬プロジェクトが立ち上がり、医療産業都市を挙げて取り組んでいるところである。

　最後に、当院には臨床研究をサポートしようという文化と体制が醸成しており、臨床研究推進センターだけでなく、検査技師、医療クラークに至るまで、研究をスムーズに進行させるサポートをしようとあれこれ世話を焼いてくれる。これは大学病院との大きな違いであり、臨床研究を行いたい医療者・研究者にとって最適な場所を形作っている。

Profile | **大村浩一郎** | 神戸市立医療センター中央市民病院臨床研究推進センター臨床免疫研究部 部長

京都大学免疫・膠原病内科で約15年間、膠原病の臨床と研究を行った後、2020年に神戸市立医療センター中央市民病院に赴任した。新たに膠原病の専門診療科を立ち上げ、患者を集め、臨床研究ができる体制を構築した。本庶 佑（前）理事長がノーベル賞を受賞した記念に神戸市から基礎研究と臨床研究をつなぐプロジェクトに使用してほしいと資金提供があり、私がその一員となったわけである。「ひとりひとりを大切にする診療と研究」をモットーに臨床研究にいそしんでいる。

06 | 急速破壊型股関節症の メカニズム解明と治療開発

安田 義

研究サマリー

　急速破壊型股関節症では短期間に股関節破壊が進行するが、その破壊機序は不明であり、早期治療法も確立されていない。本研究では、股関節痛発症時から1年以上経時的に撮影された画像所見を完備していた急速破壊型股関節症女性患者について調査した。その結果、急速破壊型股関節症の診断が確定する発症後1年経過時点で関節裂隙狭小化のみが進行する type 1 と、関節裂隙狭小化に引き続いて発症後1年以内に大腿骨頭破壊が進行する type 2 の2群に分類できることが判明した。血清 MMP-3 は type 1 に比べて type 2 で有意に増加していて、大腿骨頭破壊を生じていない期間に測定された MMP-3 により type 2 へとその後進行していくことが予見可能であることが示唆された。type 2 の股関節滑膜線維芽細胞では STAT3 が活性化して MMP-3 増加への関与が示唆されるとともに、STAT3 活性化は JAK 阻害薬で抑制できる可能性が示唆された。

研究の背景

　急速破壊型股関節症は、明らかな基礎疾患のない高齢者のほぼ正常な股関節が短期間に急速に破壊される症候群である。1957 年に Forestier らが原因不明の急速に破壊を生じる股関節症候群として仏語で最初に報告し、1970 年に Postel らが人工股関節置換術を行った症例の中に急速に股関節が破壊される症候群があることを英語で報告した[1]。

　急速破壊型股関節症の診断基準は、「単純 X 線にて関節裂隙狭小化が1年間で

2 mm以上進行する」または「1年間で50％以上関節裂隙狭小化が進行する」ことである[2]。そのため、急速破壊型股関節症と診断するためには1年間の経過観察期間を要することになる。しかしながら、発症1年以内に骨破壊が急速に進行する症例（図4-6-1）も散見され、股関節破壊が顕著な場合には人工股関節置換術などの治療が困難となる症例も存在する。関節破壊が進行していない段階で急速破壊型股関節症と診断して、早期に治療を開始する必要性が以前から指摘されている。

急速破壊型股関節症の関節破壊に関与する因子として、股関節の関節液中には炎症性サイトカインが増加しており[3,4]、タンパク分解酵素マトリックスメタロプロテアーゼ（matrix metalloproteinase；MMP）の中で軟骨破壊を促進するMMP-2、MMP-3、MMP-9が増加している[5,6]。また急速破壊型股関節症の股関節滑膜には骨破壊を担う活性化した破骨細胞が存在する[7,8]。しかしながら、急速破壊型股関節症における関節破壊機序には依然として不明な点が数多く残されているのが現状である。

急速破壊型股関節症では、関節軟骨内に滑膜浸潤が観察される[9]。急速破壊型股関節症の関節滑膜から培養した線維芽細胞は、MMP-3を分泌する[5]。したが

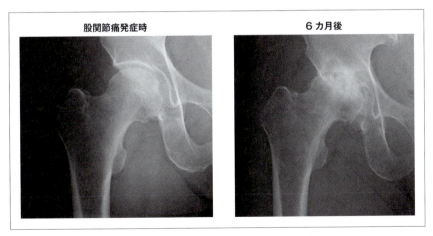

■図4-6-1　1年以内の急速に骨破壊が進行した急速破壊型股関節症

って、急速破壊型股関節症の関節破壊には、関節リウマチと同様に関節滑膜が関与している可能性が考えられる。

　関節リウマチでは炎症性サイトカインがその病態に深く関与していることがわかり、炎症性サイトカインを標的とする治療が関節リウマチの関節破壊を抑制できることがわかってきた。シグナル伝達兼転写活性化因子（signal transducer and activator of transcription；STAT）3 はインターロイキン（IL）-6 によって直接活性化されるとともに、腫瘍壊死因子（tumor necrosis factor；TNF）α、IL-1 β によっても間接的に活性化されることが最近報告された[10]。また関節リウマチモデルである collagen-induced arthritis の関節組織内では、炎症性サイトカインで活性化された STAT3 が破骨細胞形成を促進していることがわかった[10]。その後、STAT3 活性化を抑制するヤヌスキナーゼ（Janus Kinase；JAK）阻害薬は collagen-induced arthritis における関節破壊を抑制できることが報告された[11]。STAT3 は関節リウマチ滑膜の MMP-3 産生を亢進させる[12] が、JAK 阻害薬は関節リウマチ滑膜の MMP-3 産生を抑制する[13]。

　したがって、急速破壊型股関節症の発症早期の病態を解明して早期診断を可能にすることが必要であり、関節リウマチと同様に急速破壊型股関節症の関節滑膜における STAT3 活性化が関節破壊に関与しているならば、発症早期に診断された急速破壊型股関節症に対して JAK 阻害薬を用いることで関節破壊を抑制できる可能性が考えられる。

研究の内容

急速破壊型股関節症の発症早期の病態解明

　股関節痛発症時から 1 年以上経過観察可能で、発症時から 1 年以上にわたり経時的に撮影された X 線および CT 画像を完備していた急速破壊型股関節症女性患者を調査した結果、急速破壊型股関節症の診断が確定する発症後 1 年経過時点で 2 mm 以上関節裂隙狭小化のみが進行する type 1 と、関節裂隙狭小化に引き

続いて発症後 1 年以内に大腿骨頭破壊が進行する type 2 の 2 群に分類できた。急速破壊型股関節症 type 2 を、type 1 ならびに臼蓋形成不全を認めて関節裂隙狭小化が 1 年間に 2 mm 以上進行した女性患者と比較した結果、急速破壊型股関節症 type 2 では血清 MMP-3 が有意に高値であった。急速破壊型股関節症 type 2 は臼蓋形成不全と比べて発症時股関節正面 X 線で評価した骨盤後傾が有意に大きく、type 1 と比べても骨盤後傾が大きい傾向にあった。急速破壊型股関節症 type 1 および type 2、臼蓋形成不全の MMP-3、骨盤後傾のデータを用いてロジスティック回帰分析を行うと、MMP-3 と骨盤後傾が急速破壊型股関節症 type 2 の有意な決定因子であることがわかった。続いて急速破壊型股関節症 type 1 と type 2 の MMP-3、骨盤後傾のデータを用いてロジスティック回帰分析を行うと、MMP-3 が type 2 の有意な決定因子であることがわかった。さらに、急速破壊型股関節症 type 2 の中で大腿骨頭破壊が生じていない期間に測定された MMP-3 と、同期間内に急速破壊型股関節症 type 1 で測定された MMP-3 をロジスティック回帰分析、受信者動作特性（ROC）曲線解析を行った結果、大腿骨頭破壊を生じていない期間に測定された MMP-3 はその後急速破壊型股関節症が type 2 へと進行することを予測可能な因子である可能性が示唆された[14]。また、股関節痛発症後 1 年以内に測定された酒石酸抵抗性酸性ホスファターゼ（tartrate-resistant acid phosphatase-5b；TRACP-5b）、骨型アルカリフォスファターゼ（bone specific alkaline phosphatase；BAP）を急速破壊型股関節症 type 1、type 2、臼蓋形成不全で比較すると、急速破壊型股関節症 type 2 ではほかの 2 群に比べて TRACP-5b、BAP が高値であった。ROC 曲線解析の結果、TRACP-5b、BAP も急速破壊型股関節症 type 1 と type 2 の鑑別に有用であることがわかった[15]。

発症早期の急速破壊型股関節症における STAT3 活性化

急速破壊型股関節症で増加する MMP-3 は、関節破壊に関与すると考えられている[5, 6]。MMP-3 産生は炎症性サイトカインにより調整されている[16]。IL-6 が関

節リウマチ滑膜線維芽細胞の受容体に結合すると、受容体に結合している JAK を活性化させた後に STAT3 を活性化させて MMP-3 産生を増加させることが報告されている[12]。急速破壊型股関節症に罹患した股関節滑液中には IL-6 が増加しており、急速破壊型股関節症に罹患した股関節滑膜の T 細胞は IL-6 を分泌することが報告されている[3]。したがって、急速破壊型股関節症では IL-6/JAK/STAT3 カスケードが活性化されて MMP-3 が増加している可能性が考えられる。そのことを検証するために、発症後早期に MMP-3 が増加して股関節痛発症後 1 年以内に大腿骨頭破壊を生じた急速破壊型股関節症患者から罹患関節滑膜を手術時に採取して、抗リン酸化 STAT3 抗体を用いた免疫組織染色を行った。その結果、滑膜線維芽細胞内の STAT3 がリン酸化されて活性化されていることがわかった。JAK 阻害薬（CP690,550）を投与すると、STAT3 活性化が抑制されることもわかった[17]。

　以上の研究結果から、急速破壊型股関節症発症早期に将来の骨破壊が予測可能となる可能性および、早期に治療介入して骨破壊が抑制できる可能性が示唆された。

神戸医療産業都市・メディカルクラスターとしてのメリット・連携

　本研究結果から、JAK/STAT3 を抑制することが、急速破壊型股関節症による関節破壊を発症早期に抑制できる治療法となる可能性が示唆された。今後、関節リウマチ治療薬としてすでに承認されている JAK 阻害薬が急速破壊型股関節症に対しても適応となるように、医師主導治験を計画したい所存である。その際には、神戸市立医療センター中央市民病院が神戸医療産業都市・メディカルクラスターと密接に連携しながらその計画を遂行したいと考えている。

引用・参考文献

1） Postel M, et al. Total prosthetic replacement in rapidly destructive arthrosis of the hip joint. Clin Orthop Relat Res. 1970;72:138-44.

2） Lequesne M, et al. coxarthrose destructive rapide [Rapidly destructive coxarthrosis]. Rev Rhum Mal Osteoartic. 1970;37(11):721-33.

3） Tamai M, et al. Production of IL-6 by T cells from the femoral head of patients with rapidly destructive coxopathy (RDC). Clin Exp Immunol. 1996;103(3):506-13.

4） Abe H, et al. Synovial joint fluid cytokine levels in hip disease. Rheumatology (Oxford). 2014;53(1): 165-72.

5） Masuhara K, et al. Matrix metalloproteinases in patients with osteoarthritis of the hip. Int Orthop. 2000;24(2):92-6.

6） Masuhara K, et al. Significant increases in serum and plasma concentrations of matrix metalloproteinases 3 and 9 in patients with rapidly destructive osteoarthritis of the hip. Arthritis Rheum. 2002;46(10):2625-31.

7） Ogawa K, et al. Mature and activated osteoclasts exist in the synovium of rapidly destructive coxarthrosis. J Bone Miner Metab. 2007;25(6):354-60.

8） Abe H, et al. Characteristics of bone turnover markers in rapidly destructive coxopathy. J Bone Miner Metab. 2017;35(4):412-8.

9） Rosenberg ZS, et al. Rapid destructive osteoarthritis: clinical, radiographic, and pathologic features. Radiology. 1992;182(1):213-6.

10） Mori T, et al. IL-1 β and TNF α -initiated IL-6-STAT3 pathway is critical in mediating inflammatory cytokines and RANKL expression in inflammatory arthritis. Int Immunol. 2011;23(11):701-12.

11） Oike T, et al. Stat3 as a potential therapeutic target for rheumatoid arthritis. Sci Rep. 2017;7(1):10965.

12） Araki Y, et al. Histone Methylation and STAT-3 Differentially Regulate Interleukin-6-Induced Matrix Metalloproteinase Gene Activation in Rheumatoid Arthritis Synovial Fibroblasts. Arthritis Rheumatol. 2016;68(5):1111-23.

13） Boyle DL, et al. The JAK inhibitor tofacitinib suppresses synovial JAK1-STAT signalling in rheumatoid arthritis. Ann Rheum Dis. 2015;74(6):1311-6.

14） Yasuda T, et al. Characterization of rapidly progressive osteoarthritis of the hip in its early stage. Eur J Rheumatol. 2020;7(3):130-4.

15） Yasuda T, et al. Bone turnover markers in the early stage of rapidly progressive osteoarthritis of the hip. Eur J Rheumatol. 2021;8(2):57-61.

16） Mauviel A. Cytokine regulation of metalloproteinase gene expression. J Cell Biochem. 1993;53(4):288-95.

17） Yasuda T, et al. Activation of STAT3 (signal transducer and activator of transcription

3) in synovial tissues from the hip joint in the early stage of rapidly destructive coxopathy. Biomed Res. 2022;43(5):173-80.

Profile | **安田 義** | 神戸市立医療センター中央市民病院 副院長／整形外科 部長

1985年京都大学医学部卒業。1991～95年京都大学大学院医学研究科、1996年京都大学医学博士、1997～99年McGill大学 Joint Diseases Laboratory, Research fellow、1999年京都大学整形外科助手、2003年同講師（院内）、2004年天理大学体育学部教授（スポーツ医学）、2013年神戸市立医療センター中央市民病院整形外科部長、2022年同副院長兼任。

07 | 10年間日本一の救命救急と臨床研究

松岡由典、有吉孝一

研究サマリー

【研究①】搬送先医療機関における体外循環式蘇生法の体制と院外心停止患者の予後：地域住民を対象としたコホート研究[1]

近年、難治性心停止に対する蘇生戦略として、体外循環を用いた心肺蘇生法（ECPR）が注目されている。われわれは難治性心停止患者において、搬送先医療機関におけるECPR体制が患者予後と関連するかどうかを調査した。本研究は、神戸市の地域住民を対象としたコホート研究であり、統計解析には傾向スコアを用いた分析を行った。その結果、ECPR体制が整った医療機関に搬送された場合、院外心停止患者の神経学的予後が良好であることが示された。院外心停止に対する地域診療システムを構築するには、各医療機関のECPR体制を考慮すべきである。

【研究②】院外心停止に対するECPRの費用対効果：多施設前向きコホート研究[2]

ECPRは莫大な医療費と医療資源を必要とするため、医療経済評価が喫緊の課題とされていた。そこでわれわれは、国内の前向き観察研究（SAVE-J研究）をもとにした統計モデルを作成し、ECPRの費用対効果評価を行った。推定された増分費用効果比（ICER）は、ECPRが通常の蘇生法と比較して費用対効果に優れていることを示していた。ECPRは医療経済的に受け入れ可能な蘇生戦略であることが明らかとなった。

はじめに

神戸市立医療センター中央市民病院救命救急センターは、臨床研究に取り組み、そこから得られた科学的知見を地域の救急医療へ還元することを目指している。本項では、近年注目を集める体外循環を用いた心肺蘇生法（extracorporeal cardiopulmonary resuscitation：ECPR）を中心に、われわれの取り組みについて紹介する。

　ECPRとは、標準的な心肺蘇生法では蘇生が困難な難治性心停止患者に対し、即時に体外式膜型人工心肺（extracorporeal membrane oxygenation：ECMO）を用いることで、脳を含む主要臓器の保護を試みる蘇生法のことである。体外循環により、胸骨圧迫よりも直接的かつ確実に酸素化された血液を臓器に送ることが可能となり、その間に根本的な治療を行うことがECPRの原理である。ECPRの治療効果が期待され、近年では国内外でECPRの実施件数が増加している。しかしながら、いくつかの臨床的課題は依然として未解決のまま残されているのが実状である。

　冒頭に提示した研究が生まれるきっかけとなった出来事とその経緯、研究の具体的な内容、さらには神戸医療産業都市・メディカルクラスターとしてのメリットや連携の視点について述べていきたい。

研究の発端となった出来事

　筆者自身がECPRについて強く意識しはじめたのは、救急科スタッフになりたての頃に経験した、若年の難治性心室細動（ventricular fibrillation：VF）症例が契機である。懸命に心肺蘇生を試みたものの治療には反応せず、当時の当院にはECPRの体制が整っていなかったため、ECPRを施行することは難しかった。残念ながら、救命することはかなわず、もしECPRが施行できていれば救命できたかもしれないという後悔の念が強く心に刻まれた。その後、循環器内科医師、放射線科看護師などさまざまな部門のスタッフたちと力を合わせ、数年をかけて院内におけるECPR体制を立ち上げた。現在では数十人が参加する多職種シミュレーションも定期的に行っており、院内におけるシステムの構築には成功したと考えている。

　しかし、院外の状況に目を向けるとどうだろうか。神戸市では、難治性VF症例のうちECPR施設に搬送されている割合は実際には4割にも満たないという

現実があった。当時の筆者はこの事実に愕然とし、この状況を打破するためには、まず神戸市の現状を正確に把握・分析し、その結果をもとに施策を立案する必要があると考えた。このような臨床医としての想いから着手した研究が、冒頭に述べた研究①である。

また、ECPR は高度な医療技術と洗練されたチームワークを必要とし、すべての施設で実現可能な治療戦略ではない。さらに、ECPR にかかる莫大な医療費が大きな障壁となっている現状も無視できない。このため、日本国内で ECPR 体制を整備するには、医療経済的な評価が不可欠であり、喫緊の課題であった。こうした ECPR の費用対効果に関する懸念に対し、一つの指針を示すことを目的としたのが研究②である。

どちらの研究においても共通することであるが、臨床と臨床研究は決して別個のものではなく、目の前の患者を救おうとする臨床医・医療従事者の想いの延長線上にこそ臨床研究があると考える。

臨床研究の内容

体外循環式蘇生法の体制と院外心停止患者の予後

研究①は神戸市における地域住民を対象としたコホート研究であり、2010 年から 2017 年にかけて実施した。対象患者は、難治性 VF または無脈性心室頻拍（pulseless ventricular tachycardia；pVT）を呈した全院外心停止患者である。ECPR 体制に基づいて、搬送先医療機関を ECPR 施設、通常の心肺蘇生を行う施設を CCPR（conventional cardiopulmonary resuscitation）施設に分類した。傾向スコアを用いて逆確率重み付け法を適用し、ECPR 施設と CCPR 施設の間で患者の神経学的予後を比較した。

全院外心停止患者 10,971 例のうち、518 例に難治性 VF または pVT を認めた。神経学的予後良好転帰の割合は、ECPR 施設で 43/188 例（22.9%）、CCPR 施設で 28/330 例（8.5%）であった。搬送先医療機関の ECPR 体制は良好な神経学的

第4章｜臨床現場から発した臨床研究　**207**

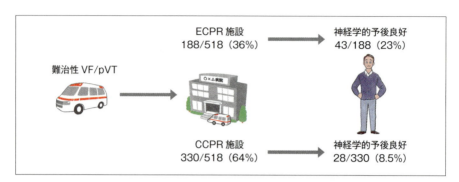

■図 4-7-1　神戸市における難治性心室細動・無脈性心室頻拍の病院前診療
神戸市で発生した難治性心室細動（VF）および無脈性心室頻拍（pVT）の症例において、ECPR 施設に搬送された割合は 40％未満にとどまった。社会復帰が期待される神経学的予後良好の割合は、ECPR 施設で 23％、CCPR 施設で 8.5％であり、ECPR 施設へ搬送された場合には約 2 倍高いことが示された（調整オッズ比 2.01［95％信頼区間 1.31～3.09］）。

予後と関連していた（調整リスク差〔ARD〕9.7％［95％信頼区間〔CI〕3.7～15.7］、調整リスク比（ARR）2.01［95％CI 1.31～3.09］）。つまり、「神戸市内の難治性 VF 症例の 4 割以下しか ECPR 施設に搬送されていない」という現実と、「ECPR 施設に搬送された場合は社会復帰割合が約 2 倍近く高い」という分析結果を明らかにした（図 4-7-1）。ここで得られた科学的知見を地域住民に還元すべく、われわれは施策の立案へと働きかけた。2019 年 3 月、当救命救急センターから神戸市メディカルコントロール協議会に対して心肺蘇生におけるプロトコルの改訂を提議した。その結果、次年度よりワーキンググループが立ち上がり、最終的には 2022 年 4 月のプロトコル改訂へとつながった。

院外心停止に対する体外循環を用いた心肺蘇生法の費用対効果

研究②では、難治性の院外心停止患者を対象として、ECPR と CCPR のいずれかを受けた場合の生涯における医療コストと転帰を推定する分析モデルを作成した。ECPR または CCPR のいずれかを受けた患者の生涯コストと転帰を推定した。質調整生存年（quality adjusted life year；QALY）を主なアウトカム指標と

した。このモデルは、前向き観察研究（SAVE-J 研究）に基づく急性期の決定樹モデルと、慢性期（退院以降）の Markov モデルを組み合わせたものになる。分析モデルの頑健性を評価するために、決定論的感度解析（deterministic sensitivity analysis；DSA）と確率的感度解析（probabilistic sensitivity analysis；PSA）を実施した。

ECPR は費用対効果が高く、増分費用は 3,521,189 円、増分効果は 1.34 QALY、増分費用対効果比（incremental cost-effectiveness ratio；ICER）は 2,619,692 円/QALY gained であった。DSA は、① ECPR 群における cerebral performance category 1 の割合、②患者年齢、③ modified Rankin Scale 0 の患者に対する慢性期医療費が、主解析に最も影響を与えるという結果であった。PSA では、支払い意思額を 500 万円とした場合、ECPR は 86.7%の確率で費用対効果に見合っているという推定結果であった。つまり、ECPR が医療費に見合う治療戦略である可能性を示した（**図 4-7-2**）。本研究は、ECPR の費用対効果に関する系統的レビューにも取り上げられている [3]。ECPR の医療経済評価に関するエビデンスは現時点で十分とは言えないものの、日本国内外での検討において、通常の心肺蘇生法と比較して ECPR が費用対効果に優れる可能性が示されている。

神戸医療産業都市・メディカルクラスターとしてのメリット・連携

臨床研究で得られた科学的知見を地域住民に還元することは、われわれに課せられた重要な責務である。当救命救急センターは、救急診療に携わる全診療科の医師、コメディカルスタッフ、事務職員の支えを受け、厚生労働省が発表する「救命救急センターの評価結果」で、全国 304 施設中、10 年連続で第 1 位の評価を獲得している。この実績を礎に、今後は臨床面でのリーダーシップに加え、臨床研究の分野でも主導的な役割を果していくことが期待されていると考える。

そのような状況の中、われわれは地域の救急医療をより良いものとし、また持続可能なシステムを構築することを目指して、神戸市が提供するヘルスケアデー

第 4 章｜臨床現場から発した臨床研究　**209**

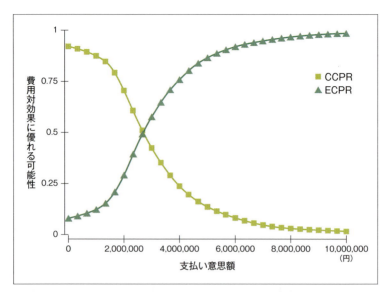

■図 4-7-2　体外循環を用いた心肺蘇生（ECPR）と通常の心肺蘇生（CCPR）の費用対効果の比較

この図は、支払い意思額に基づいて、ある治療戦略が他方と比較して費用対効果に優れている確率を示している。例えば、支払い意思額が 500 万円の場合、ECPR は 86.7％の確率で費用対効果に優れると評価される。また、支払い意思額が 600 万円であれば、その確率は 92.0％に達する。支払い意思額とは、質調整生存年（QALY）1 年を獲得するために支払う許容額を指し、日本における目安はおおよそ 500 万〜600 万円とされている。

タ連携システムを活用した研究公募事業に参画する。本プロジェクトでは、神戸医療産業都市・メディカルクラスターの強みを最大限に活かし、当院と医療イノベーション推進センターが連携して増加する救急需要に対応する政策研究を推進する予定である。院内では、救命救急センターと臨床研究推進センター学術研究推進部が協力し、研究支援体制を整備した。この体制は、研究実務の充実にとどまらず、研究から得られた科学的知見を迅速かつ円滑に政策へ反映することが期待される、極めて恵まれた基盤であると考える。われわれは、今後このプロジェクトが一つのモデルケースとなるよう、全力を尽くして取り組んでいきたい。

引用・参考文献

1) Matsuoka Y, et al. Hospitals' extracorporeal cardiopulmonary resuscitation capabilities and outcomes in out-of-hospital cardiac arrest: A population-based study. Resuscitation. 2019;136:85-92.
2) Matsuoka Y, et al. Cost-effectiveness of extracorporeal cardiopulmonary resuscitation for out-of-hospital cardiac arrest: A multi-centre prospective cohort study. Resuscitation. 2020;157:32-8.
3) Addison D, et al. Cost-effectiveness of extracorporeal cardiopulmonary resuscitation for adult out-of-hospital cardiac arrest: A systematic review. Resuscitation. 2022;178:19-25.

Profile	松岡由典	神戸市立医療センター中央市民病院救急科 医長／臨床研究推進センター 学術研究推進部 副部長

2008年、京都大学医学部を卒業。神戸市立医療センター中央市民病院にて救急科専門研修を修了後、同院救命救急センターの救急科スタッフとして勤務。2017年より京都大学大学院医学研究科医療疫学分野に進学し、研究活動に従事。2022年に同院救急科医長（ER部門責任者）、2023年4月からは同院臨床研究推進センター学術研究推進部副部長を兼任している。また、神戸市消防局との連携を積極的に行っており、現在は神戸市メディカルコントロール協議会研修委員会の委員長を務めている。

08 | 100年に一度の現象の真っ只中での臨床研究

土井朝子

研究サマリー

2020年3月31日から4月7日に神戸市立医療センター中央市民病院外来で採取された血清からSARS-CoV-2 IgG陽性者を検出し、神戸市の人口150万人のうちすでに何人が感染しているのかを推定するために、横断研究を行った。この陽性者数を神戸市の人口動態に当てはめたところ、50,123人（95%CI 34,934〜69,868）となった。同期間で自治体が報道していたPCR陽性確定者数は69人であったため、既感染者数は約500倍から1,000倍であるという結果であった。

研究の発端となった出来事

2019年の年末より中国から全世界に拡大し、人々の生活に深く影響を及ぼした新型コロナウイルス感染症（COVID-19）。これまでもいくつもの「新興」感染症に対してその都度準備してきたものの、結果的にSARS-CoV2と命名された新規ウイルスによる感染の規模は、これらとは全く別物であった。当時、その規模は全く不明であり、報道される市内の感染者数は日々増えていった。そして、院内で慌ただしく対応していた中、院内感染が判明した。感染者は全数報告され、また自治体から全数が報道されていたが、潜在的に拡大している可能性はないのだろうか。海外での感染はすでに爆発的に増加していたが、日本では水際対策ゆえか感染者数は極めて少なく推移していた。そのような中、ターゲットとする抗原（S蛋白）に対する抗体検査が商品化された。感染の規模と全体像を明らかに

することができるのではないか。当院の役割や立ち位置がそれを可能にするのであれば、それをみすみす逃すことは機会損失ではなかろうか。そう考えたのが研究の始まりであった。

研究の内容

研究①

COVID-19 流行のごく初期であった 2020 年 3 月 31 日から 4 月 7 日に当院外来で実施した一般採血の保存血清から、救急外来患者や入院患者の検体を除き、SARS-CoV-2 IgG 陽性者を検出した[1]。検査にはクラボウ社から発売された、免疫クロマトグラフィー法により SARS-CoV-2 の S 蛋白を標的とするアッセイを使用した。検査は 1,000 サンプルで行われ、年齢・性別で層別化し、各層から 50 サンプルを採取した（**表 4-8-1**）。いずれかの層のサンプルが 50 未満の場合は、1,000 サンプルすべてがそろうまで、ほかの層から無作為にサンプルを追加した。この研究の推定値は、血清 IgG 抗体の陽性率であり、二項検定を用いて 95％信頼区間（CI）を推定した。それぞれの年齢層・性別の陽性者数の割合（％）を、神戸市の人口動態で調整した（**表 4-8-2**）。結果は、血清 1,000 サンプル中の IgG 陽性者は 33 人（3.3％、95％CI 2.3〜4.6％）であり、これを神戸市人口に当てはめると、推定される IgG 陽性者数は 50,123 人（95％CI 34,934〜69,868）であった。当時、自治体から陽性者数が報告され、連日その数が積み上げられていたが、その時点の PCR 検査陽性者数は 69 人であったため、推定既感染者数は PCR 陽性確定数の約 500 倍から 1,000 倍となる。

この研究は、神戸市で SARS-CoV-2 感染の第 1 例が発表された 2020 年 3 月初旬から 1 カ月前後の時点で、すでに感染が市中で拡大していたことを示唆した。当時もすでに無症候性感染は示唆されていたため[2]、それらが感染拡大の原因になるかは別として、本研究と合致する結果であった。ただし、最初期に発売され、使用したクラボウ社のアッセイの評価が正確に定まっていなかったことは本研究

08

１００年に一度の現象の真っ只中での臨床研究

第 4 章｜臨床現場から発した臨床研究　213

■表4-8-1　サンプルの特性

年齢	男性	陽性	女性	陽性
10歳未満	7	0	1	0
10～19	17	0	10	0
20～29	17	0	19	0
30～39	41	1	49	2
40～49	64	2	91	3
50～59	84	4	80	2
60～69	87	2	84	3
70～79	85	6	81	3
80～89	81	1	83	4
90歳以上	6	0	13	0
計	489	16	511	17

（文献1より転載）

■表4-8-2　神戸市の人口

年齢	男性（%）	女性%）
10歳未満	61,242　（8.6）	58,671　（7.3）
10～19	70,275　（9.8）	67,661　（8.4）
20～29	73,973（10.3）	78,787　（9.8）
30～39	87,806（12.3）	95,510（11.9）
40～49	109,303（15.3）	116,372（14.5）
50～59	89,500（12.5）	98,220（12.2）
60～69	105,160（14.7）	114,649（14.3）
70～79	77,705（10.9）	96,228（12.0）
80～89	36,428　（5.1）	61,344　（7.6）
90歳以上	4475　（0.6）	15,169　（1.9）
計	715,867	802,611

2015年の国勢調査に基づく神戸市の人口。人口総数は全年齢層を合計した数値であり、国勢調査の数値とは異なる。

（文献3より転載）

の制限の一つであった。また地域を担う三次医療機関である単施設で実施された研究であったことから、選択バイアスは拭いきれないこと、また利用可能であった神戸市の人口動態が研究当時のそれと同一とは言えない可能性があることも制限となった。

研究②

　研究①を論文化して投稿する間に感度・特異度がより検証された新たな検査が入手できるようになった。2020年5月26日から6月7日まで、前回と同じクラボウ社のアッセイと、より信頼性が高いとされる別の検査（アボット社、SARS-CoV-2のN蛋白を標的とした化学発酵免疫微粒子法〔CMIA法〕）の両方を使用し、同じ手法でフォローアップ研究を行うこととなった[3]。研究手法自体は前回

と同様であるが、今回の研究と前回の研究の有病率を比較した。また McNemar 検定を用いて、2つの検査法の差を評価した。感度分析としては、ブートストラップ法を実施し、CI を構築するためブートストラップ分布の基本パーセンタイルを使用した。未調整推定値および年齢と性別で調整した推定値により、神戸市の血清陽性者数の年齢・性別調整推定値が算出された。

　結果は、陽性はクラボウ社のアッセイでは 18 人（0.2%、95%CI 0.02〜0.7%）、アボット社のアッセイでは 2 人（1.8%、95%CI 1.1〜2.8%）で統計学的に有意差があり（P < 0.001）、アボット社のアッセイで陽性の 2 検体はクラボウ社のアッセイでも陽性であった。ブートストラップ法による 95%CI はそれぞれ 0.9〜2.6%、0〜0.4%であった。クラボウ社のアッセイで検査した結果は前回よりも有意に低下した（3.3%から 1.8%、P = 0.047）。アボット社のアッセイによる結果を神戸市の人口（1,518,870 人）に当てはめると、IgG 陽性者数は 3,038 人（95%CI 304〜10,632、ブートストラップ 95%CI 0〜6,075）であり、PCR 検査で同定された感染者数（285 例）の 10.7 倍で、95%CI 1.07〜37.3 倍、ブートストラップ 95%CI 0〜21.3 倍であった。アボット社のアッセイを基準と仮定した場合には、クラボウ社のアッセイの感度・特異度はそれぞれ 100%、98.4%であった。先行研究でアボット社のアッセイの感度・特異度はそれぞれ 93.9%、99.6%であったが[4]、感度が低い可能性もあるため、推定 Clopper-Pearson exact CI を用いて感度分析を行ったところ、CI は 0〜0.3%であった。

　2 度目の追跡横断血清学的調査により、2020 年 6 月 7 日までの神戸市の SARS-CoV-2 感染者数の推定値は有意に減少した。しかし、それでもその時点の PCR 検査で同定された感染者数よりはるかに多くの感染者を推定しており、神戸市の感染者の大部分は未診断である可能性が高いことが示された。また 2 つの異なるアッセイ法の間に有意な差が示され、アボット社のアッセイがより正確な検査法であると仮定すると、クラボウ社のアッセイの感度・特異度は高いにもかかわらず、クラボウ社のアッセイで得られた陽性結果のほとんどは偽陽性である可能性が高い。これは、有病率が低く、調査期間中の検査前確率が低かったためと考えられた。興味深いことに、一度陽性化しても時間経過とともに低下する可

能性が示唆された。結論として、神戸市における実際の SARS-CoV-2 感染者数は、前回の調査よりも少ないと推定されたが、PCR 検査による確定症例数よりは多いことが示唆された。

これらの 2 件の研究は[1, 3]、COVID-19 が拡大するごく初期に、重要な変異株が次々に出現し、ワクチン接種が開始される前の段階で、血清学的検査を用いた研究により COVID-19 の有病率の推定を試みたものである。前述したような過大評価、過小評価の要因がある中ではあるが、少なくとも PCR 検査を過大評価していた時期においては保健施策決定のためのデータの一つとしても意味のあるものであったと考える。

神戸医療産業都市・メディカルクラスターとしてのメリット

本研究は、当院が神戸市の中核的な三次医療機関であることにより可能となった。また臨床的な疑問に端を発した萌芽的な単施設の研究ではあるものの、結果を発信する意義を木原康樹病院長、橋田 亨臨床研究推進センター長にご理解いただき、研究に使用する検査などを提供していただいたこと、また貴重な血清を院内で使うことのできる仕組みを迅速に整えてくださったこと、また多忙を極める合間にも検体をそろえてくださった微生物検査室はじめ関係者の方々には感謝の念しかない。特に最初の研究は報告の初期であったため、のちに同様の手法で世界各地から疫学データが発表されたこともあり、先駆性はあったものと考える。混乱が多々あるパンデミック初期の困難な状況であろうと、研究を遂行し、結果を発表することの意義を実感することができた経験であった。

引用・参考文献

1) Doi A, et al. Estimation of seroprevalence of novel coronavirus disease (COVID-19) using preserved serum at an outpatient setting in Kobe, Japan: A cross-sectional study. Clin Epidemiol Glob Health. 2021;11:100747.
2) Mizumoto K, et al. Estimating the asymptomatic proportion of coronavirus disease 2019 (COVID-19) cases on board the Diamond Princess cruise ship, Yokohama, Japan, 2020. Euro Surveill. 2020;25(10):2000180.
3) Doi A, et al. A cross-sectional follow up study to estimate seroprevalence of coronavirus disease 2019 in Kobe, Japan. Medicine (Baltimore). 2021;100(48):e28066.
4) Mahase E. Covid-19: Two antibody tests are "highly specific" but vary in sensitivity, evaluations find. BMJ. 2020;369:m2066.

Profile | **土井朝子** | 神戸市立医療センター中央市民病院感染症科 医長／感染管理室 室長

2000年大阪医科大学卒業。2005年4月〜亀田総合病院感染症科フェローを経て、2007年4月〜洛和会音羽病院総合診療科感染症科医員、2012年10月〜神戸市立医療センター中央市民病院に感染症科医として着任。2014年4月〜同感染症科医長、2018年4月〜同感染管理室室長。2021年9月神戸大学医学博士。現在、感染症科医長、感染管理室室長。

09 医療現場の疑問に応える臨床疫学研究

宮越千智

研究サマリー

　本研究は、川崎病急性期治療におけるアセチルサリチル酸（ASA）の中等量投与の有効性を検証した多機関共同後ろ向きコホート研究である[1]。2016〜2020年に国内8施設で治療された10歳以下の川崎病患者735例を対象として、従来、標準とされる初回免疫グロブリン大量静注療法（IVIG）に中等量ASAを併用した333例と、IVIGにASAを併用しなかった402例を比較した。主要評価項目である発症1カ月時点までの冠動脈病変（CAL）発生割合は、中等量ASA併用群で333例中12例（3.6%）、非併用群で402例中15例（4.0%）であり、統計的に有意な優越性は認めなかった。副次評価項目の一つであるIVIGへの治療不応割合は、中等量ASA併用群で333例中78例（23%）、非併用群で402例中83例（22%）であり、同様に統計的有意差を認めなかった。

研究の発端

　川崎病は1967年に川崎富作によって報告された小児の熱性疾患で[2]、その本態は全身性血管炎症候群である。最大の臨床的懸念は、血管炎により冠動脈壁が脆弱化し、拡大・瘤などの冠動脈病変（coronary artery lesions；CAL）が数%の患者に後遺症として残ることである。現在、標準的治療である免疫グロブリン大量静注療法（intravenous immunoglobulin；IVIG）とアセチルサリチル酸（acetylsalicylic acid；ASA）を、川崎病と診断した後、速やかに開始することが、CAL発生防止に重要とされる[3]。この治療法が確立されるもととなったのは、

1984 年に古庄らが報告した、IVIG と ASA を併用する治療法を ASA 単独治療と比較した研究である[4]。

　ASA は抗炎症作用、抗血小板作用を期待して古くから用いられている薬剤であり、小児においても安全性は高いと考えられるが、稀ながら出血性合併症の報告があること、インフルエンザ、水痘罹患時に内服を中断する必要があること、乳幼児に内服させることの煩雑さなどの問題はある。古庄らが 1991 年に報告している研究では[5]、IVIG と ASA を併用する治療法を IVIG 単独治療と比較し、両者に 30 日未満における CAL 発生割合に差がなかったことを示している（IVIG+ASA 群：9/49 例〔18.4％〕、IVIG 単独群：10/53 例〔18.9％〕）。この研究における IVIG 投与方法は、現在推奨されている一括投与とは異なっていること、同等性を示すには検出力が不十分であることなどの問題があるものの、この研究を背景として、神戸市立医療センター中央市民病院では長らく急性期の IVIG に ASA を併用しない治療方針を採用している。この治療方針下での診療実績をまとめ、ASA 非投与例の CAL 合併が、川崎病全国調査で報告される頻度に比べて遜色ないことを報告している[6]。2019 年、当院の山川 勝先生（新生児科部長）が会長を務めた第 43 回近畿川崎病研究会において、ASA の有用性・必要性を考える Pro & Con セッションが開催されたことがきっかけとなり、共同研究が行われることになった。

　川崎病急性期治療における ASA の用量・用法は添付文書で明確に記載されている。添付文書から外れた投与方法で介入研究を実施することは、特定臨床研究に該当する可能性があり、研究資金面を考慮するとハードルが高いと考えた。そこで、ガイドラインどおり ASA を併用する治療方針を取る施設と、当院を含め ASA を併用しない方針を取る施設に参加してもらい、過去の診療実績から ASA の効果を推定することを第一目標とした。

研究内容

背景と目的

　川崎病急性期治療において、ASA の明確な有効性は十分確立されていない。本研究の目的は、標準的な治療方針である ASA 併用群と、CAL が発生した場合に限り低用量で ASA を投与する ASA 非併用群を比較することで、CAL 発生割合や IVIG 不応割合における差異を明確にし、川崎病治療のコンセンサスの再評価の一助とすることである。

方法

　本研究は日本国内 8 施設で診療された川崎病患者を対象とした後ろ向きコホート研究である。参加施設中、当院を含む 2 施設では、従前より ASA 非併用方針を採用している。2016 年 1 月〜2020 年 12 月の期間に川崎病の診断で入院した10 歳以下の患者のうち、第 4〜10 病日に IVIG 投与を受けた患者を対象とした。初回 IVIG 時に中等量の ASA（30〜50mg/kg/ 日）を併用した患者と、中等量の ASA を併用しなかった患者を比較した。冠動脈内径が体表面積補正で＋ 2.5SD を超えた場合に CAL 発生と定義し、発症 1 カ月以内の CAL 発生割合を主要評価項目に設定した。

　川崎病の重症度と関連するとされる因子を中心に選定した共変量（白血球数、％好中球、血小板数、CRP、血清 Na、AST、ALT、T-Bil、アルブミン）を含んだ修正ポアソンモデルを用いて、CAL 発生の修正リスク比を推定した。また、傾向スコアを用いた解析（マッチング法、逆確率重み付け法）も実施した。

　本研究は中等量 ASA 併用治療に対して、非併用治療が非劣性であることを検証することが目的であるが、治療内容を統制できない観察研究で非劣性を検証することは難しい。また、アウトカム発生頻度が低い場合、非劣性を証明するためには非常に大きなサンプルサイズが必要になる。本研究の検出力不足を補う目的

で、ASA の有用性に関する確信度に応じて結果を解釈することが可能なベイズ統計解析を行った。この解析では「CAL 発生リスクが高くないと考えられる患者群（3 カ月〜10 歳、小林スコア≦ 4 点）において、中等量 ASA を併用しないことでどれくらい 1 カ月以内の CAL 発生が増加するか」に対して 4 種類の事前確信度を設定した。

結果

　合計 735 例が対象となり、中等量 ASA を併用した患者が 333 例、併用しなかった患者が 402 例であった。発症 1 カ月以内の CAL 発生は、中等量 ASA 併用群では 12 例（3.6%）、非併用群では 15 例（4.0%）であった。修正ポアソンモデルを用いて推定した非併用群の修正リスク比は 1.12（95% 信頼区間：0.83〜1.51、P = 0.46）であり、中等量 ASA 併用の優越性は示されなかった。ベイズ統計解析から得られた結果を**図 4-9-1** に示す。この結果は「CAL 発生リスクが低い患者において、中等量 ASA を併用しないと CAL 発生リスクが 1.1 倍上昇する」と考えている場合であっても、本研究で観察されたデータを鑑みると、中等量ASA 併用の有無で CAL 発生確率は変わらないと解釈できる。

結論

　中等量 ASA 併用治療の優越性は示されなかった。本研究では、事前に診断方法、治療方法を統制できておらず、明確に非劣性を示す根拠としては十分でないことが研究の限界点であったが、米国心臓協会による川崎病の診断・管理に関する声明に引用され[7]、川崎病急性期治療の再検証にわずかながら貢献することができたと考える。

第 4 章｜臨床現場から発した臨床研究

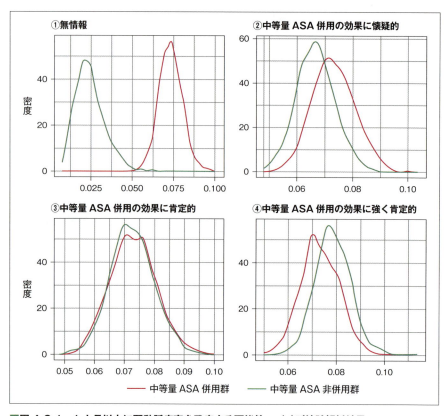

■図 4-9-1　1 カ月以内に冠動脈病変を発症する可能性：ベイズ統計解析結果
①無情報事前分布を採用した場合の事後分布
②中等量 ASA 併用群と非併用群で急性期 CAL リスクに差がないという事前分布を採用した場合の事後分布
③中等量 ASA 併用群に対して非併用群で相対リスクが 1.1 であるという事前分布を採用した場合の事後分布。中等量 ASA 併用に対して肯定的な事前分布であるにもかかわらず、事後分布はほぼ同じであった。
④中等量 ASA 併用群に対して非併用群で相対リスクが 1.2 であるという事前分布を採用した場合の事後分布

神戸医療産業都市機構との連携

　本研究のテーマである「中等量 ASA 併用治療に対する非併用治療の非劣性」を示すためには、大規模な多機関共同研究が必要である。これには、医療イノベ

ーション推進センター（TRI）のプロジェクト管理支援が大きな助けとなると考える。

引用・参考文献

1) Hayashi K, et al. Initial intravenous immunoglobulin therapy without aspirin for acute Kawasaki disease: a retrospective cohort study with a Bayesian inference. BMJ Paediatr Open. 2024;8(1):e002312.

2) 川崎富作ほか. 指趾の特異的落屑を伴う小児の急性熱性皮膚粘膜淋巴腺症候群：自験例50例の臨床的観察. アレルギー. 1967;16(3):178-222, 225.

3) 日本小児循環器学会学術委員会 川崎病急性期治療ガイドライン作成委員会. 川崎病急性期治療のガイドライン（2020年改訂版）. 日本小児循環器学会雑誌. 2020;36(S1):S1.1-29.

4) Furusho K, et al. High-dose intravenous gammaglobulin for Kawasaki disease. Lancet. 1984;2(8411): 1055-8.

5) Furusho K, et al. Intravenous gamma-globulin for Kawasaki disease. Acta Paediatr Jpn. 1991;33(6):799-804.

6) 田中麻希子ほか. 急性期アスピリン非投与川崎病コホートの臨床転帰. Progress in Medicine. 2012;32(7):1461-4.

7) Jone PN, et al. Update on Diagnosis and Management of Kawasaki Disease: A Scientific Statement From the American Heart Association. Circulation. 2024;150(23):e481-500.

Profile	宮越千智	神戸市立医療センター中央市民病院臨床研究推進センター学術研究推進部 部長／臨床AI研究部 部長／高難度研究推進部 部長／データ管理部 部長／小児科 医長

2004年京都大学医学部を卒業後、神戸市立中央市民病院で初期研修を受け、2006年から小児科専門医として勤務した。2010年から静岡県立こども病院循環器科、2012年からは福井県立病院で勤務した。2012年から3年間、英国シェフィールド大学の遠隔プログラムで医療統計学を学び、2014年に医療統計学修士を取得した。2015年に再び神戸市立中央市民病院小児科で勤務しはじめるとともに、京都大学大学院医学研究科社会健康医学系専攻医療疫学分野博士後期過程に社会人大学院生として入学し、2019年に社会健康医学博士号を取得した。2015年から神戸市立医療センター中央市民病院学術支援センター（現・臨床研究推進センター学術研究推進部）に所属し、当院職員が実施する臨床研究の支援業務に従事している。

10 | こどもの注射の痛みを 和らげる 医工連携の成果

岡藤郁夫

研究サマリー

　幼少期のワクチン接種に伴う痛みや恐怖は、医療への嫌悪感を引き起こし、大人になってからの医療回避行動につながる可能性がある。日本では、針を使用する処置の疼痛管理が不十分とされている。また、小児では成人と異なり局所冷却による疼痛緩和効果のエビデンスが十分でない。こうした背景を踏まえ、本研究では、凍結しても柔らかさを保つジェルタイプの冷却パックを用いた新しい局所冷却法を検討した。3～6歳の未就学児60人を対象に、兵庫県内の2つの小児科医院で単盲検ランダム化比較試験を実施した。冷却群と非冷却群にランダムに割り付け、疼痛を評価した結果、冷却群は非冷却群と比較して有意に低いスコアを示し（P=0.011）、有害事象は認められなかった。本研究は、医療現場における簡便で安全な疼痛緩和方法を示す、実用的で価値のある成果と考える。

研究の発端となった出来事

　子どもは小学校入学までに通常20回以上のワクチン接種を受けるが、その痛みは子どもと親双方にとって大きな負担である。注射の痛みがきっかけで医療への恐怖を抱き、大人になっても必要な受診を避ける例も少なくない。この課題に対し、私は小児科医として、何かで気をそらしたり注射部位を冷やしたりなどの工夫を行ってきたが、より効果的でより簡単でより実用的な解決策を求めていた。2019年春、神戸医療産業都市の初めての試みとして「医療ニーズの会」が開催され、医療従事者の現場ニーズと企業の技術力を結びつける場が設けられた。こ

の会で、注射の痛みを軽減する製品の開発を提案したところ、冷凍しても柔らかい冷却剤を提供できるメーカーが協力を申し出た。この連携を経て、コロナ禍の困難を乗り越えながら試作品を改良し、いくつかのクリニックで使用感を評価した結果、2023年7月に製品化が実現した。この製品は、「医療ニーズの会」から生まれた初めての製品であり、さらにその過程で進められた研究は、「医療ニーズの会」から生まれた初めての特定臨床研究でもあった。

研究の内容

研究の背景

幼少期のワクチン接種は、感染症予防の基盤であり、地域社会全体の健康を支える重要な医療行為である。しかし、小児が感じる痛みや恐怖は深刻であり、ワクチン接種そのものへの拒否感や医療への嫌悪感につながることが指摘されている。これらの問題は、成人期において医療回避行動を引き起こし、結果的に感染症の流行や個人の健康状態の悪化を招く可能性がある。

日本では、針を使用する処置に対する疼痛管理が十分に普及しておらず、医療従事者が疼痛緩和を実践するための実用的な手法が不足している現状がある。既存の疼痛管理法として局所麻酔薬の使用や非薬理学的介入が提案されているが、いずれも手間がかかり、小児患者への実用性に課題がある。そのため、迅速で簡便かつ効果的な疼痛緩和法の必要性が高まっていた。

局所冷却は、簡単な操作で疼痛を軽減できる方法として注目されてきたが、従来の噴霧式冷却剤は音による不安増大や冷却過程の不快感が問題となり、小児に適していないとの報告がある。本研究では、これらの課題を克服するために開発された凍結しても柔らかさを保つジェルタイプの冷却パックを使用し、小児における疼痛緩和効果を検証した。

研究の目的

本研究の目的は、ジェル冷却パックを用いた局所冷却が小児のワクチン接種時の痛みを効果的に軽減できるかを検証することである。また、安全性や臨床現場での適用可能性についても評価し、医療従事者が日常的に使用できる実用的な疼痛管理法の確立を目指した。

さらに、この研究は「医療ニーズの会」から発展した初の特定臨床研究であり、医療現場の課題を解決するための医工連携モデルとしての意義も大きい。

研究方法

◆試験デザイン

本研究は単盲検ランダム化比較試験として設計され、兵庫県内の2つの小児科クリニックで2021年5～11月にかけて実施された。対象者は、日本脳炎またはインフルエンザワクチンの接種を予定している3～6歳の未就学児60人であった。

◆対象者の割り付け

参加者は無作為に冷却群と非冷却群に割り付けられた。冷却群では冷凍庫で冷却した冷却パックを接種部位に1分間当てて、非冷却群では室温に放置して冷却されていない冷却パックを使用した。割り付けは電子データ収集ツールであるREDCap（Research Electronic Data Capture）を用いて行われ、医療スタッフや保護者には割り付けが隠されるよう注意を払った。

◆疼痛評価

疼痛評価にはFLACC（The Face, Legs, Activity, Cry, and Consolability）スケールを使用した。FLACCスケールは表情、脚の動き、活動性、泣き声、落ち着きやすさの5つの要素から構成され、小児の疼痛を客観的に評価できる信頼性の高いツールである。それぞれの要素は0点から2点で評価され、総得点は0点から10点の範囲となる。得点が高いほど、疼痛の程度が強いことを示す。評価は第三者によるビデオ観察と保護者によるリアルタイムの評価の二重で行われた。

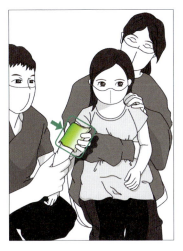

■図 4-10-1　冷却パック（ぷにゅ蔵くん）で皮下注射接種予定部位を冷却している診療風景（文献 1 より改変）

冷却パックを皮下注射接種予定部位に 1 分間当てた後、冷却パックを外し、1 分以内に皮下注射を実施する様子を示す。矢印が冷却パックを指している。イラストは当院学術支援センターの三宅陽子氏によるものである。

◆冷却パックの仕様

本研究で使用された冷却パックは、凍結しても柔らかさを保つジェルタイプであり、触感が良く、小児患者に不安感を与えにくい設計となっている。冷却パックは－16～－20℃の冷凍庫で冷却し、1 分間接種部位に当てた（**図 4-10-1**）。

研究結果

◆疼痛の軽減効果

冷却群の FLACC スコア中央値は 1（四分位範囲〔IQR〕0～1.25）、非冷却群は 2.5（IQR 1～6）であり、冷却群の方が有意に疼痛が軽減された（P=0.011）。保護者評価でも同様の傾向が見られた。

◆安全性

冷却パックの使用に伴う有害事象は認められなかった。これにより、ジェル冷却パックが小児患者にとって安全な疼痛管理法であることが確認された。

◆保護者と第三者の評価の差

保護者評価は第三者評価よりも低いスコアを示した。「泣き声」や「活動性」

では高い一致度が見られた一方で、「表情」や「落ち着きやすさ」では評価の差が大きかった。これは、保護者が感情的なバイアスを受けやすいことを示唆している。

研究の意義と貢献

◆迅速で簡便な疼痛緩和法
本研究は、局所冷却が短時間で疼痛を効果的に軽減できることを実証した。これにより、医療従事者は特別な準備なしで小児患者の疼痛管理を実践できる。

◆医工連携の成果
ジェル冷却パックは「医療ニーズの会」から生まれた初の製品であり、本研究は同会初の特定臨床研究である。この成果は、医療現場の課題を解決するための医工連携モデルとして高い評価を得ている。

◆患者および社会への影響
疼痛管理の改善により、小児患者のワクチン接種への恐怖心が軽減され、予防接種率の向上が期待される。また、医療忌避行動の減少によって成人期の健康維持にも寄与する可能性がある。

今後の課題と展望

本研究は、2施設のみで実施されたため、結果の一般化にはさらなる研究が必要である。また、対象を広げて異なるワクチンや年齢層での効果を検証する必要がある。さらに、費用対効果や病院での導入に向けた具体的な計画を立案することが求められる。

結論

ジェル冷却パックを用いた局所冷却は、小児のワクチン接種時の痛みを軽減す

る安全かつ実用的な方法である。本研究は、医療現場における疼痛管理の向上と医工連携の新たな可能性を示すものであり、今後の臨床応用と普及に向けた第一歩となる成果である。

神戸医療産業都市・メディカルクラスターとしてのメリット・連携

　臨床研究を進めるうえで、研究者の情熱だけでは成し遂げられない課題がある。特に臨床医は日々の診療に忙殺されており、研究をやり遂げるためには適切な環境と資金の支援が不可欠である。その点で、神戸医療産業都市・メディカルクラスターが提供する研究支援の仕組みは非常に有用である。本研究は、神戸医療産業都市の「医療ニーズの会」で企業と出会い、現場の課題に応じた製品開発へとつながった。多くの研究機関や企業が集積し、連携が促進される環境の中で、研究者は市民のために「何か面白いことを実現しよう」という熱気を感じることができる。

　今回開発された冷却パック「ぷにゅ蔵くん」も、こうした環境と連携があってこそ生まれた成果である。この製品名は、まだ試作段階のころ、子どもたちがそのぷにゅっとしたスライムのような触感を気に入り、「ぷにゅ」と呼びはじめたことが由来である。この「ぷにゅ」っとした手触りに加え、冷蔵庫のひんやりとしたイメージを掛け合わせて「ぷにゅ蔵」、さらに子どもたちの味方となるヒーローのイメージを込めて「くん」をつけ、「ぷにゅ蔵くん」という名前が誕生した。海外展開も視野に入れ、海外で人気のある忍者をイメージしたキャラクターも作成された。また、この名前は「第34回読者が選ぶネーミング大賞（日刊工業新聞社主催）」のビジネス部門で第2位にノミネートされ、組織票なしでの受賞という快挙を成し遂げた。この結果は、製品名の名付け親として非常に誇らしく、子どもたちの感性が評価されたことを大変嬉しく思っている。

　さらに、本研究を進めるにあたり、神戸市立医療センター中央市民病院臨床研究推進センターから多大な支援を受けた。研究資金は、片上臨床研究助成金事業

第4章｜臨床現場から発した臨床研究　**229**

から提供され、この助成金は当院OBである片上信之先生が残された資金を財源に運営されている。また、介入研究に必要なランダム化については、センターが契約しているREDCapを使用することで、研究者の負担を軽減し、バイアスのないランダム化を実現した。統計相談は医療イノベーション推進センターの専門家に依頼し、研究の質を高めることができた。そして何より、臨床研究推進センターのスタッフからは書類作成をはじめとする細やかな支援を受け、このサポートなしでは研究の立案さえ困難であったと思われる。この場をお借りして、これまでご支援をいただいたすべての方々に深く感謝申し上げる。

　神戸医療産業都市・メディカルクラスターは、研究者、企業、支援機関が一体となって革新を生み出す場である。この環境の中で得られた支援と連携は、「ぷにゅ蔵くん」という製品の開発を通じて新たな価値を創出し、さらに広い世界へと展開する可能性を示している。

引用・参考文献

1) Okafuji I, et al. Use of a cooling pack to reduce subcutaneous vaccine injection pain in children aged 3-6 years: A single-blind, randomized, parallel-group multicenter study. Plos One. in press. https://doi.org/10.1371/journal.pone.0318322.

Profile　　**岡藤郁夫**　｜　神戸市立医療センター中央市民病院小児科 医長

2007年から神戸市立医療センター中央市民病院小児科で勤務。
資格：医学博士（京都大学）、日本小児科学会小児科専門医、日本アレルギー学会指導医、日本アンガーマネジメント協会認定アンガーマネジメントコンサルタント、Best Doctors in Japan™
役職：神戸市立医療センター中央市民病院コーチングサポーターチームリーダー、神戸ヘルス・ラボ ヘルスケアサービス関連支援事業アドバイザー、兵庫県アレルギー疾患医療連絡協議会座長、日本小児アレルギー学会理事、日本アレルギー学会代議員、日本小児臨床アレルギー学会代議員、日本保育保健協議会アレルギー対策委員オブザーバー
著書：『ステロイドの真常識：アトピーのある子のスキンケア』（丸善出版）、『食物アレルギー診療ガイドライン2021』（分担執筆、協和企画）など
尊敬する人：上杉鷹山

11 最適な薬物治療につなげる 臨床薬学研究

池末裕明

研究サマリー

　神戸市立医療センター中央市民病院（以下、当院）では薬物治療の安全性確保や服薬支援を目的として薬剤師外来を設置し、医師の診察前に薬剤師が面談する協働の体制をとっており、経口抗がん薬など対象を順次拡大してきた。前立腺がん治療薬であるエンザルタミドの服用を開始した患者を対象に、観察研究として薬剤師外来のアウトカムを後方視的に評価した。その結果、薬剤師外来導入後は副作用による服薬中止の顕著な低下と、服薬継続期間の有意な延長が認められた。また、重症化した副作用に対応するよりも、発現前の回避や早期発見が望ましく、副作用の発現リスクを高める要因に関する情報の蓄積が必要である。そこで、がんの骨転移治療薬の投与に伴う顎骨壊死のリスク因子を解析したところ、デノスマブの投与、高齢であること、骨転移治療薬投与開始後の抜歯が有意な因子であることが示唆された。歯科医師との緊密な連携のもと、これらの情報を参考に症状の早期発見に努めることが有用だと考えられた。

研究の背景

　医療技術の進展とともに薬物治療も高度化し、安全かつ効果的に実施するには、患者を中心としてさまざまな職種がそれぞれの高い専門性を十分に発揮して協働する「チーム医療」の重要性が高まっている。薬剤師は、処方内容の確認、調剤、医薬品管理、患者指導、副作用対策、医薬品情報提供、処方支援などさまざまな役割を担っており、一般に病院では入院患者の薬物治療を中心に臨床薬剤業務が展開されてきた。一方、当院では、かねてよりチーム医療を高いレベルで実践し

ており、すべての病棟に薬剤師を配置するとともに、外来でも薬剤師と医師の協働による診療体制を全国に先駆けて構築してきた。

　がん薬物療法では多種多様な副作用に注意が必要で、治療を受ける患者の不安も大きい。薬剤師は通常の薬物療法における役割に加え、レジメン管理に基づく確実な処方体制の構築や、無菌調製、曝露対策、疼痛緩和など多くの役割を果たしている。従来、点滴による治療が多くを占めており、患者指導は外来化学療法センターや病棟で対応してきた。近年、優れた効果を有する経口抗がん薬も増えており、特に院外処方箋発行率が高い病院では、病院薬剤師の関わりが少ないことも考えられる。当院では、診療科からの相談を受け、医師の診察前後に薬剤師が患者に面談を行う薬剤師外来を開設し、徐々にその対象を拡大してきた。

研究の発端となった出来事

　薬剤師外来を実践し、日々の臨床ではその有用性を実感していたものの、個人の感覚にとどまっていた。医師の評価も高く、各診療科からより広範な領域の薬物治療に対象を拡大する期待の声が増えてきたこともあり、今後に向けてわれわれが果たしている機能や運用の改善点を客観的に評価すべきだと感じた。また、副作用管理に力を尽くしていたが、後述する顎骨壊死など副作用の発現後では薬による対応が困難な場合もあり、副作用の回避や早期発見に向けた取り組みが必要であった。

研究の内容

薬剤師外来の展開とその評価

　従来の外来診療と、薬剤師外来を活用した外来診療の流れを**図4-11-1**に示す。薬剤師が外来のたびに継続的に関わることで、患者の状況に応じたきめ細かい対応が可能であり、患者・家族が抱える不安や副作用を軽減できる。また診察

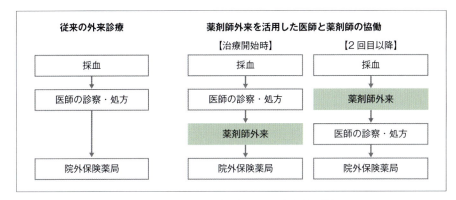

■図 4-11-1　従来の外来診療と薬剤師外来を活用した外来診療の流れ

薬剤師外来では、治療開始時には診療後に病院薬剤師が面談し、常用薬（当院または当院以外から処方され普段服用している薬）との薬物相互作用の有無や生活習慣を把握し、治療薬や副作用に対して使用する薬に関する説明を行う。2回目以降も薬剤師が継続的に関わり、採血や検査結果が出揃うまでの時間を活用して診療前に面談し、服薬状況や副作用の有無・重篤度を把握して服薬指導を行うことで患者や家族の理解を深める。併せて、必要に応じて医師に処方や検査の提案を行う。また、保険薬局の薬剤師とも適正連携する。これら一連の内容は、薬剤師の記録として電子カルテに記載し、それぞれの患者の状態を医療従事者が一目で把握できるよう臨床情報を客観的に整理しており、医師や看護師などと共有し情報をつないでいる。

前に治療の要点を把握できるため医師の評価も極めて高く、対応件数は年間 13,000 件を超えている。がん薬物療法においては、診療報酬としてがん薬物療法体制充実加算（注射による治療を受ける患者一人につき月に 1 回 100 点）、経口薬を服用する患者に認定・専門薬剤師が対応した場合にがん患者指導管理料ハ（患者一人につき 6 回までに限り 1 回 200 点）が算定可能である。

　当院では薬剤業務の合理化を進めつつ、副作用や薬物相互作用など管理が複雑な薬物治療を対象に、診療科からの依頼に応じて薬剤師外来を順次拡大してきた。泌尿器がんに対する経口抗がん薬もその一つである。第二世代の抗アンドロゲン薬であるエンザルタミドは、前立腺がんに対する標準治療の一つとして推奨される。一方、倦怠感や食欲不振といった副作用のため服薬継続が困難になることがあり、2016 年 10 月から薬剤師外来の対象とし一定期間運用後にそのアウトカムを評価した[1]。

　薬剤師外来の導入後にエンザルタミドの内服を開始した患者群（導入後群：62

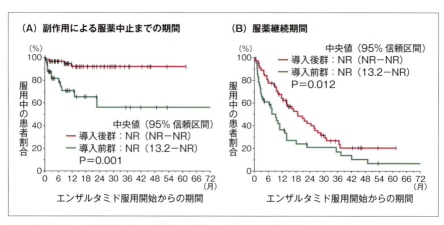

■図 4-11-2　薬剤師外来導入前後におけるアウトカムの比較（文献 1 より転載）
エンザルタミドを服用した前立腺がん患者における（A）副作用による服薬中止までの期間および（B）服薬継続期間を薬剤師外来導入前後で比較した。導入前群（41 人）に比べて導入後群（62 人）の線が右側に位置しており、導入後群で A および B の期間が有意に延長したことを示す。NR：未達

人）では、外来のたびに薬剤師が診察前に面談し、面談回数の中央値は 13 回にのぼった。薬剤師からの処方や検査に関する提案は 476 件で、そのうち 345 件（72.5％）が診療に反映された。提案内容としては支持療法に関するものが 224 件と最も多く、特に消化器症状（91 件）、皮膚障害（56 件）、疼痛管理（27 件）に関するものが多かった。次いで、エンザルタミドの用法用量や一時休薬に関する提案が 176 件であった。このように、医師からは薬剤師の視点に基づく積極的な提案を期待されており、それらを参考に医師が判断することで医療の質がより向上するという認識を共有している。薬剤師外来の導入以前にエンザルタミドの内服を開始した患者群（導入前群：41 人）と比べ、導入後群では副作用による服薬中止までの期間（図 4-11-2 A）および服薬継続期間（図 4-11-2 B）が有意に延長していた。結果として、前立腺がんの腫瘍マーカーである prostate-specific antigen（PSA）が再燃するまでの治療期間も有意に延長しており（中央値 5.8 カ月 vs. 13.3 カ月、P = 0.002）、薬剤師と医師の協働による診療体制の有用性を裏づけるデータだと考えている。

　これらのアウトカムは、腎細胞がんに対するパゾパニブ[2]や間質性肺線維症に

対するピルフェニドン[3]でも同じ傾向にあり、またＣ型肝炎治療薬に対する経口抗ウイルス薬では服薬アドヒアランスが高いレベルで維持されていた[4]。また複数の取り組みを評価したことで、運用上の工夫を他領域に応用するなど業務改善にもつながった。

安全性向上のための副作用のリスク評価

　がんの骨転移によって骨痛、病的骨折、神経麻痺、高カルシウム血症などの骨関連事象により生活の質を著しく損なう場合があるため、骨転移治療薬や放射線治療が併用される。骨転移治療薬としてゾレドロン酸やデノスマブが広く用いられ効果が証明されている一方、副作用として顎骨壊死が発現することがある。副作用の発現リスクを高める因子が明らかになればその回避や早期発見に有用であるため、臨床情報の蓄積が必要である。

　骨転移治療薬による顎骨壊死の発現リスクを高める要因として、骨転移治療薬投与開始後の抜歯や顎骨における細菌感染巣の存在、糖尿病などさまざまな因子が指摘されているが確立していない。そこで診療科との共同研究により、顎骨壊死発現のリスク因子を後方視的評価した[5~7]。顎骨壊死の発現率はデノスマブ投与群で13%（27/215人）、ゾレドロン酸投与群で4%（7/159人）であり、デノスマブの投与、高齢、骨転移治療薬投与開始後の抜歯が有意なリスク因子であることが示唆された。一方、発現した顎骨壊死の治癒に要した期間については、デノスマブ投与群ではゾレドロン酸投与群に比べ有意に短かった。これは、ゾレドロン酸が骨に長期沈着するのに対し、抗体製剤であるデノスマブでは休薬後その作用が徐々に減弱する性質を反映しているものと推察される。これらの結果から、歯科医師を含む多職種の緊密な連携によって不用意な抜歯を避けるとともに、副作用の発現リスクを踏まえた症状の早期発見と対応が重要だと考えられる。これらの知見は、病棟や薬剤師外来などで参考にしており、薬剤師から主治医を通して歯科医師と早期連携する事例もある。

　われわれの報告は、国内外の学会のポジションペーパーやガイドラインな

ど[8~11)] で引用されており、世界に向けた有用な情報発信となった。実臨床においては副作用の回避や早期発見を目指しているが、どのような患者で副作用により注意すべきか、情報が十分には蓄積されていない場合もある。臨床研究に取り組み精緻な情報を得ることで、薬物治療のさらなる安全性向上に貢献していきたい。

神戸医療産業都市における基幹病院としてのメリット・連携

筆者は九州大学病院薬剤部で17年間勤務した後、当院薬剤部に異動した。かねてより自身がチーム医療を重視してきたことも影響したと思うが、当院は、神戸医療産業都市における基幹病院として、連携に対する意識が特に高いと感じた。チーム医療を重視する文化が醸成されており、各診療科や職種間との協働がおのずと深まっていった。また、当院は神戸学院大学と教育・研究に関する連携協定を結んでおり、筆者も神戸学院大学大学院薬学研究科の連携准教授を兼務し、研究の実施を支える科学研究費を使用可能であった。その後、当院で薬剤師も申請可能な体制を整えていただき、引き続き科学研究費を獲得できたことも研究を推進する大きな後押しとなった。これら一連の研究は、薬剤師レジデントや若手の薬剤師と共に取り組んだものであり、各部門が若手職員の教育に熱心で協力的であることも大きかった。共に学ぶ姿勢が印象的で、若手やベテランを問わず人材育成といった副次的成果も得られ、臨床現場から発した臨床研究への取り組みが、最適な医療の実践につながっていくことを実感した。

当院での8年5カ月の研鑽を経て、2024年9月から名古屋に異動した。神戸で培った経験をもとに、名古屋でさらに発展させた組織をつくり人材を育成することが一つの恩返しだと考えている。

引用・参考文献

1) Hirabatake M, et al. Pharmacist-Urologist Collaborative Management Improves Clinical

Outcomes in Patients With Castration-Resistant Prostate Cancer Receiving Enzalutamide. Front Pharmacol. 2022;13:901099.

2) Hirabatake M, et al. Pharmacist-Urologist Collaborative Management for Patients with Renal Cell Carcinoma Receiving Pazopanib Monotherapy. Biol Pharm Bull. 2023; 46(8):1065-71.

3) Satsuma Y, et al. Effectiveness of Pharmacist-Physician Collaborative Management for Patients With Idiopathic Pulmonary Fibrosis Receiving Pirfenidone. Front Pharmacol. 2020;11:529654.

4) Yamamoto H, et al. Evaluation of pharmaceutical intervention in direct-acting antiviral agents for hepatitis C virus infected patients in an ambulatory setting: a retrospective analysis. J Pharm Health Care Sci. 2018;4:17.

5) Ikesue H, et al. Associated characteristics and treatment outcomes of medication-related osteonecrosis of the jaw in patients receiving denosumab or zoledronic acid for bone metastases. Support Care Cancer. 2021;29(8):4763-72.

6) Ikesue H, et al. Switching from zoledronic acid to denosumab increases the risk for developing medication-related osteonecrosis of the jaw in patients with bone metastases. Cancer Chemother Pharmacol. 2021;87(6):871-7.

7) Ikesue H, et al. Risk evaluation of denosumab and zoledronic acid for medication-related osteonecrosis of the jaw in patients with bone metastases: a propensity score-matched analysis. Support Care Cancer. 2022;30(3):2341-8.

8) 日本臨床腫瘍学会編. 骨転移診療ガイドライン. 改訂第2版. 東京, 南江堂, 2022, 164p. .

9) 顎骨壊死検討委員会. 薬剤関連顎骨壊死の病態と管理：顎骨壊死検討委員会ポジションペーパー2023. https://www.jsoms.or.jp/medical/pdf/work/guideline_202307.pdf［2024/1/7 閲覧］

10) Anastasilakis AD, et al. Osteonecrosis of the jaw and antiresorptive agents in benign and Malignant diseases: a critical review organized by the ECTS. J Clin Endocrinol Metab. 2022;107(5):1441-60.

11) Bedogni A, et al. Italian position paper (SIPMO-SICMF) on medication-related osteonecrosis of the jaw (MRONJ). Oral Dis. 2024;30(6):3679-709.

| Profile | 池末裕明 | 名古屋大学医学部附属病院薬剤部 教授・薬剤部長、前 神戸市立医療センター中央市民病院薬剤部 副部長 |

1999年九州大学病院薬剤部。2008年博士（薬学）。2016年より神戸市立医療センター中央市民病院薬剤部に異動し、神戸学院大学大学院薬学研究科連携准教授を兼務。2024年9月名古屋大学医学部附属病院薬剤部教授・薬剤部長に着任。神戸市立医療センター中央市民病院での多くの薬剤師、医療職、事務職員そして患者さんとの出会いがあった。神戸で育てていただき培った経験と感謝を胸に、臨床業務の実践を通して見えてくる課題を発端とした臨床薬学研究に取り組み、医療人の教育に邁進している。

12 こどもの難治性疾患に治療の道を拓く

飯島一誠

研究サマリー

【目的】小児難治性頻回再発型／ステロイド依存性ネフローゼ症候群（FRNS/SDNS）に対するリツキシマブの有効性・安全性を検証する。

【研究デザイン】多施設共同二重盲検プラセボ対照ランダム化比較試験。主要評価項目を無再発期間とし、副次的評価項目を treatment failure（早期再発、FRNS/SDNS、ステロイド抵抗性ネフローゼ症候群）となるまでの期間、再発率、ステロイド投与量などとした。

【結果】無再発期間の中央値は、プラセボ群に比べてリツキシマブ群で有意に長かった（リツキシマブ群 267.0 日、プラセボ群 101.0 日、ハザード比 0.27、95％信頼区間 0.14〜0.53、P < 0.0001）。Treatment failure となるまでの期間はリツキシマブ群で有意に長かった（HR 0.27、95％CI 0.14〜0.53、P = 0.0005）。リツキシマブ群の再発率はプラセボ群に比べて有意に低く（HR 0.37、95％CI 0.23〜0.59、P < 0.0001）、リツキシマブ群の平均ステロイド投与量は 9.12mg/m^2/ 日とプラセボ群の 20.85mg/m^2/ 日に比べて有意に少ないことが明らかになった（P < 0.0001）。有害事象の発現頻度に両群間で有意差はなかった。

【考察】リツキシマブは小児期難治性 FRNS/SDNS に対して有効かつ安全である。

臨床上の課題と研究の発端となった出来事

　ネフローゼ症候群は糸球体毛細血管障害の結果、高度蛋白尿、低蛋白血症と全身性の浮腫が起こる病態の総称であり、小児の慢性糸球体疾患では最も発症頻度の高い難病である。欧米では、小児 10 万人に 1〜2 人の発症率であるが、われわ

れの最近の調査で、わが国では小児 10 万人当たり 6.49 人の発症率で、毎年約 1,000 人の小児が発症することが明らかになっている[1, 2]。

　小児ネフローゼ症候群の約 90％は原因不明な特発性（一次性）ネフローゼ症候群であり、その主たる病型である微小変化型ネフローゼ症候群や巣状分節性糸球体硬化症は、指定難病であり小児慢性特定疾病でもある。その初期治療がステロイドであることは世界的にもコンセンサスが得られている。ステロイド投与により 80〜90％は完全寛解となり、ステロイド感受性ネフローゼ症候群（steroid-sensitive nephrotic syndrome；SSNS）と呼ばれる。一方、残りの 10〜20％はステロイド投与にもかかわらず蛋白尿が持続するステロイド抵抗性ネフローゼ症候群（steroid-resistant nephrotic syndrome；SRNS）である。SSNS はほとんど腎不全に進行することなく腎予後は良好であるが、その 50〜60％（特発性ネフローゼ症候群全体の 40〜50％）が頻回に再発する頻回再発型ネフローゼ症候群（frequently relapsing nephrotic syndrome；FRNS）やステロイドの減量・中止に伴い再発を繰り返すステロイド依存性ネフローゼ症候群（steroid-dependent nephrotic syndrome；SDNS）となる。FRNS/SDNS では長期のステロイド投与に伴う種々の副作用が出現しやすく、ステロイドの減量中止を目的にシクロスポリンやシクロホスファミドなどの免疫抑制薬が用いられることが多いが、それらの免疫抑制薬使用中や使用後に再発を繰り返す症例は難治性 FRNS/SDNS と呼ばれ、特発性ネフローゼ症候群の 20〜30％を占める。

　SRNS に対してはシクロスポリン ± ステロイドパルス療法が用いられ、80〜90％は寛解となり末期腎不全に進行する確率は低くなるが、残りの 10〜20％（特発性ネフローゼ症候群の 1〜2％）は、それらの治療にも反応性することなくネフローゼ状態が持続する難治性 SRNS と呼ばれる状態となり、末期腎不全に進行することが多い（**図 4-12-1**）。2000 年代初頭には難治性 FRNS/SDNS や難治性 SRNS といった難治性ネフローゼ症候群に対する標準治療はなく、その開発が強く望まれていた。

　小児期発症難治性ネフローゼ症候群のリツキシマブ治療開発研究の大きな手がかりとなったのは、2001 年の SRNS を原疾患とした小児腎移植患者に対する治

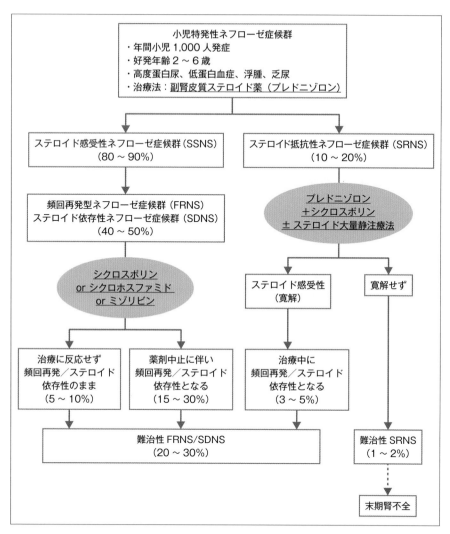

■図 4-12-1　小児ネフローゼ症候群の臨床経過

療経験である。患者は移植直後からネフローゼ症候群を再発し、その後、EB ウイルス関連移植後リンパ球増殖症（posttransplantation lymphoproliferative disorder；PTLD）を発症した。それと同時にネフローゼ症候群も増悪したが、

PTLD の治療目的でリツキシマブを投与したところ、PTLD が治癒しただけでなくネフローゼ症候群も速やかに寛解した[3]。この経験から、難治性ネフローゼ症候群に対して、リツキシマブが有効ではないかというヒントを得た。

研究の内容

　上記の症例を経験した後、2004 年頃から、国際誌で難治性ネフローゼ症候群患者にリツキシマブを投与した症例報告や case series が散見されるようになったが、その多くが、小児難治性 FRNS/SDNS 症例にリツキシマブを投与すると、大半の症例で寛解期間が延長しステロイド薬と免疫抑制薬の減量あるいは離脱が可能となったというものであった[4~6]。また、われわれの case series でも小児難治性 FRNS/SDNS に対するリツキシマブの有効性・安全性を示唆する結果を得た[7]。しかし、有効性と安全性を科学的に担保できるような質の高い臨床試験は存在しなかった。

小児期発症難治性ネフローゼ症候群に対する リツキシマブの適応拡大（RCRNS-01 試験）

　そこで、リツキシマブの有効性・安全性を明らかにし、小児期発症難治性ネフローゼ症候群に対するリツキシマブの適応拡大を目指して医師主導治験を行うことを計画した。幸いなことに、社団法人 日本医師会治験促進センターの支援する治験推進研究事業の研究課題として「小児期発症難治性ネフローゼ症候群におけるリツキシマブの有効性・安全性及び薬物動態に関する研究」（研究代表者：飯島一誠）が 2008 年 4 月 1 日付けで採択され、小児期発症難治性 FRNS/SDNS 患者に対するリツキシマブの有効性と安全性を評価するための「多施設共同二重盲検プラセボ対照ランダム化比較試験（第Ⅲ相臨床試験）」（RCRNS-01 試験；臨床試験登録 ID：UMIN000001405）と「薬物動態試験」（RCSNS-02 試験）を 2008 年 9 月から医師主導治験として開始し、2011 年末に完了した。本治験は、

第 4 章｜臨床現場から発した臨床研究　　**241**

小児期発症難治性ネフローゼ症候群に対する世界で初めてのリツキシマブ開発研究であり、わが国の小児腎臓病領域での初めての医師主導治験であった。

　RCRNS-01 試験は多施設共同二重盲検プラセボ対照ランダム化比較試験であり、主要評価項目を無再発期間とし、副次的評価項目を treatment failure（早期再発、FRNS/SDNS、SRNS）となるまでの期間、FRNS/SDNS となるまでの期間、再発率、ステロイド投与量などとした。有効性の主要評価項目である無再発期間の中央値は、プラセボ群に比べてリツキシマブ群で有意に長かった（リツキシマブ群 267.0 日、プラセボ群 101.0 日、ハザード比〔HR〕0.27、95％信頼区間〔CI〕0.14～0.53、P < 0.0001）（図 4-12-2）。Treatment failure となるまでの期間はリツキシマブ群で有意に長く（HR 0.27、95％CI 0.14～0.53、P = 0.0005）、頻回再発型・ステロイド依存性に至るまでの期間についてもリツキシマブ群で有意な延長が認められた（HR 0.17、95％CI 0.06～0.46、P = 0.0001）。リツキシマブ群の再発率はプラセボ群に比べて有意に低く（HR 0.37、95％CI 0.23～0.59、P < 0.0001）、リツキシマブ群の平均ステロイド投与量は $9.12mg/m^2/$ 日とプラセボ群の $20.85mg/m^2/$ 日に比べて有意に少ないことが明らかになった（P < 0.0001）。有害事象の発現頻度に両群間で有意差はなかった。以上の結果から、リツキシマブは小児期難治性 FRNS/SDNS に対して有効かつ安全であると結論づけられた[8]。

　この試験結果をもとに、2014 年 8 月 29 日付で難治性 FRNS/SDNS に対する適応拡大が承認され、同日より保険診療が可能となった。なおこの試験では、死亡例や試験を中止せざるを得ない重篤な有害事象は認められなかった。また、承認後に実施された市販後調査でも、難治性 FRNS/SDNS に対するリツキシマブの安全性および有効性が確認された[9]。

リツキシマブ投与後の寛解維持療法の開発（JSKDC07 試験）

　日本におけるリツキシマブの適応拡大からすでに 10 年が経過し、リツキシマブは難治性 FRNS/SDNS の標準治療として世界的にも認識されている（残念な

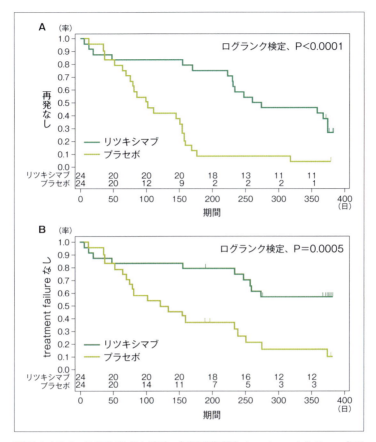

■図 4-12-2　RCRNS-01 試験：無再発期間と treatment failure までの期間

A：無再発期間、B：treatment failure までの期間。いずれもリツキシマブ群が有意に長かった。

がら、日本以外には依然として承認はされていないが…)[10]。しかし、上記の医師主導治験に参加した患者の長期予後を調査したところ、大半の症例でリツキシマブによって枯渇した末梢血 B リンパ球が回復するのに伴って、頻回再発／ステロイド依存性再発を来すことも明らかになり、リツキシマブ投与後の寛解維持療法の開発が強く望まれていた[11]。

わが国で実施されたパイロット研究で、リツキシマブ投与後に免疫抑制薬の一つであるミコフェノール酸モフェチル（MMF）を投与することで寛解維持期間を延ばすことができることが示唆されたこともあり[12]、われわれはMMFがリツキシマブ投与後の寛解維持療法として有効かつ安全であるか否かを検討する多施設共同二重盲検プラセボ対照ランダム化比較試験を国立研究開発法人 日本医療研究開発機構（AMED）のサポートのもと、先進医療Bとして実施した（JSKDC07試験；臨床試験登録ID：UMIN000014347、jRCT臨床研究実施計画番号：jRCTs051180081）。

　この試験では、小児期発症難治性FRNS/SDNSに対して、リツキシマブ375mg/m^2/回（最大投与量500mg/回）を1週間間隔で計4回静注投与した後に、寛解維持療法としてMMF（39例）もしくはプラセボ（39例）の1,000〜1,200mg/m^2/日（最大投与量2g/日）（1日2回）を17カ月間（505日まで）経口投与し、その後、フォローアップ期間として再発を認めるまで可能な限り無治療で経過観察を行った。主要評価項目である試験治療期間およびフォローアップ期間を通じてのtreatment failure（頻回再発、ステロイド依存性再発あるいはステロイド抵抗性再発）となるまでの期間は、統計学的には有意ではないもののMMF群では長い傾向にあり（中央値：784.0 vs. 472.5日、P=0.0694）、MMF群のプラセボ群に対するHRは0.593（95%CI 0.336〜1.049）とtreatment failureの発生を41%抑制した。一方、事後解析として、試験治療期間のみでtreatment failureとなるまでの期間を解析したところ、MMF群ではプラセボ群に比して有意に長く（中央値：未到達 vs. 493.0日）、そのHRは0.202（95%CI 0.081〜0.503）とtreatment failureの発生を80%抑制した（**図4-12-3**）。さらに、副次評価項目である試験治療期間中の再発回数は、MMF群ではプラセボ群に比して有意に少なく（平均±標準偏差：0.43 ± 0.90 vs. 1.99 ± 2.37、HR 0.257、95%CI 0.084〜0.480）、試験治療期間中のステロイド投与量も有意に減少した（平均±標準偏差：4.45 ± 3.52 vs. 10.45 ± 12.49mg/m^2/日、P = 0.0004）。また、安全性に関しては両群間に大きな違いは認めなかった。

　以上より、難治性FRNS/SDNSに対するリツキシマブ投与後のMMFは、投

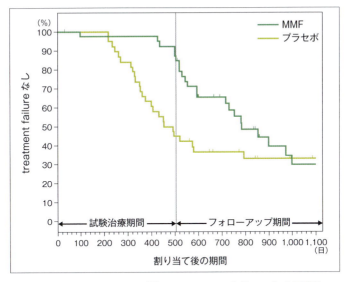

■図 4-12-3　JSKDC07 試験：treatment failure までの期間

Treatment failure までの期間：主要評価項目である試験治療期間およびフォローアップ期間を通じての treatment failure（頻回再発、ステロイド依存性再発あるいはステロイド抵抗性再発）となるまでの期間は、統計学的には有意ではないもののミコフェノール酸モフェチル（MMF）群では長い傾向にあり、MMF 群のプラセボ群に対するハザード比は 0.593 と treatment failure の発生を 41％抑制した。一方、事後解析として、試験治療期間のみで treatment failure となるまでの期間を解析したところ、MMF 群ではプラセボ群に比して有意に長く、そのハザード比は 0.202 と treatment failure の発生を 80％抑制した。

与を中止すると、その再発抑制効果は速やかに失われるものの、内服中は十分に頻回再発やステロイド依存性再発を抑制し安全性も許容範囲内であることから、MMF はリツキシマブ投与後の寛解維持療法として臨床的には有用であると考えられた[13]。

発症早期の FRNS/SDNS に対する
リツキシマブの有効性・安全性の検証（JSKDC10 試験）

　最近、海外から、リツキシマブが発症早期の FRNS/SDNS の 1st line の治療となり得ることを示唆する報告が散見されるようになった[14~16]。そこでわれわれは、免疫抑制薬を使用する前の発症早期の FRNS/SDNS（uncomplicated FRNS/SDNS）を対象として、その有効性・安全性を検証するための多施設共同プラセボ対照二重盲検ランダム化比較試験（JSKDC10 試験；臨床試験登録 ID：JMA-IIA00380）を 2018 年 11 月から医師主導治験として実施した。その有効性・安全性を確認し、2024 年 4 月 26 日に適応拡大の申請を行い、現在、審査中である（投稿準備中）。

　一方、難治性 SRNS に対するリツキシマブの有効性に関しては controversial であった。Magnasco らは、その有効性に否定的なランダム化比較試験の結果を報告したが[17]、一方で、亀井らはステロイドパルス療法との併用により高い寛解率が得られることを示唆するデータを報告した[18]。そこでわれわれは、2019 年 4 月より、小児難治性 SRNS に対するリツキシマブとステロイドパルス療法の有効性および安全性を評価するための多施設共同単群試験（JSKDC11 試験；jRCT 臨床研究実施計画番号：jRCT2051190019）を医師主導治験として実施し、その有効性・安全性を確認した[19]。2024 年 9 月 24 日に適応拡大の承認を得て、その日から保険診療が可能となった。

　このように、一つの症例を契機として、小児ネフローゼ症候群のさまざまな病態に対するリツキシマブの開発研究が行われ、適応拡大が進んでいる。

神戸医療産業都市・メディカルクラスター
としてのメリット・連携

　われわれは、小児ネフローゼ症候群の治療開発研究だけでなく、病因・病態解

明研究も並行して行っているが、最近、小児ネフローゼ症候群の病因の有力な候補として、抗ネフリン抗体が同定された。われわれは現在、神戸医療産業都市・メディカルクラスターの一員であるシスメックス株式会社との共同研究で、抗ネフリン抗体の測定システムなどを開発中である。

引用・参考文献

1) Noone DG, et al. Idiopathic nephrotic syndrome in children. Lancet. 2018;392(10141):61-74.

2) Kikunaga K, et al. High incidence of idiopathic nephrotic syndrome in East Asian children: a nationwide survey in Japan (JP-SHINE study). Clin Exp Nephrol. 2017;21(4):651-7.

3) Nozu K, et al. Rituximab treatment for posttransplant lymphoproliferative disorder (PTLD) induces complete remission of recurrent nephrotic syndrome. Pediatr Nephrol. 2005;20(11):1660-3.

4) Benz K, et al. Change of the course of steroid-dependent nephrotic syndrome after rituximab therapy. Pediatr Nephrol. 2004;19(7):794-7.

5) Gilbert RD, et al. Rituximab therapy for steroid-dependent minimal change nephrotic syndrome. Pediatr Nephrol. 2006;21(11):1698-1700.

6) Guigonis V, et al. Rituximab treatment for severe steroid- or cyclosporine-dependent nephrotic syndrome: a multicentric series of 22 cases. Pediatr Nephrol. 2008;23(8):1269-79.

7) Kamei K, et al. Single dose of rituximab for refractory steroid-dependent nephrotic syndrome in children. Pediatr Nephrol. 2009;24(7):1321-8.

8) Iijima K, et al. Rituximab for childhood-onset, complicated, frequently relapsing nephrotic syndrome or steroid-dependent nephrotic syndrome: a multicentre, double-blind, randomised, placebo-controlled trial. Lancet. 2014;384(9950):1273-81.

9) Kobayashi M, et al. All-case Japanese post-marketing surveillance of the real-world safety and efficacy of rituximab treatment in patients with refractory nephrotic syndrome. Clin Exp Nephrol. 2021;25(8):854-64.

10) Larkins NG, et al. Non-corticosteroid immunosuppressive medications for steroid-sensitive nephrotic syndrome in children. Cochrane Database Syst Rev. 2020;4(4):CD002290.

11) Kamei K, et al. Long-term outcome of childhood-onset complicated nephrotic syndrome after a multicenter, double-blind, randomized, placebo-controlled trial of rituximab. Pediatr Nephrol. 2017;32(11):2071-8.

12) Ito S, et al. Maintenance therapy with mycophenolate mofetil after rituximab in pediatric patients with steroid-dependent nephrotic syndrome. Pediatr Nephrol. 2011;26(10):1823-8.

13) Iijima K, et al. Mycophenolate mofetil after Rituximab for childhood-onset complicated frequently-relapsing or steroid-dependent nephrotic syndrome. J Am Soc Nephrol. 2022;33(2):401-19.

14) Ravani P, et al. Rituximab in children with steroid-dependent nephrotic syndrome: a multicenter, open-Label, noninferiority, randomized controlled trial. J Am Soc Nephrol. 2015;26(9):2259-66.

15) Ravani P, et al. Rituximab for very low dose steroid-dependent nephrotic syndrome in children: a randomized controlled study. Pediatr Nephrol. 2020;35(8):1437-44.

16) Basu B, et al. Efficacy of Rituximab vs Tacrolimus in pediatric corticosteroid-dependent nephrotic syndrome: a randomized clinical trial. JAMA Pediatr. 2018;172(8):757-64.

17) Magnasco A, et al. Rituximab in children with resistant idiopathic nephrotic syndrome. J Am Soc Nephrol. 2012;23(6):1117-24.

18) Kamei K, et al. Rituximab treatment combined with methylprednisolone pulse therapy and immunosuppressants for childhood steroid-resistant nephrotic syndrome. Pediatr Nephrol. 2014;29(7):1181-7.

19) Nozu K, et al. Rituximab in combination with cyclosporine and steroid pulse therapy for childhood-onset multidrug-resistant nephrotic syndrome: a multicenter single-arm clinical trial (JSKDC11 trial). Clin Exp Nephrol. 2024;28(4):337-48.

Profile | **飯島一誠** | 兵庫県立こども病院 院長

2011年に神戸大学大学院内科系講座小児科学分野教授、2021年に兵庫県立こども病院院長に就任、現在に至る。2017年より日本医療研究開発機構（AMED）成育疾患克服等総合研究事業プログラムオフィサー、2020年より科学技術振興機構創発研究支援事業アドバイザー、2021年より神戸医療産業都市推進機構メディカルクラスター連携推進委員会委員を務める。

13 低侵襲がん医療と臨床研究

秦 明登、馬屋原 博、藤井正彦

はじめに

神戸低侵襲がん医療センター（Kobe Minimally invasive Cancer Center；KMCC）は「小さく見つけてやさしく治す」を基本理念とした、「切らずに治す」がんセンターである。神戸市が推進する医療産業都市メディカルクラスターの一員として2013年に開院し、13年目を迎えた。当院の使命は、多くのがん患者が切望する「切らずに治す」という低侵襲がん医療の分野を切り拓き、がん治療の一分野として確立してゆくことにある。多くの臨床研究や治験を実施し、さまざまながんにおいて治療成績が確立されつつある。

当院の最大の特徴は、全身どの部位のがんに対しても高精度の放射線治療を可能にする3種類の治療装置を備えていることで、すべての患者に最適な放射線治療を保険診療にて提供している。80床の入院病床を有し、4名の放射線治療医、6名の腫瘍内科医が常勤しており、入院でも通院でも放射線療法、化学療法、同時併用療法が可能である。手術を含めた集学的治療が必要な場合や、がん以外で集中治療を必要とする場合には、神戸市立医療センター中央市民病院や神戸大学医学部附属病院に24時間いつでも受け入れてもらえる密接な連携体制を築いている。

当院は、国が提唱する新たな地域医療構想に沿って超高齢社会の医療需要に対応し、地域で求められる医療機関の連携、医療機能の集約化を推進し、限られたマンパワーにおけるより効率的ながん医療の実現を図るため、放射線治療の共同

利用に特化した地域医療連携推進法人の設立を進めている。

　具体的には、メディカルクラスター内外の施設において対応が困難な症例、近隣の放射線治療装置を保有しない地域中核病院より放射線治療が必要となった症例を、根治から緩和まで幅広く引き受けている。特定機能病院では、放射線治療単独では入院が困難な場合があるが、当院では入院を必要とする症例も積極的に受け入れている。また、ホスピスや在宅療養中に緩和的な放射線治療が必要になった症例も、入院での治療が可能である。

臨床研究

　当院は、肺癌を中心とする臨床研究や治験も推進しており、最近の研究を紹介する[1]。

【研究テーマ】局所進行非小細胞肺癌に対する強度変調放射線治療（intensity modulated radiation therapy；IMRT）を用いた化学放射線療法（chemo-radiotherapy；CRT）後に免疫療法を逐次投与する多施設共同前向き研究

【背景】2018年の時点で、北米を中心に局所進行非小細胞肺癌へのIMRTはすでに汎用されていた。しかし、わが国では頭頸部癌や前立腺癌ではIMRTは普及していたが、肺癌ではほとんど普及していなかった。当院では積極的にIMRTを用いたCRTを肺癌においても行っており、実臨床での手ごたえを感じつつあった。IMRTは簡潔に説明すると、ターゲットに線量を集中し、かつ周囲臓器への線量を低減しようとする照射法である。肺臓炎の頻度が増えるとされるV20（20Gy以上の線量が当たる肺の領域）は減らせる傾向にあるが、多門照射ゆえに低線量領域V5（5Gy以上の線量が当たる肺の領域）が大きくなるリスクがある。そのため、当時のわが国ではIMRTの肺癌への適応は慎重な傾向にあり、エビデンスの構築が期待された。

【研究デザイン】当院、神戸市立医療センター中央市民病院を含む西日本がん研究機構（West Japan Oncology Group；WJOG）の複数施設で行われた多施設共同前向き観察研究

■表 4-13-1　3台の高精度放射線治療装置の使い分け

サイバーナイフ (定位放射線治療専用)	線量集中性／動体追尾	点として治療 動くものを捕まえる
トモセラピー (強度変調放射線治療専用)	線量均一性・広範囲	面・体積として治療 線量の塗り絵（dose painting） 線量分布に穴を開ける、再照射
トゥルービーム (汎用型リニアック)	通常照射への対応、短時間照射	スループット重視 複数部位の照射

【結果】 32例が登録され、評価可能な28例中24例（86%）と多くの症例で免疫療法が導入された。免疫療法導入後の無増悪生存期間中央値は20.9カ月と良好な結果であった。治療関連死および grade 4 の副作用は認めず、grade 3 以上の重症放射線肺臓炎（radiation pneumonia；RP）は1例（3%）のみと安全性の向上が期待できる低侵襲な治療であると考えられた。

【考察】 高い免疫療法の導入率、良好な無増悪生存期間、低い重症放射線肺臓炎発症率を示した。この結果から、実臨床でも IMRT を用いた CRT 後に免疫療法の維持を行うことで良好な治療効果が得られ、重症肺臓炎が減らせる低侵襲な治療であることが示唆された。

高精度放射線治療

　当院の最大の特徴である3種類の放射線治療装置について、これまでの治療成績を交えて紹介する（**表 4-13-1**）。

サイバーナイフ（CyberKnife；CK）

　サイバーナイフは、工業用ロボットアームを用いて立体的に多方向からピンポイント照射を行う定位放射線治療の専用装置である（**図 4-13-1**）。シェルや吸引バッグを用いる簡易的な固定にて1～1.5mm以下の精密な照射が可能である[2]。

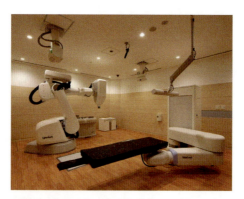

■図 4-13-1　サイバーナイフ

　治療対象となる疾患は転移性脳腫瘍が最も多い。サイバーナイフは時間的・空間的な分割定位放射線治療（stereotactic radiation therapy：SRT）が容易なシステムであり、転移性脳腫瘍の腫瘍径や病巣の局在に応じて22Gy/1回・30Gy/3回・35Gy/5回のいずれかの最適な分割照射を行っている。

　病巣数10個以下の初発例389例1,187病巣の転移性脳腫瘍患者の治療成績調査では、生存期間中央値33カ月、5年局所制御率92%、5年生存率33%であった。特に遺伝子変異を有する肺癌症例の治療成績は有意に良好であり、生存期間中央値43カ月であった。新規脳転移出現までの期間中央値は病巣数2個以上の症例群で中央値9カ月と有意に短く、過半数の症例で反復治療を必要とした。局所再発を予想する因子解析では腫瘍体積（≧4mL）や処方線量（BED10＜72Gy）、化学療法（－）が有意な因子として検出された。

　呼吸性移動を有する部位としては肺腫瘍が最も多く、限局性I期肺癌を対象として初期成績を報告している。139例の臨床的I期肺癌に対して、辺縁線量50Gy/4回の体幹部定位放射線治療（stereotactic body radio therapy；SBRT）を行ったところ、5年局所制御率94%、5年生存率61%であった。年齢中央値は77歳で超高齢者が大半を占め、肺癌死と他病死の割合は約1：2と他病死の割合の方が高かった。計画標的体積（planning target volume；PTV）内部の肉眼的腫瘍体積（gross tumor volume；GTV）に対する線量が高い症例群（GTV平均

線量 62.3Gy 以上）において局所再発が抑制されることが判明した。

　他の局所療法による制御が困難な初発・再発肝細胞癌に対しても SBRT は有用であることを経験しており、74 例の肝細胞癌に対して 4〜8 分割の SBRT により 3 年局所制御率 87％、3 年生存率 68％が得られている。Child-Pugh スコア 8 点以上の肝予備能低下を有する症例において生存期間の有意な短縮が見られた。また腫瘍径 3cm 以上、かつ全治療後の局所再発症例において局所再発率の増加が認められた。標的病巣以外に前治療歴を有する肝細胞癌症例において、遠隔再発の増加を認めた。

　SBRT が前立腺癌に対しても有効であることが報告されており[3]、当院でも 2019 年にサイバーナイフによる 5 分割 SBRT を導入している。従来の照射と比較して有害事象の増加は見られず、良好な初期治療成績が得られている。

トモセラピー（TomoTherapy）

　トモセラピーは、診断用ヘリカル CT の原理を応用した回転照射を行う、トンネル型のガントリーを有する IMRT 専用装置である[4]（図 4-13-2）。IMRT は一方向からの照射野においてコンピュータ制御で線量強弱を付加することにより、腫瘍に対して高線量を集中させつつ、近傍の標的病巣に対しては線量低減が可能な、最新の放射線治療技術である。トモセラピーは複雑な解剖学的構造を有する頭頸部・腹部・骨盤部において、特に線量塗分けが容易であり、他の装置よりも均一な線量分布を得やすい特徴を有する。

　当院で IMRT の対象となる疾患は前立腺癌が最も多く、長期成績を報告している。602 例の限局性前立腺癌に対して IMRT を施行し、中リスク予後不良群以上でホルモン療法を併用した。8 年全生存率 96％、8 年 PSA 無再発 92％と予後は非常に良好であり、原病死は 2 例のみで 13 例に他病死を認めた。当初は 1 回線量 2Gy で 78Gy/39 分割 /8 週間に及ぶ長期間の照射を行っていたが、近年では 1 回線量を 2.5〜3Gy に増加させた短期照射が保険収載され、短期分割照射が標準的になってきた。当院でも 2018 年より 70Gy/28 分割 /6 週間→ 60Gy/20 分割

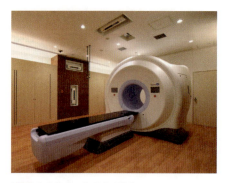
■図4-13-2　トモセラピー

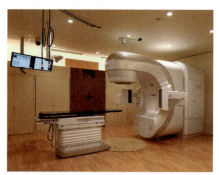
■図4-13-3　トゥルービーム

/4週間と短縮しているが、いずれの線量分割も治療効果に差は見られなかった。

2018年より直腸線量低減を目的としたハイドロゲル直腸スペーサーを導入したこともあり、直腸出血をはじめとする有害事象の増加も認められなかった。なお、直腸スペーサー留置術は十分な麻酔下に行う必要があることから、当院より神戸大学医学部附属国際がん研究・医療センター（International Clinical Cancer Research Center；ICCRC）泌尿器科に処置を委託している。

トゥルービーム（TrueBeam；TB）

トゥルービームは汎用型放射線治療装置に分類され、通常照射のほか、上述のSBRT・IMRTのいずれにも対応でき、電子線照射も含めた、すべての外照射の放射線治療技術に対応可能な装置である（図4-13-3）。照射野が40×40cmと広く、高い線量率を有することから従来機と比較して短時間で放射線治療が可能である。当院では全身状態が思わしくない患者、疼痛を有する患者、複数病巣に対する緩和的放射線治療が必要な患者など、短時間で効率的な照射を行う必要がある場合にトゥルービームを用いている。デジタル透視装置（on board imager；OBI）を用いてコーンビームCT（cone beam computed tomotherapy；CBCT）を撮像することができ、すべての照射の際に体内構造を指標とした位

決め（画像誘導放射線治療：image-guided radiotherapy；IGRT）を行っている。呼吸性移動を有する肺や上腹部臓器に対して IMRT を適用する際には腫瘍の呼吸性移動対策が必要になる。

　2018 年より切除不能Ⅲ期非小細胞癌において CRT 後の免疫チェックポイント阻害薬（immune checkpoint inhibitor；ICI）、デュルバルマブ（D-mab）の投与が標準治療となっており、当院では IMRT の適用を積極的に行ってきた。CRT 後に ICI 投与を行った 73 例において、1 年間の D-mab 投与を完遂した割合は 47 ％であり、累積 20％の症例で症候性 RP により D-mab 投与が中止されたものの、安全性のプロファイルは承認要件となった先行する臨床試験と同様であった[5]。RP 発症を予測する臨床的因子の解析では、背景肺に間質性陰影を有すること、高線量（30～50Gy）の肺照射体積割合が有意な因子であった[6]。その後の経過観察で生存期間中央値 40 カ月、4 年全生存率 46％、4 年無増悪生存率 27％であり、当院の実地臨床の治療成績は先行する臨床試験に匹敵するものであった[7]。累積 38％の症例で局所領域再発、62％の症例で遠隔再発が認められたものの、限局性再発の場合には適切な救済治療の適応で長期生存が得られる症例も多く観察された。全生存期間を予測する因子解析では PTV 300mL 以上、間質性陰影の存在が有意な因子として検出された。肺下葉原発症例で有意な再発の増加を認めた。

● 引用・参考文献

1) Hata A, et al. Intensity-modulated radiotherapy (IMRT)-adapted chemoradiotherapy (CRT) followed by durvalumab (Durva) for locally advanced non-small cell lung cancer (NSCLC): 2-year update from a multicenter prospective observational study (WJOG12019L). ESMO Open. 2024;9(suppl_3):1-12.
2) Kilby W, et al. The CyberKnife Robotic Radiosurgery System in 2010. Technol Cancer Res Treat. 2010;9(5):433-52.
3) van As N, et al. Phase 3 Trial of Stereotactic Body Radiotherapy in Localized Prostate Cancer. N Engl J Med. 2024;391(15):1413-25.
4) Welsh JS, et al. Helical tomotherapy: an innovative technology and approach to radiation therapy. Technol Cancer Res Treat. 2002;1(4):311-6.
5) Antonia SJ. Durvalumab after Chemoradiotherapy in Stage III Non-Small-Cell Lung

Cancer. Reply. N Engl J Med. 2019;380(10):990.

6) Mayahara H, et al. Predicting factors of symptomatic radiation pneumonitis induced by durvalumab following concurrent chemoradiotherapy in locally advanced non-small cell lung cancer. Radiat Oncol. 2022;17(1):7.

7) Faivre-Finn C, et al. Four-Year Survival With Durvalumab After Chemoradiotherapy in Stage III NSCLC-an Update From the PACIFIC Trial. J Thorac Oncol. 2021;16(5):860-7.

Profile | **秦 明登** | 神戸低侵襲がん医療センター呼吸器腫瘍内科 主任部長

総合内科専門医、呼吸器学会専門医・指導医、がん薬物療法専門医・指導医。神戸中央市民病院呼吸器内科専攻医、先端医療センター病院総合腫瘍科スタッフ、神戸市立医療センター中央市民病院腫瘍内科Bスタッフを経て2018年より現職。神戸医療産業都市、メディカルクラスターにおける連携を深め、肺癌の臨床試験、トランスレーショナルリサーチを活性化したい。

Profile | **馬屋原 博** | 神戸低侵襲がん医療センター放射線治療科 部長

日本医学放射線学会専門医（放射線治療）。1999年神戸大学医学部卒業。兵庫県立粒子線医療センターにて4年間、国立がん研究センター中央病院にて7年間の勤務を経て、2013年のKMCC設立時に放射線治療部門を立ち上げ、13年目となる。2019年より放射線治療科部門長を務める。3名の放射線治療専門医とともに、脳・肺・肝・前立腺・脊椎転移・オリゴ転移に対するサイバーナイフを用いた定位放射線治療、トモセラピーを用いた前立腺癌IMRT、トゥルービームによる肺癌IMRTなど多様な癌種に対する高精度放射線治療を担当する。

Profile | **藤井正彦** | 神戸低侵襲がん医療センター 理事長／病院長

神戸大学大学院医学研究科客員教授。日本医学放射線学会・日本専門医機構放射線科専門医。PET核医学認定医、がん治療認定医。1982年神戸大学医学部卒業。1989年神戸大学医学部放射線科助手、1990年米国Emory大学留学、1992年（旧）三木市民病院放射線科医長、2001年神戸大学医学部放射線科准教授、2009年同放射線科長を経て、2013年4月から現職。

14 | 大学薬学部と医療機関の連携

福島恵造、岸本修一

はじめに

　神戸学院大学薬学部は、神戸市のポートアイランドに位置する神戸医療産業都市の一角にあり、中核病院である神戸市立医療センター中央市民病院（以下、中央市民病院）と長年にわたり深い連携を築いている。2011年9月には、当大学院薬学研究科と中央市民病院が、教育および研究の深化を目的とする「教育・研究協力に関する協定」を締結した。翌年には医療連携実行委員会を設置し、医療連携活動を正式に開始した。この活動は、学生に実践的な学びの場を提供し、臨床研究を推進し、薬剤師の役割を強化することを目的としている。これまで、大学と医療機関がそれぞれの特色を活かし、実習プログラムの充実や共同研究の推進、薬剤師の臨床スキル向上を目指した取り組みを行ってきた。連携機関には、中央市民病院のほか、神戸市立医療センター西市民病院、市立芦屋病院、神戸中央病院、三重ハートセンター、神戸リハビリテーション病院が参加している。

医療連携の活動内容

　医療連携の活動内容として、本学では医療連携実行委員会のもと、医療連携教育グループ所属教員（以下、連携教員）が中央市民病院との橋渡し役を担っている。連携教員を中心に、委員会メンバーである教員は、病院薬剤師の大学院受け入れや臨床研究を推進している。また、学生の卒業研究では、カルテ調査による

臨床統計解析や薬物動態の解析など、多岐にわたる研究テーマに取り組んでいる。一方、中央市民病院では、病院薬剤師の教育や臨床研究テーマの探索、研究支援を行っている。さらに、本学の外国人客員教授や連携校からの外国人学生と病院スタッフの交流を促進するなど、国際交流にも積極的に取り組んでいる。加えて、大学−医療連携講演会を定期的に開催し、幅広い交流の場を提供している。これらの活動は、協定にも掲げられている通り、教育と研究の両面に多くの利点をもたらしている。

医療連携による教育効果

医療連携は、教育的な効果として学生に実践的な学びの機会を提供することを目的としており、臨床現場での経験を通じて薬剤師としての専門性を高めることを目指している。以下に具体的な教育効果を示す。

実務能力の向上

医療連携により、学生が実務に触れる機会が増加している。薬学部5年次生の実務実習に先立つ4年次生の事前実習では、中央市民病院の薬剤師から直接指導を受けることで、学生の将来へのモチベーションが向上している。また、5年次生を対象とした薬剤学特論Ⅰ（大学−医療連携特別講義）では、中央市民病院でチーム医療の一員として活躍する薬剤師や医師による講義が行われている。2024年度には、循環器、栄養管理、がん薬物療法、救急医療／ICUをテーマに4回の講義が実施された。これにより、学生は薬剤師が医師や患者にどのようにアプローチするか、また医師が薬剤師の処方提案をどのように治療に反映するかを学ぶ機会を得ている。さらに、実際の医療現場における薬剤師の役割や業務の実態を知ることで、薬剤師の専門性や責任の重要性を理解することができる。このような取り組みは、学生の実務能力の向上に寄与し、将来のキャリア形成にも大きな意義を持つ。

臨床ニーズの学び

　大学－医療連携講演会は、臨床のニーズや研究成果を共有する場として、医療連携の促進と教育効果の向上に寄与している。この講演会には医療従事者や学生が参加し、多様なテーマに関する講演やディスカッションが行われる。これにより、参加者は新しい知識を得るとともに、医療現場で役立つ情報を得ることができる。講演会は年に2回実施され、最近では「Pharmacist Scientist が拓く薬物治療の未来」や「がん薬物療法適正化とがん患者に必要な栄養療法」をテーマに開催された。この活動を通じて、薬剤師の臨床現場での役割や、他職種との連携の重要性について議論が深まっている。

　また学生にとっては、臨床現場での事例や研究成果を学ぶことで理論と実践を結びつける機会となるだけでなく、専門家とのネットワーク構築のきっかけにもなる。このネットワークは将来のキャリア形成において有益な人脈となる。さらに、講演会参加者同士の意見交換から新たな研究アイデアが生まれ、大学と医療機関の共同研究を促進し、医療の発展に寄与することが期待される。特に、地域の医療機関との連携は、地域住民への医療サービス向上において重要である。この連携により、地域特有の健康問題に対する理解が深まり、効果的な対策を講じる基盤が提供されることが期待される。

卒業研究への効果

　医療連携は、学生の卒業研究に多大な教育的効果をもたらしている。学生は、実際の医療現場で直面する課題「clinical question」をテーマに卒業研究を行うことができる。これにより、大学で学んだ理論を実践に結びつける能力を養い、薬剤師としての実務的な視点を深めることが可能である。

　具体的には、病院での診療録を用いた調査や薬物動態解析を通じて、現場での問題解決能力を向上させることが期待される。学生は、大学の指導教員や連携教員に加え、現場の専門家から直接アドバイスを受ける機会を得ており、課題解決

において多角的な支援を受けられる。このような環境は、薬剤師としての将来像を具体的にイメージさせるとともに、臨床現場での経験を通じて国家試験への意識を高め、薬剤師としての役割や責任を深く理解するきっかけを与える。さらに、卒業研究で得られる経験は、学生のモチベーション向上や卒業後のキャリア形成に大きく寄与する。医療現場での実践的な学びは、薬剤師としての専門性を高めるだけでなく、卒業後も臨床研究に積極的に取り組む姿勢を育む。このような取り組みは、薬物治療の質の向上や医療全体の発展に貢献することが期待される。

医療連携による研究への効果

医療連携は、研究面においても多大な効果をもたらしている。この連携は、中央市民病院をはじめとする医療機関との協力を基盤に構築され、臨床現場のニーズに応じた研究を推進することで、薬物治療の発展や薬剤師の専門性向上に寄与している。以下に、具体的な研究面での効果を述べる。

連携教員が医療機関と大学の橋渡し役を担い、臨床現場で得られたデータや課題を大学内で共有する仕組みが整備されている。この体制により、基礎研究と臨床研究が相互に補完し合い、実践的で効果的な研究の推進が可能となっている。具体的には、臨床現場で得られるリアルワールドデータや課題をもとに、基礎研究者と臨床研究者が協働し、研究の方向性を現場のニーズに即して調整している。また、医療機関では薬剤師・医師・看護師など多職種が関与するチーム医療の枠組みの中で研究が進められている。この多職種連携により、各専門職の知識や経験が相互に活用され、研究テーマが多角的に検討される体制が構築されている。薬剤師は薬物動態や薬剤管理の視点を提供し、医師は治療の実践的な知見を共有することで、研究の質が向上し、包括的な成果が得られる。この体制は、研究の実用性を高めるだけでなく、医療現場の課題解決にも直結する成果を生み出している。

成果の一例

成果の一例として、COVID-19患者におけるレムデシビルの薬物体内動態および有効性・有害事象との関連解析が挙げられる。

◆研究概要

レムデシビルはCOVID-19に対する有効性が海外で確認され、日本でもCOVID-19感染症治療薬（ドラッグリポジショニング）として特例承認を受けた。しかし、日本人患者、特に合併症を有する患者における有効性や安全性に関するデータは十分ではなかった。そのため、中央市民病院で2020年5月〜2021年3月までにレムデシビルを投与されたCOVID-19患者160人を対象に、リアルワールドデータを用いて薬物動態や有効性・安全性との関連を調査した。日常診療の残余血液検体から、神戸学院大学の質量分析器を用いてレムデシビルとその活性代謝物GS-441524（以下、活性代謝物）の濃度を測定した。得られた濃度推移データは親・代謝物モデル（parent-metabolite model）に当てはめ、非線形混合効果モデルによる母集団薬物動態解析を行い、モデルパラメータを推定した。さらに、患者背景との関連解析を通じて薬物動態の変動因子（共変量）の同定と定量を行った。個々の患者における活性代謝物の体内曝露量としてAUC$_{0\text{-}5day}$を算出し、安全性（有害事象発症率）または有効性（退院までの日数）に関して、exposure-response（ER）解析を実施した。

◆結果

対象患者160人の年齢中央値は70歳で、男性が101人（63%）であった。eGFR中央値は72 mL/min/1.73 m^{2}で、42人（26%）が60 mL/min/1.73 m^{2}以下であった。

退院までの日数中央値は13日、有害事象発症率（grade 2以上のASTまたはALTの上昇）は11.3%であった。レムデシビルは静脈内投与後速やかに体内から消失し、5時間後には検出下限以下となった。一方、活性代謝物は投与24時間後でも血中に観察され、大きな個体間変動が認められた。推定された活性代謝物のAUC$_{0\text{-}5day}$中央値は18.7 mg・5 day/mL（四分位範囲：14.5〜30.0）であった。

母集団薬物動態解析では、活性代謝物の見かけのクリアランスに影響を与える因子として eGFR と体重が同定された。具体的には、eGFR が 120 mL/min/1.73 m^2 の患者に比べ、60 および 45 mL/min/1.73 m^2 の患者では見かけのクリアランスがそれぞれ 68％および 57％に減少し、腎機能低下時に活性代謝物の体内曝露が増大することが示された。

　安全性に関する ER 解析では、有害事象の有無で患者を分類し、両群間の活性代謝物 AUC を比較した結果、AST and/or ALT 上昇のいずれの場合でも有意差は観察されなかった。有効性に関する ER 解析では、多変量 Fine-Gray 比例ハザードモデル解析を行った結果、統計的に有意な変量は年齢（ハザード比〔HR〕0.96）および WHO ordinal scale（HR 0.74）であった。活性代謝物 AUC の HR は 0.98（95％信頼区間：0.97〜1.00、P = 0.07）であり、有効性についても活性代謝物の体内曝露量による影響は観察されなかった。また、eGFR および入院時期による影響も認められなかった。

　以上より、腎機能低下患者で活性代謝物の体内曝露量は増大するが、有効性および安全性への影響は小さいと推察され、腎機能に応じたレムデシビルの用量調整は不要であると結論づけられた。

　本研究が完遂できたのは、重症患者専用臨時病棟に常駐していた臨床薬剤師の着眼点と行動力、さらにそれを具体化した連携教員の技術的サポートによるものである。この研究は、大学教員と臨床薬剤師が協働して実施した模範的な臨床研究である。

神戸医療産業都市・メディカルクラスターとしてのメリット・連携

　以上のように、神戸学院大学薬学部と中央市民病院の連携は、教育と研究の両面で大きな成果を挙げている。教育面では、学生に対して実践的な学びの機会を提供し、薬剤師としての専門性向上とキャリア形成に寄与している。事前実習や特別講義を通じて、学生にチーム医療における薬剤師の役割を理解させる取り組

みは、実務能力の向上に直結している。さらに、卒業研究では臨床課題をテーマに取り組むことで、学生の問題解決能力を養い、学びを実践に活かす力を育成している。研究面では、中央市民病院との協働による実践的な研究が推進されている。特に、レムデシビルを対象とした薬物動態解析は、腎機能低下患者における有効性と安全性に関する重要な知見を提供した。この研究は、大学教員と臨床薬剤師が密に連携することで実現された模範的な事例である。これらの活動は、医療機関と大学が持つ専門性を最大限に活かし、教育と研究を融合させることで、地域医療の発展や医療サービスの向上に貢献している。

引用・参考文献

1) Tamura R, et al. Population pharmacokinetics and exposure-clinical outcome relationship of remdesivir major metabolite GS-441524 in patients with moderate and severe COVID-19. CPT Pharmacometrics Syst Pharmacol. 2023;12(4):513-21.

Profile **福島恵造** 神戸学院大学薬学部 講師

2003年京都薬科大学卒、2005年同大学院臨床薬学科修士課程修了。2007年同大学薬物動態学分野助手。2009年同大学にて薬学博士号を取得。2010年に神戸学院大学薬学部にレクチャラーとして赴任。2012年から同大学薬学部医療連携実行委員として臨床研究に従事、現在に至る。

Profile **岸本修一** 神戸学院大学薬学部 教授

1988年熊本大学薬学部卒、1990年同大学院薬学研究科博士前期課程修了。1990〜1996年住友製薬株式会社総合研究所研究員。1997年神戸学院大学薬学部に着任。2000年熊本大学にて博士（薬学）取得。2020年教授昇任。2023年11月に薬学部長を拝命し、神戸医療産業都市においてさまざまな連携を模索中。

15 | CURE-KOBE へつながる地域一体化リハビリテーション研究

岩田健太郎

研究サマリー

急性非代償性心不全（ADHF）患者に対する外来型リハビリテーションの有効性は認められているが、高齢患者には身体的・認知的な課題が多く、在宅リハビリテーションの有効性は十分に確立されていない。本研究は、遠隔患者モニタリング（RPM）を組み合わせた在宅運動プログラムの有効性を検証するため、2018〜2020年にADHFで入院した高齢患者121名を対象に実施されたランダム化比較試験である。介入群では毎日の健康モニタリングとICTを活用し、医療・介護スタッフ間で双方向の情報共有を実施した。結果、介入群では死亡または再入院率が29%と通常治療群の53%に比べて有意に低下した（P = 0.008）。また、総医療費が大幅に低下し（P < 0.001）、6分間歩行距離の増加（P = 0.019）など身体機能の向上も確認された。本研究は、RPMを活用した在宅リハビリテーションが高齢ADHF患者の予後改善と医療費適正化に効果的であり、リハビリテーションを軸とした地域連携の強化が心不全患者の予後改善に寄与する可能性を示している。

研究の発端となった出来事

新型コロナウイルス感染症のパンデミックは、世界中の医療システムに深刻な影響を及ぼし、特に高齢者においては、入院期間中に身体的および精神的機能が著しく低下し、自宅復帰が困難となる事例が多く報告された。日本国内では要介護者の施設復帰が難しくなるケースが増加し、それに伴い入院期間の長期化や急性期病床の回転率低下などの課題が顕在化した。このような状況は、急性期病院のリハビリテーション体制の不備や急性期医療と回復期医療の連携不足を浮き彫

りにし、厚生労働省はこれらの課題解決に向けた対応を迫られた[1]。これを受け、2023 年の「経済財政運営と改革の基本方針」、いわゆる「骨太の方針」で「急性期病床における早期リハビリテーションの推進」が掲げられ、2024 年度診療報酬改定では「リハビリテーション・栄養・口腔連携体制加算」が新設されるなど、急性期から生活期まで一貫したリハビリテーションの提供を目指す体制の整備が進められている[2]。

　医療技術の進歩により治療スピードは向上したものの、高齢者では入院を契機とした日常生活動作（activities of daily living；ADL）の低下が課題となり、退院後の地域連携やリハビリテーションの継続が重要性を増している[3]。特に、多疾患併存が多い高齢患者においては、基礎疾患の管理や運動、食事、服薬指導など、生活全般にわたる支援が必要不可欠である[4]。しかし、急性期病院の在院日数が短縮している現状では、退院後の生活を見据え、早期に在宅での介入を開始する体制を整備することが求められている。また、急性期病院では重症化リスクの高い患者のスクリーニングを行い、生活期でのリスク管理や再入院予防を視野に入れた包括的な支援体制の構築が急務である[5]。さらに、急性期から生活期までの連携を実現するためには、リハビリ専門職の人材育成や IT を活用した情報共有の仕組みを構築することが必要である。こうした臨床現場での課題に直面し、健康寿命の延伸を実現するためには、地域連携を基盤とした一貫したリハビリテーション体制が不可欠であると痛感したことが、本研究を始める契機となった。

研究の内容

　高齢化の進展に伴い、心不全患者の増加が医療分野における重大な課題となっている。心不全患者は急性増悪による入退院を繰り返し、死亡率や再入院率が高いことに加え、医療費の増加や生活の質（quality of life；QOL）の低下が顕著である。特に、高齢患者に特有の身体的フレイルやサルコペニア、認知機能障害、社会的孤立といった課題が、既存のリハビリテーションの阻害因子となっている[5]。

　こうした課題を踏まえ、本研究では在宅環境での監視下運動プログラムと遠隔

患者モニタリング（remote patient monitoring；RPM）（図 4-15-1）を組み合わせ、高齢心不全患者における死亡率および再入院率の低減効果を検証した。2018 年から 2020 年にかけて実施された前向きオープンラベルの並行群ランダム化比較試験では、急性非代償性心不全（acute decompensated heart failure；ADHF）で入院した 65 歳以上の患者 121 名を対象とし、介入群（在宅リハビリ＋ RPM）と通常治療群に 1：1 で無作為に割り付けた。一次エンドポイントは退院後 180 日以内の全死因死亡率または再入院率、二次エンドポイントは総医療費、QOL、身体機能の変化と設定した。対象者の中央値年齢は 82 歳、女性が 55％、84％が慢性腎疾患を併発しており、身体機能の低下も顕著で、6 分間歩行距離の中央値は 225m、サルコペニア診断基準を満たす患者は 41％であった。介入群では、理学療法士による監視下での在宅リハビリに加え、体重、血圧、心拍数などの症状モニタリングを実施し、緊急時には医療スタッフによる迅速な対応が可能な体制を整備した。一方、通常治療群では標準的なフォローアップを行った。

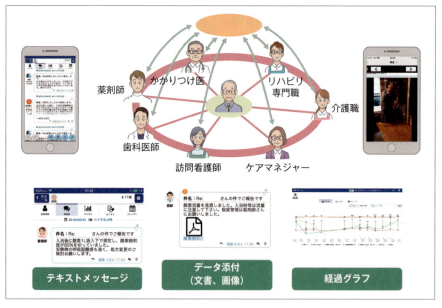

■図 4-15-1　リモートモニタリング

結果、介入群の退院後180日以内の死亡または再入院率は29%で、通常治療群の53%と比較して有意に低下した（P = 0.008）（図4-15-2）。さらに、介入群では1患者当たりの総医療費が180日間で約107万円少なく抑えられ（P < 0.001）（図4-15-3）、6分間歩行距離、握力、膝伸展筋力などの身体機能が有意に改善し、QOLの向上も確認された。

本研究は、在宅リハビリとRPMを組み合わせた包括的介入が、高齢心不全患者の死亡率およ

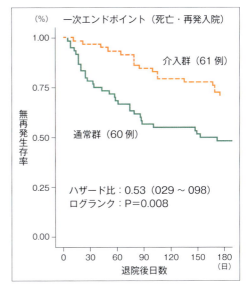

■図4-15-2 一次エンドポイント（全死亡 or 全再入院）

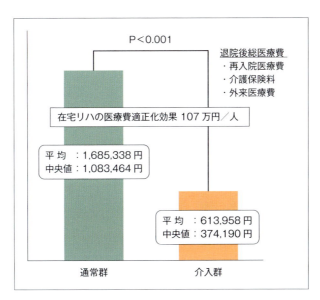

■図4-15-3 退院後医療費

び再入院率の低減に寄与することを明らかにした。特に、遠隔モニタリングによるリアルタイムでの症状追跡や迅速な医療対応、多職種連携が医療の質向上に加え、医療費の適正化にも効果的であることを示した。この成果は、急性期病院と地域医療機関が連携した統合的支援体制の構築における重要な指針であり、高齢化が進む社会における医療と介護の新たなモデルを提示するものである[6]。

神戸医療産業都市・メディカルクラスターとしてのメリット・連携

　神戸市では、健康寿命の延伸を目指し、前述の試験結果を受けて「神戸地域一体化リハビリテーションコンソーシアム（CURE-KOBE）」が設立された（**図4-15-4**）。このプロジェクトは、神戸市と神戸在宅医療・介護推進財団が主体となり、神戸市内の医療福祉施設（病院、クリニック、事業所、薬局など）で構成されるほか、神戸市医師会、神戸市民間病院協会、兵庫県看護協会、兵庫県理学療法士会、兵庫県作業療法士会、兵庫県言語聴覚士会、神戸市薬剤師会、神戸市ケアマネージャー連絡会など、多くの関連団体の支援を受けている。CURE-KOBE は、"オール神戸"体制で推進され、多疾患併存の高齢者の急増にも対応可能な強固な組織づくりが進められている。

　CURE-KOBE の目的は、急性期から回復期・生活期にわたるリハビリテーションを軸とした切れ目のない医療・介護連携の実現である。具体的には、①疾患を問わず、リハビリを中心とした包括的な疾病管理の提供、②クラウド型 EHR（electronic health record）ネットワークを活用したシームレスな情報共有、③医療・介護従事者の人材育成と相互連携の強化、④新たなリハビリモデルおよび地域包括ケアへの取り組みの推進、の4つを柱として活動が展開されている。これらの取り組みにより、医療者のみならず患者自身も、自身の病態やリハビリテーションの見通しを把握できるようになり、行動変容の促進や治療効果の向上が期待されている。CURE-KOBE は、高齢化社会における地域医療と介護の新たなモデルケースとして注目されている[7]。

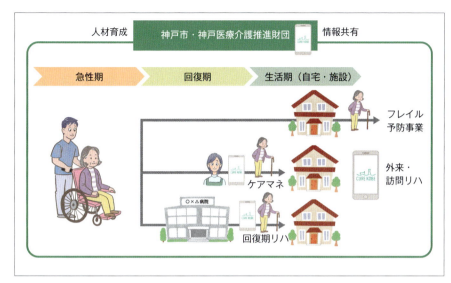

■図 4-15-4　神戸地域一体化リハビリテーションコンソーシアム（CURE-KOBE）

　多くの慢性疾患は、不適切な生活習慣に起因するとともに、個人の体質（遺伝素因）とも密接に関連している。しかし、生活習慣や体質と病気との関係については未解明の部分が多いのが現状である。特に、長寿命化が進む現代において課題となった認知症やフレイルについては、その原因や進行メカニズムの解明が十分に進んでいない。CURE-KOBEでは、地域住民や関係機関の協力を得ながら、こうした未解明の課題を解決するために、大規模なコホート研究の実現を目指し、データベース構築の準備が進められている。この取り組みは、神戸市民にとどまらず、日本全国、さらには世界中の人々の健康と福祉に貢献できる可能性がある。

　かつて日本では脳卒中が主要な死因の一つであったが、高血圧がその最大の危険因子であること、そして食塩の過剰摂取が血圧を上昇させる要因であることが明らかになったのは、過去のコホート研究の成果によるものである。この知見に基づき、減塩や高血圧対策が国民規模で推進され、日本が世界一の長寿国となる基盤が築かれた。さらに、現在の健診や診察で用いられている高血圧や糖尿病の診断基準も、こうしたコホート研究の成果をもとに定められている。このように、

コホート研究の成果は、日常生活の中で人々の健康を守るために活用されている。しかし、日本人の生活環境や健康状態の特徴は時代とともに変化している。そのため、過去のコホート研究の成果をそのまま現在の日本人に適用することは難しい場合がある。このような背景から、常に最新のデータを収集・分析し、時代に即した健康基準や予防対策を提供するためのコホート研究が社会インフラの一環として位置づけられている[8]。

　先行する成功事例として、弘前コホート研究が挙げられる。この研究では、地域住民を対象に健康診断の追跡調査を行い、生活習慣や遺伝的要因と健康状態の関係を解明することで、健康寿命の延伸や生活習慣病の予防を目指している。地域住民の協力を得ながら、多角的に健診データを収集し、ビッグデータの構築を進めてきた。また、産業界との協力を通じて、健康寿命の延伸や医療技術の開発にも貢献しており、企業との共同研究によって、コホートデータが健康関連製品や医療機器の開発に活用され、産業界にとっても実用的な成果を生み出している。さらに、この研究の成果は、エビデンスに基づく予防医療の普及や新規ビジネスの創出に寄与し、学術的意義を超えた社会的・経済的なインパクトをもたらしている。加えて、研究資金の一部を企業連携や地域支援から確保する仕組みを持つことで、学術研究が単なる大学内の活動にとどまらず、社会全体に還元される持続可能なモデルとして機能している。このように、弘前コホート研究は、産学連携の成功事例として国内外で高く評価され、地域医療や健康政策のモデルケースとして注目を集めている（**図 4-15-5**）。

　一方、CURE-KOBE は、弘前コホート研究とは異なり、医療を受ける高齢者や介護保険を利用する方々を対象とした世界初の地域連携プロジェクトである。複数の疾患を抱えた患者が、急性期から回復期・生活期に至るまで、リハビリを中心とした継続的な疾病管理を受けられる仕組みを構築し、切れ目のない医療・介護連携を通じて再入院の予防や QOL の向上を目指している。特に、クラウド型 EHR ネットワークを活用した情報共有や、医療・介護従事者の人材育成に重点を置き、地域全体で一体化したケアの実現を目指している点が特徴である。CURE-KOBE は、患者に寄り添った実践的なリハビリモデルを神戸から発信し、

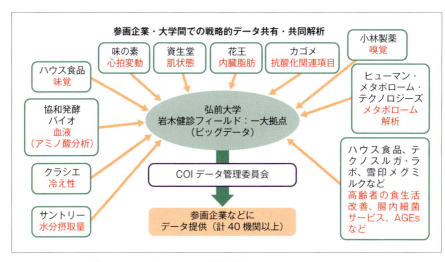

■図 4-15-5　弘前コホート研究における産学連携（文献 9 より改変）

新たな地域包括ケアの在り方を提言できる可能性がある。

　さらに神戸医療産業都市は、国内外の研究者や企業が集積するメディカルクラスターであり、革新的な医療技術や研究成果を迅速に社会実装するための環境を備えている。産学官医の連携・融合を通じて、大学や研究機関、企業、行政、医療機関が一体となり、実用的な医療技術や新たな治療モデルの開発が推進されている。ここで実施されるコホート研究は、こうした連携の強みを活かし、予防医学の発展に寄与する取り組みとして大きな期待が寄せられている。また、研究成果を神戸市民や地域社会に還元することは重要な使命であり、得られたデータをもとに地域の健康施策を立案し、健康寿命の延伸や医療費の適正化を目指した取り組みが進められている。これらの活動は、市民、行政、医療機関が一体となって推進され、地域の力を結集することで、持続可能な健康社会の実現に向けた取り組みが着実に進められている。

引用・参考文献

1) 井伊雅子ほか. COVID-19 パンデミックでの患者の受療行動と医療機関の収益への影響. フィナンシャル・レビュー. 2022;(2):133-60.
2) 経済財政運営と改革の基本方針 2023：加速する新しい資本主義〜未来への投資の拡大と構造的賃上げの実現〜. https://www5.cao.go.jp/keizai-shimon/kaigi/cabinet/honebuto/2023/2023_basicpolicies_ja.pdf［2025/1/27 閲覧］
3) Barnett K, et al. Epidemiology of multimorbidity and implications for health care, research, and medical education: a cross-sectional study. Lancet. 2012;380(9836):37-43.
4) 鳥羽研二. 老年症候群と総合的機能評価. 日本内科学会雑誌. 2009;98(3):589-94.
5) 高橋哲也, 岩田健太郎. 超急性期医療におけるリハビリテーションの在り方：早期リハビリテーションの効果. 病院. 2023;82(7):594-9.
6) 岩田健太郎. 内部障害を有する利用者に対するシームレスにつながる在宅支援の在り方. 訪問リハビリテーション. 2023;13(4)：294-301.
7) 岩田健太郎. 超高齢社会における内部障害合併患者に対する地域一体化リハビリテーション：CURE-KOBE での理学療法士の立場から. 心臓リハビリテーション. 2024;30(2):165-9.
8) Hata J, et al. Secular trends in cardiovascular disease and its risk factors in Japanese: half-century data from the Hisayama Study (1961-2009). Circulation. 2013;128(11):1198-205.
9) 弘前大学健康未来イノベーション研究機構. 健康を基軸とした経済発展モデルと全世代アプローチでつくる well-being 地域社会共創拠点. https://coi.hirosaki-u.ac.jp/overview3/［2025/2/21 閲覧］

Profile | **岩田健太郎** 神戸市立医療センター中央市民病院リハビリテーション技術部 技師長代行

金沢大学医学部保健学科理学療法学専攻を卒業後、医療と介護の両分野で経験を積み、2005 年より現職に勤務。神戸大学大学院で博士号を取得し、心臓リハビリテーションや集中治療領域を中心に、臨床・教育・研究の各分野で活動している。特に、急性期リハビリテーションの早期介入に関する研究や AI を活用した評価技術の開発に注力しながら、レジデント制度の推進や全国の大学での非常勤講師を通じて理学療法士の人材育成にも取り組んでいる。資格として上級心臓リハビリテーション指導士や集中治療理学療法士を有し、日本理学療法管理学会、日本心臓リハビリテーション学会、日本循環器学会、日本集中治療医学会などに所属している。

16 心不全患者の心エコーと臨床研究

鳥居裕太

研究サマリー

心不全患者数は今後も増加すると考えられており、心不全診断において心エコー図検査は欠かすことのできない検査法である。心エコー図検査では左室機能として収縮能と拡張能を評価することが重要である。2016年に左室拡張能ガイドラインが刷新されたが、このガイドラインの有用性についての報告は限られていた。われわれは、2009年に提唱された旧ガイドラインと新ガイドラインを比較し、心不全患者における心血管イベントとの関連性が高いことを示した。

また心不全の分類で頻用される指標として、左室駆出率（LVEF）がある。心不全患者は治療や時間経過に伴いLVEFが変化するが、LVEFの低下した心不全において、至適治療によりLVEFが改善する症例を経験する。このLVEFが改善する症例は予後が良好であることは知られていたが、われわれはその予測指標として、心エコー図検査における左房ストレインが有用であることも示した。

さらに、ユニークかつ臨床的にも有用である下肢陽圧負荷機器を用いた負荷心エコー図検査についても概説したい。

研究の発端となった出来事

心エコー図検査に携わっていると、「心不全」の評価を求められることをよく経験する。心不全を一度発症すると完全には元の状態には戻らないため、心不全患者の心エコー図検査を施行する際には、心不全再入院など心血管イベントを防ぐことができればと常に考えていた。心エコー図検査では、左室駆出率（left ventricular ejection fraction；LVEF）に代表される左室収縮能に加えて左室拡

張能評価が重要である。2016 年に米国心エコー図学会（American Society of Echocardiography；ASE）と欧州心血管画像学会（EACVI；European Association of Cardiovascular Imaging）により左室拡張能ガイドラインが刷新され、このガイドラインの有用性について検討することが、われわれの心不全研究のきっかけとなった。また、心不全の至適治療により低下した LVEF が改善する症例（heart failure with recovered ejection fraction；HFrecEF）を経験し、その症例群では予後が良好であると報告されていたため、その予測指標を検討することにもつながった。

研究の内容

「心不全」とは「なんらかの心臓機能障害、すなわち、心臓に器質的および／あるいは機能的異常が生じて心ポンプ機能の代償機転が破綻した結果、呼吸困難・倦怠感や浮腫が出現し、それに伴い運動耐容能が低下する臨床症候群」と定義されている[1]。心不全患者数は年々増加しており、今後も増加すると考えられている。また、心不全は一度発症すると完全には元の状態には戻らず、再入院を繰り返す疾患である[2, 3]。

心不全患者で左房圧上昇の有無を評価することは、心血管イベント発症リスク評価において重要である。心エコー図検査で用いられる左室拡張機能障害（left ventricular diastolic dysfunction；LVDD）評価は、左房圧上昇を判定するため日常臨床で広く用いられる。2016 年に ASE と EACVI により左室拡張能ガイドラインが刷新されたが、その長期の予後予測能は不明であった。

そこでわれわれは、心不全入院患者を対象とし、新旧アルゴリズムによる退院時の LVDD 評価と退院後の心血管イベント発症との関連を検討した。心不全で入院した 232 人を対象とし、LVEF の低下した心不全（heart failure with reduced ejection fraction；HFrEF）（n = 127）と、LVEF の保たれた心不全（heart failure with preserved ejection fraction；HFpEF）（n = 105）の 2 群に分けた。心エコー図検査指標を用いて、2009 年および 2016 年の LVDD 評価アル

ゴリズムにより左房圧上昇の有無を評価した。また再入院リスクスコアとして、Yale-CORE HF スコア、LACE index、HOSPITAL スコアを算出した。主要評価項目は、心不全再入院および心臓死と定義し、平均観察期間は 24 カ月、期間中に 86 人に心血管イベントを認めた（HFrEF：49 人、HFpEF：37 人）。結果として、2016 年の LVDD 評価は、HFrEF と HFpEF 患者のリスク層別化における有用性を示した（図 4-16-1、図 4-16-2）。また、それぞれの再入院リスクスコアに 2016 年の LVDD 評価アルゴリズムを加えることが有用であることも示した（図 4-16-3）。心エコー図検査を用いた左房圧上昇の推定により、よりリスクの高い患者を同定し、個々に合わせた治療アプローチが可能となることが示唆された[4]。

　心不全の分類で広く用いられる左室収縮能指標として LVEF がある。LVEF 評価に基づく分類は治療方針決定に欠かすことができず、LVEF の変化は予後と関連することが示されている。心不全発症時に HFrEF に分類される患者の中では、HFrecEF 患者の予後は比較的良好とされる[5〜7]。複数の研究結果で、HFrecEF の臨床背景として女性、若年、非虚血性心疾患を挙げているが、心エコー図検査における予測指標については明らかでなかった。近年、弁膜症や心不全、心筋症を対象としたさまざまな研究においてスペックルトラッキング法を用いたストレイン解析の有用性が示されており[8,9]、われわれは HFrecEF においてストレイン解析を中心に心エコー図検査指標の予測因子について検討を行った。心不全患者で入院時に HFrEF（入院時の LVEF が 40％未満）と診断され、適切な心不全加療が行われた 100 人を対象とした。平均 24 カ月の観察期間で、28 人が HFrecEF に改善した。臨床背景では、HFrEF 群に比べて HFrecEF 群では女性が有意に多く、心房細動の割合が少なかったが、既往歴や血液データ、内服薬に有意差は認めなかった。単変量ロジスティック回帰分析では、HFrEF 群に比べて HFrecEF 群で有意に高い LVEF、左室 GLS（global longitudinal strain）、右室ストレイン、左房ストレインであった。多変量ロジスティック回帰分析では、性別、LVEF で補正後も左房ストレインは HFrecEF の独立した予測因子であった（オッズ比 4.1、P ＜ 0.001）。図 4-16-4 に左房ストレインが有用であった

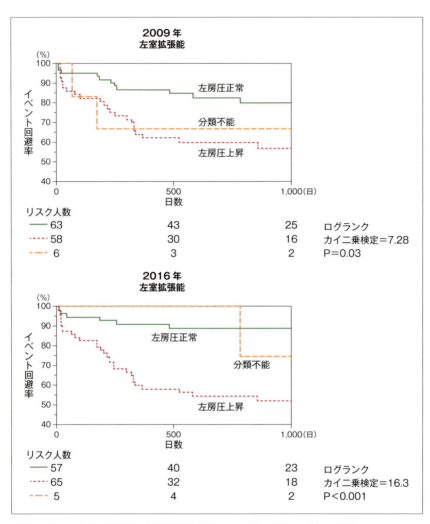

■図 4-16-1　HFpEF における新旧ガイドラインのカプランマイヤー曲線

　HFrecEF の代表例を示す。入院時の LVEF は 30％と HFrecEF と HFrEF で同程度であったが、左房ストレインは HFrecEF で 24.9％、HFrEF で 10.2％と大きく異なっていた。至適治療により、HFrecEF では LVEF が 52％まで改善を認

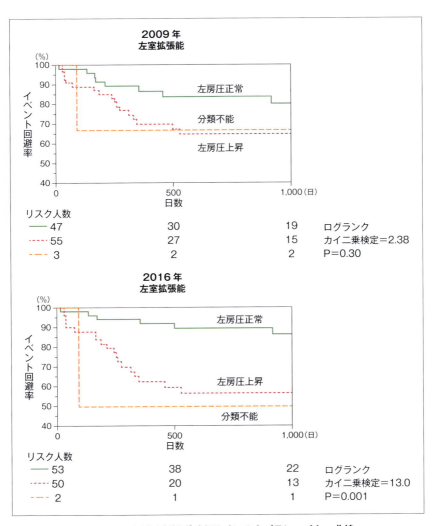

■図 4-16-2　HFrEF における新旧ガイドラインのカプランマイヤー曲線

めた。受信者操作特性（ROC）曲線を用いて検討した結果、カットオフ値は 10.8％であり、感度 96.4％、特異度 81.9％で HFrecEF を予測できた（図 4-16-5）。入院時の左房ストレインは心不全の至適治療を受けた患者の HFrecEF を予測し、

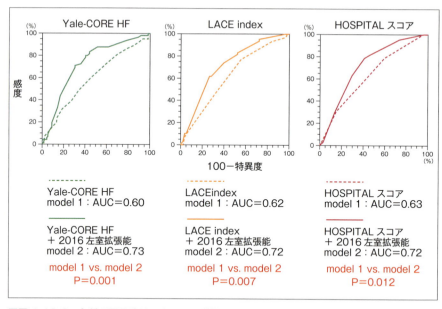

■図 4-16-3　各種の再入院リスクスコア単独および新ガイドラインを追加した ROC 曲線
AUC：area under the curve；曲線下面積

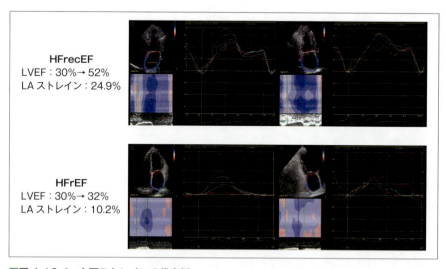

■図 4-16-4　左房ストレインの代表例
上段：HFrecEF における LVEF と左房ストレイン、下段：HFrEF における LVEF と左房ストレイン

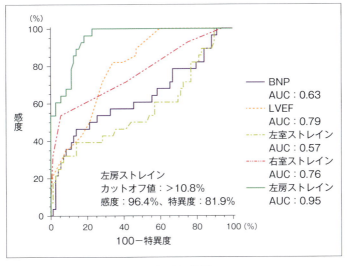

■図 4-16-5　HFrecEF の予測因子の検討

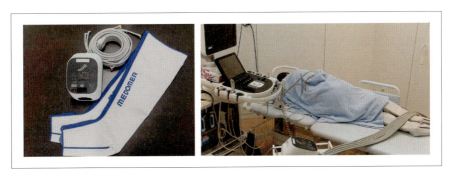

■図 4-16-6　下肢陽圧負荷心エコー図検査
左：下肢陽圧負荷装置、右：実際の検査風景

心不全治療に大きく寄与することが示された[10]。

神戸医療産業都市・メディカルクラスターとしてのメリット・連携

　心不全発症は、再入院イベントや死亡リスクを増大させる大きな因子であり、心不全発症リスクを予測することは臨床において極めて重要である。下肢にフットポンプを装着し静脈還流を増加させること（下肢陽圧負荷）（**図4-16-6**）による心腔内の血行動態変化が、軽症心不全患者の予後予測に有用と報告されている[11]。また下肢陽圧負荷時の心機能は、さまざまな心筋症や弁膜症における予後評価や、運動耐容能との相関が報告されており、臨床的に有用であることも示されている[12, 13]。この下肢陽圧負荷機器を用いた臨床研究（前向き観察研究）を、当院と企業の共同研究として進めるにあたり、その連携を神戸医療産業都市推進機構に担っていただいた。現在、当院ではがん治療関連心機能障害（cancer therapeutics-related cardiac dysfunction；CTRCD）における心血管イベント発症予測に、下肢陽圧負荷装置を用いた研究を進行中である。

引用・参考文献

1) 日本循環器学会ほか. 2021年JCS／JHFSガイドライン フォーカスアップデート版：急性・慢性心不全診療. https://www.j-circ.or.jp/cms/wp-content/uploads/2021/03/JCS2021_Tsutsui.pdf［2024/12/25閲覧］

2) Shimokawa H, et al. Heart failure as a general pandemic in Asia. Eur J Heart Fail. 2015;17(9):884-92.

3) Gheorghiade M, et al. Pathophysiologic targets in the early phase of acute heart failure syndromes. Am J Cardiol. 2005;96(6A):11G-7G.

4) Torii Y, et al. Updated Left Ventricular Diastolic Function Recommendations and Cardiovascular Events in Patients with Heart Failure Hospitalization. J Am Soc Echocardiogr. 2019;32(10):1286-97.e2.

5) Tsuji K, et al. CHART-2 Investigators. Characterization of heart failure patients with mid-range left ventricular ejection fraction-a report from the CHART-2 Study. Eur J

Heart Fail. 2017;19(10):1258-69.

6) Savarese G, et al. Prevalence and Prognostic Implications of Longitudinal Ejection Fraction Change in Heart Failure. JACC Heart Fail. 2019;7(4):306-17.

7) Kalogeropoulos AP, et al. Characteristics and Outcomes of Adult Outpatients With Heart Failure and Improved or Recovered Ejection Fraction. JAMA Cardiol. 2016;1(5):510-8.

8) Malagoli A, et al. Left Atrial Function Predicts Cardiovascular Events in Patients With Chronic Heart Failure With Reduced Ejection Fraction. J Am Soc Echocardiogr. 2019;32(2):248-56.

9) Kusunose K, et al. Deterioration of biventricular strain is an early marker of cardiac involvement in confirmed sarcoidosis. Eur Heart J Cardiovasc Imaging. 2020;21(7):796-804.

10) Torii Y, et al. Left Atrial Strain Associated with Functional Recovery in Patients Receiving Optimal Treatment for Heart Failure. J Am Soc Echocardiogr. 2021;34(9):966-75.e2.

11) Yamada H, et al. Pre-load stress echocardiography for predicting the prognosis in mild heart failure. JACC Cardiovasc Imaging. 2014;7(7):641-9.

12) Kusunose K, et al. Preload Stress Echocardiography Predicts Outcomes in Patients With Preserved Ejection Fraction and Low-Gradient Aortic Stenosis. Circ Cardiovasc Imaging. 2017;10(10):e006690.

13) Kusunose K, et al. RV Myocardial Strain During Pre-Load Augmentation Is Associated With Exercise Capacity in Patients With Chronic HF. JACC Cardiovasc Imaging. 2017;10 (10 Pt B):1240-9.

Profile | **鳥居裕太** | 神戸市立医療センター中央市民病院臨床検査技術部

2007年、神戸常盤短期大学卒業。宝生会 PL 病院中央臨床検査部で勤務、2013年から徳島大学病院超音波センターで臨床研究に携わりながら、社会人大学院生として、2020年徳島大学大学院医歯薬学研究部博士課程修了。同年から現職。いつも指導してくださる先生方、臨床および研究に一緒に携わってくれているスタッフに感謝しつつ、超音波の奥深さを日々実感している。

第 5 章

医療の未来を拓く
臨床研究

5

01 | 日本型エコシステム構築による医療機器イノベーション

保多隆裕

はじめに

　医療機器産業は世界的な成長産業の一つである。経済産業省が発行した「医療機器産業ビジョン 2024」によれば、医療機器産業の世界市場規模は 5,176 億ドル＝約 80 兆円（2023 年）である。成長の要因としては、日本を含む先進国の高齢化や技術革新による医療の高度化に加え、中国や中南米・東南アジアなどの新興国・発展途上国の経済成長が挙げられ、今後も年平均で 6％近い成長が見込まれる[1]。一方で国内に目を向けると、日本の医療機器産業はわが国の医療レベル、技術力や経済力からすれば、国際競争力の点で満足できる状況とは言い難い。国内医療機器市場は約 4.9 兆円規模（2023 年）で持続的に成長してはいるものの年平均成長率は 4％前後で、欧米や新興国と比較すると 1〜3 ポイント近く劣っている。これによりかつて世界第 2 位であった市場規模は徐々に順位を下げ、早ければ 2025 年中には米国、ドイツ、中国に次いで世界第 4 位に後退すると予測されている。また医療機器の国内生産額は約 2.7 兆円（2023 年）で、計算上は世界市場の約 3％に過ぎず、ここ数年はほぼ横ばい状態である[2]。加えて、それ以上に問題となるのが国内市場の海外製品の依存度の高さである。国内市場の輸入額は市場全体の約 68％（2023 年）に達し、貿易赤字が年々膨らんでいる。2023 年には輸入超過額はついに 2 兆円の大台を超えた[2]。医療機器は一般的に CT、内視鏡や超音波診断装置などの診断系機器、整形外科用インプラント、カテーテルや心臓ペースメーカなどの治療系機器、およびコンタクトレンズや歯科用機器な

どのその他機器に分類される。特に市場が大きく、かつ企業にとって利益率の高い治療系機器分野において海外製品割合が高いことが、この膨大な貿易赤字の本質である。そしてその原因は、日本が国際的に通用するイノベーティブな治療系機器を持続的に創出できていないことにある。自国で医療機器を開発できずに輸入に頼らざるを得ない現状は、資源の乏しいわが国において重要な経済問題というだけでなく、デバイス・ロスによって最先端の医療が受けられないという医療上の問題でもある。さらに、先のコロナ禍のようなパンデミックなどの有事の際に医療リソースが不足し患者を助けられないという社会問題と捉えることもできる。

このような状況に鑑み、2022年（令和4年）に閣議決定された第2期医療基本計画「国民が受ける医療の質の向上のための医療機器の研究開発及び普及の促進に関する基本計画」では3つの基本方針が掲げられた[3]。その1つである「医療機器の研究開発の中心地としての我が国の地位の確立」は医療機器の研究開発段階（ニーズ探索から臨床研究まで）に焦点を当てたもので、具体的には医療機器の研究開発を行う上で魅力的な「人材」「場所」「資金」「情報」が確保できる環境の構築を目標としている。これは神戸大学がこの7年間取り組んできた、臨床の場、技術開発の場および人材育成の場を融合させた医療機器開発基盤づくりの方向性と一致している。本学は海外の医療機器のイノベーション・エコシステム（以下、エコシステム）のエッセンスを日本の環境と融合させ、神戸医療産業都市および神戸市を拠点に日本型エコシステムの構築を目指している。一般的に医療機器のエコシステムとは、製品開発・販売に関わるさまざまなステークホルダーの共存共栄システムを指すが、本項ではニーズ探索から医療機器の概念創造までの初期開発の体制構築および進め方に主に焦点を当て日本型エコシステムを提案する。

日本型エコシステムの構築

海外の動向

世界の医療機器産業を牽引している米国では、大学、医療機関、スタートアッ

プ企業、医療機器メーカー、ものづくり企業や各種支援機関などのステークホルダーが支えるエコシステムの環境が確立している。わが国においてもこの10年余りの間に米国に倣ってスタートアップを原動力とした米国型エコシステムの導入が試みられてきた。この米国型エコシステムが日本でどこまで機能するかは、日本の臨床医の起業マインド、企業や大学の工学系研究者が目指すキャリア形成、医療機器開発人材の育成環境、および日本人のスタートアップに対する考え方などが、どの程度フィットするのかによるところが大きい。

本学は神戸医療産業都市を拠点とし、これまで国立研究開発法人 日本医療研究開発機構（AMED）の医療機器開発拠点関連事業を推進し、日本独自のエコシステムの構築を目指すと同時に、米国とドイツのエコシステムについて現地の視察・情報収集に努めてきた。米国では、シリコンバレーやミネソタをはじめとして、中〜大規模な医療機器開発クラスターが全米10カ所ほどに点在しており、市場競争力の高い医療機器が持続的に創出されている。米国の医療機器エコシステムは、大学、医療機関、スタートアップを中心に構築されており、革新的な医療機器を迅速に市場投入する仕組みが整っている。特に、大学発スタートアップが重要な役割を果たし、臨床現場のニーズをもとに技術開発を進め、外部資金の支援を受けながら臨床試験の前後まで主導している。その後、大手医療機器メーカーによるM＆Aを通じてスケールアップし、グローバル市場への展開が加速する。このエコシステムを支える重要な要素としては、①起業家精神を持つ臨床医や技術者の存在、②医療機器開発に特化した大学の教育プログラム、③豊富なベンチャーキャピタル（VC）資金やアクセラレーターの支援、④規制・事業化プロセスを熟知した支援ネットワークなどが挙げられる。また、成功と失敗を繰り返しながら成長するシリアルアントレプレナー（連続起業家）が、経験を活かして新たな企業を立ち上げることで、人材とノウハウの蓄積が進み、クラスター全体が活性化する仕組みが確立されている。

一方でドイツの医療機器エコシステムは、米国とは異なり、大手メーカーを核とした企業クラスター型で発展してきた。Medical Valley における Siemens Healthineers や MedicalMountains における B.Braun Aesculap、Karl Storz とい

ったグローバル企業が地域の産業基盤を形成し、大学や研究機関と密接に連携しながら技術開発を主導している。米国のようにスタートアップがエコシステムの中心にはなっておらず、大学発スタートアップの数も比較的少ない。その代わり、これまでの日本と同様に企業と大学・研究機関が長期的な視点で共同研究を進め、特に工学系研究者が技術主導で開発を行う傾向が強い。ただし、このアプローチでは市場や臨床ニーズとの適合に時間を要するため、マーケットインの視点を後付けすることになる。また、自立的に運営されている地域支援機関が企業や大学と密に連携している点も特徴であり、例えば Medical Valley では地域支援機関（Medical Valley EMN）が Siemens Healthineers やフリードリヒ・アレクサンダー大学（FAU）と連携しながら、教育・起業支援・技術開発を包括的に推進している。スタートアップへの資金提供は米国に比べて少なく、大規模なプロジェクトでは米国のベンチャーキャピタルを頼るケースもあるが、一方で既存企業を基盤とした技術革新や持続的な成長が強みとなっている。

神戸大学における取り組み

日本においてもスタートアップの存在は必要だが、米国の環境とは医師、企業所属技術者や若手研究者のマインドや目標、またクラスターそのものの規模などに違いがあるため、スタートアップに大きく依存したエコシステムがわが国において機能するかはまだ不透明な部分もある。このような状況を踏まえ、本学では、日本型エコシステムを「大学の教育システムと医療機関の臨床現場との緊密な連携を基盤としつつ、社会実装の専門家が開発初期から参画してイノベーティブな製品を持続的に創出する仕組み」と定義し、大学・医療機関の中に社会実装の専門家を配置することで日本により適したエコシステムの形成を目指すこととした。

また日本型エコシステムでは、米国のような臨床ニーズ起点開発を柱としつつも、工学系研究者による技術主導開発や将来の医療のビジョンからバックキャスティングする未来志向型（ビジョン起点型）開発などのさまざまな開発手法をバランスよく柔軟に実施する形が受け入れられやすいと考えている。医療機器開発

に精通して開発を主導できる人材が不足している日本においては、医療機器開発に特化した学生教育ならびに社会人向けリスキリング／アップスキリング教育をまずは強化する必要がある。創薬には「薬学」教育があるように、医療機器開発にも専門の「医療機器学」教育が必要であるが、いまだに「医療機器学」は確立されていない。本学では、AMEDの医療機器拠点事業において、この7年余りにわたり、のべ180名超が参加した社会人向けアップスキリング研修「メディカル・デバイス・プロデューサー（MDP）育成プログラム」を実施してきた。この経験をもとに令和5年度に医療創成工学専攻を大学院医学研究科に設置した。現在専攻には博士前期課程33名、博士後期課程22名の大学院生が在籍している。大学院生のバックグラウンドとしては、特に博士前期課程では工学系の進学者が多いが、それ以外は医師や臨床工学技士をはじめとした医療従事者、文系出身者や起業家などで、当専攻の特徴である多様性が確保されている。この多様な背景を持つ大学院生たちは、臨床現場を活用し、医療従事者や工学系研究者と協働しながら、社会実装支援チームの助けを借りて新たな医療の創成に挑んでいる。

　具体的には、医療機器開発に必要な法規制、保険償還、知的財産、マーケティング、事業化などの知識や実践手法を演習・実習で学び、デザイン思考やシステム思考をベースとした臨床現場ニーズからの医療機器コンセプト創造、そしてものづくりを臨床現場で実践し、最終的に創造的開発人材として医療機器開発のリーダーとなることを目指している。国内にはいくつもの医用工学や医工学を学ぶ大学・大学院があるが、病院組織との連携が希薄なために臨床現場への立入りが制限され、医療機器開発を目指しながらも実際には従来の工学研究の範疇にとどまるケースも少なくない。医学研究科内に設置された当専攻は臨床現場への立入りを基本とし、事業性のある実用的な医療機器の初期開発を必須の課題としている点で、日本初の取り組みと言っても過言ではない。

　これまで「医工連携」や「医工融合」の旗印の下で医療機器を生み出そうとしてきたが、単なる学術的な連携で終わることも多く、事業化まで進める体制が不足していた。「医工連携」や「医工融合」という言葉は特別にそれ自体を目的としない限り、海外ではわざわざ使われることはない。医療機器を創るのであれば

「医」と「工」が役割を果たすのは当然で、それに加えて事業化（ビジネス）や社会実装の視点が加わった形、あえて言うならば「医工ビジネス融合」が必須であり、臨床現場を舞台として実践教育する「医療機器学」が日本型エコシステムの人材育成の鍵になると考えている。本学では事業化（ビジネス）の機能を病院および大学院に密接した社会実装支援ユニットとして整備しているが、そこには単に人や組織をつなぐだけのコーディネーターを集めるのではなく、知的財産、保険適用、薬事、マーケティング、事業化、ライセンシング、起業、資金獲得などの医療機器開発および事業化の各専門家をユニットメンバーとして配置して日々現場でのハンズオン支援を行っている。この社会実装支援ユニットが、学内の臨床現場機能、開発実践機能や人材育成機能を有機的につなぎ、さらに積極的に地域内外・海外の開発支援機関とも連携し、地域の医療機関、スタートアップ企業、ものづくり企業（異業種含む）、医療機器メーカーなどと協同することで、医療機器開発のための地域・全国・グローバルのネットワークが築かれていく（**図 5-1-1**）。

神戸医療産業都市との連携

　本学は神戸市の支援を受けて神戸未来医療構想（内閣府「地方大学・地域産業創生交付金事業」）を推進しており、医療機器開発専門の施設として神戸医療産業都市に 2024 年に開設した、医学研究科メドテックイノベーションセンター（MIC）を中心に、今後も地域の医療機関とのネットワークの強化に注力していく。神戸市立医療センター中央市民病院、兵庫県立こども病院や神戸低侵襲がん医療センターをはじめとする神戸医療産業都市内にある最先端の医療機関と緊密かつ有機的に連携することで、神戸発の日本型エコシステムの基盤整備が大きく進展する。「医療機器産業ビジョン 2024」では、医療機器産業の発展には国際展開の必要性とそのための治験および市販後の臨床試験でのエビデンス構築の重要性が指摘されている[1]。わが国では、臨床試験のコストと失敗時の企業ダメージのリスクで、多くの企業が治験を含む臨床試験が必要な医療機器開発を極力避け

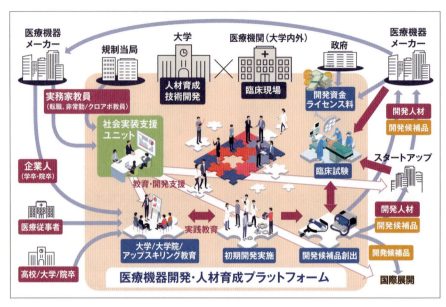

■図 5-1-1　大学・医療機関を中心とする神戸発日本型エコシステムの構築

る傾向にある。しかし、近年注目されているプログラム医療機器であっても、企業が希望する保険償還価格を獲得したり、あるいは国際展開をしようとすれば、臨床試験での客観性の高いエビデンスは必須となる。現状では国内の企業（19社）が実施した臨床試験数は海外のトップ企業（5社）のそれの1/7以下であり、その一因として海外では政府が臨床試験に多額の資金を提供しているが、日本ではその支援が不足していることが指摘されている。幸いにもこの神戸の地には長年にわたり築き上げてきた臨床研究実施医療機関および本学医学部附属病院臨床研究推進センターや神戸医療産業都市推進機構医療イノベーション推進センター（TRI）を始めとする臨床研究支援の基盤がある。神戸で創出した医療機器をシームレスに医療産業都市内の医療機関で臨床評価する体制および政府資金獲得を推進する体制を強化していくことで、医療機器創出ならびに医療機器メーカーとの連携やスタートアップの集積が加速することを期待している。

おわりに

　上述したように、今後神戸医療産業都市を中心とした神戸ならびにその周辺地域が医療機器開発の日本型エコシステムのクラスターとして発展するためには、大学・医療機関・企業のネットワークを拡充して臨床現場ニーズ探索から医療機器の概念創造、さらには臨床研究や事業化までをシームレスに実施し、創出した医療機器を国際展開できる体制を構築する必要がある。同時に、優秀な人材の輩出、スタートアップの創出、大手メーカーの誘致を持続的に行い、必要に応じて政策提言も可能なグローバル基準の医療機器開発クラスターを目指していくことが肝要である。

引用・参考文献

1) 経済産業省医療機器産業ビジョン研究会. 医療機器産業ビジョン 2024. https://www.meti.go.jp/policy/mono_info_service/healthcare/iryou/downloadfiles/pdf/iryoukikisangyouvision2024/iryoukikisangyouvision2024.pdf ［2025/2/12 閲覧］
2) 厚生労働省. 薬事工業生産動態統計調査. https://www.mhlw.go.jp/toukei/list/105-1c.html ［2025/2/12 閲覧］
3) 国民が受ける医療の質の向上のための医療機器の研究開発及び普及の促進に関する基本計画. 令和 4 年 5 月 31 日. https://www.mhlw.go.jp/content/10807000/000944187.pdf ［2025/2/12 閲覧］

Profile　｜　**保多隆裕**　｜　神戸大学大学院医学研究科医療創成工学専攻 特命教授

内資・外資の製薬会社で 10 年余り創薬研究に従事した後に、海外の大学院で博士号を取得し、上席研究員として研究活動を行った。帰国後は神戸大学医学部附属病院で医薬品、医療機器などの橋渡し研究を主導し、現在は大学院医学研究科に設置した医療創成工学専攻において、人材育成を行いながら医療機器開発を実践している。また、神戸未来医療構想や AMED 拠点事業において神戸市および神戸医療産業都市推進機構と緊密に連携し、地域の医療機関や企業の協力を得ながら、医療機器開発のエコシステム形成を目指している。

02 | レギュラトリーサイエンス研究と人材養成

坂井千秋

はじめに

「レギュラトリーサイエンス」という言葉は、各所で聞かれるようになってきたが、具体的にどのような科学であるのかイメージしづらいのではないかと思われる。そこで本項では、レギュラトリーサイエンスの概念と目的、取り組みなどを紹介し、レギュラトリーサイエンス分野における研究と人材養成について考えてみたい。

レギュラトリーサイエンス

わが国における規制科学・レギュラトリーサイエンスの概念は、1987年に国立衛生試験所（現在の国立医薬品食品衛生研究所）の副所長（当時）であった内山 充博士により提唱された。内山氏はレギュラトリーサイエンスを、「科学技術によってもたらされる社会や人間に対する影響を、広い視野から適格な根拠に基づいて最も正しく判断するのが、予測による適切な評価を行うサイエンスである」と説明している[1]。

レギュラトリーサイエンスは、アカデミアが行う基礎科学でもなく、企業が行う応用科学でもない、「科学技術が生み出した多くの新しい産物やそれらの動向を、人間生活に最も望ましい形に調整（レギュレート）し方向づけるための、予測と評価の科学」であり、その研究内容は「評価科学」であり、実践としては

「行政科学」であって、レギュラトリーサイエンスの研究結果は、公的試験法、行政判断の基準、ガイドラインや各種の行政措置に結び付くと考えられた[2]。

1995（平成7）年に制定された科学技術基本法により、政府は5年ごとに科学技術基本計画を策定しているが、2011（平成23）年8月に閣議決定された第4期科学技術基本計画において、レギュラトリーサイエンスは「科学技術の成果を人と社会に役立てることを目的に、根拠に基づく的確な予測、評価、判断を行い、科学技術の成果を人と社会との調和の上で最も望ましい姿に調整するための科学」と定義された。この中で、ライフイノベーション推進の方策として、レギュラトリーサイエンスを充実・強化し、医薬品・医療機器の安全性・有効性・品質評価をはじめ、科学的合理性と社会的正当性に関する根拠に基づいた審査指針や基準の策定などにつなげること、人材育成や研究の推進、開発に向けた規制当局の支援体制の充実や強化などが挙げられている[3]。

わが国においては、医学・薬学分野での活用が中心のように考えられているが、「科学の成果を社会に役立てる」という観点から、医療分野だけでなく、農業や水産業においてもその活用が示されている。具体的には、食品安全、動物衛生、植物防疫などに関する問題の発生や発生後の被害拡大を防止するための施策・措置を科学的根拠に基づいて検討する際に、レギュラトリーサイエンスに属する研究の成果が活用されている[4]。

このように、レギュラトリーサイエンスは新しい科学技術を人々へ安全に届けるための科学として、さまざまな分野で必要とされる考え方であると言える。

医薬品医療機器総合機構の取り組み

独立行政法人 医薬品医療機器総合機構（Pharmaceuticals and Medical Devices Agency；PMDA）は、医薬品や医療機器の承認審査業務を行う機関として知られているが、そのほかにも「安全対策業務」「健康被害救済業務」といった業務も行っている[5]（**図5-2-1**）。

これらの業務遂行にあたっては、レギュラトリーサイエンスの考えがベースと

第5章｜医療の未来を拓く臨床研究　293

なっている。PMDAは「最新の専門的知識と叡智をもった人材を育みながら、その力を結集して、有効性、安全性について科学的視点で的確な判断を行う」ことを理念の一つに挙げており、レギュラトリーサイエンス研究の結果を用いて、新しい医薬品、医療機器、再生医療等製品におけるリスク・ベネフィットを予測・評価・判断するという考えの下に、審査、安全、救済の三業務を行っている[6]。

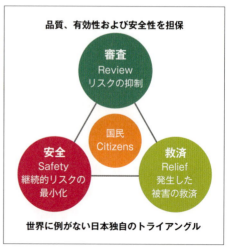

■図5-2-1　セイフティ・トライアングル
（医薬品医療機器総合機構）

2009年にはPMDAとしてレギュラトリーサイエンスを推進するため、レギュラトリーサイエンス推進部が設置された。レギュラトリーサイエンス推進部では、職員が行うレギュラトリーサイエンス研究の推進（研究）、連携大学院制度の設置および人材交流（人材育成）などにより、レギュラトリーサイエンスの推進を図ってきた。2018年には国際戦略の一環としてレギュラトリーサイエンスセンターを設置して、世界に先駆けた審査や安全対策に取り組むとともに、諸外国へ情報発信を行っている。

レギュラトリーサイエンスセンターでは、革新的医薬品、医療機器および再生医療等製品の開発時から承認審査、安全対策まで一貫した予測・評価および判断の科学的根拠に基づく支援、薬事戦略相談による実用化促進のための支援、ビッグデータを活用した開発促進など、世界に発信する取り組みがなされている（図5-2-2）。

新たな承認審査

通常、医薬品や医療機器は、*in vivo*、*in vitro* の非臨床試験を経て臨床試験に

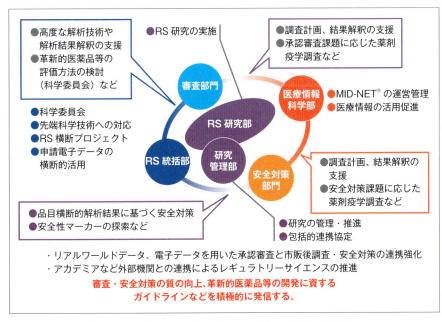

■図5-2-2 レギュラトリーサイエンスセンター（医薬品医療機器総合機構）

進み、第Ⅰ相、第Ⅱ相、第Ⅲ相試験を行った後に、製造販売承認の申請を行う。製品が上市されるまでには、多大な時間と費用がかかるため、より迅速な臨床現場への導入のために、いくつかの新たな承認制度が設置されている。

このような早期承認の場合、安全性情報がわが国で初めて収集されるケースも想定され、レギュラトリーサイエンスに基づいた予測と評価が一層重要になると思われる。ここでは、以下の2つの制度について紹介する。

先駆的審査指定制度

治療薬などの画期性、対象疾患の重篤性、極めて高い有効性などの条件に合致するものについて、厚生労働大臣が指定するものである。指定された場合、承認に係る相談、審査が優先されるほか、承認後の製造体制整備など、円滑に医療現

場に提供するための対応が十分になされ、迅速な実用化を図ることができる制度である[7]。

条件付き早期承認制度

重篤で有効な治療法が乏しく患者数が少ない疾患などを対象とする医薬品や医療機器等で、治験実施が困難または実施に長期間を要すると認められる場合、承認申請時には検証的臨床試験以外の臨床成績で一定程度の有効性と安全性を確認し、製造販売後に有効性・安全性の再確認のために必要な調査を実施することなどを条件に、早期の実用化を促進する制度である[8]。

人材養成

医薬品、医療機器、再生医療等製品のいずれもが、最終的にはヒトに応用されることを目的としている。ヒトへの応用、つまり臨床研究の実施であるが、臨床研究の実施にあたり必要な要素は何であろうか。ここでは治験を例に挙げて考えてみたい。

表5-2-1に、治験を実施するにあたり必要な業務を示す。企業治験の場合には、ほとんどの業務は企業が行い、医療機関側で担う業務は、倫理委員会審査と治験治療の実施に関する業務、症例報告書の作成程度であるが、医師主導治験の場合には、その多くを治験責任医師が行う必要がある。

■表5-2-1　治験実施に必要な業務

治験開始前	治験計画立案、PMDA 治験相談、治験関連文書の作成、実施医療機関の選定、業務委託および契約、倫理委員会審査、治験届提出、製品搬入
治験実施中	被験者への説明・同意取得・試験治療の実施、症例報告書作成、安全性情報の報告など、データマネジメント、モニタリング、監査、症例検討会、データ固定、治験終了届提出
治験終了後	治験総括報告書作成、承認申請資料作成、承認申請、適合性調査、GCP 実地調査

296

治験は「医薬品、医療機器等の品質、有効性及び安全性の確保等に関する法律」（以下、薬機法）に従って実施する必要があるため、企業治験に参加する関係者はすべて薬機法に精通しなければならないが、特に医師主導治験においては、治験責任医師は「自ら治験を実施する者」としてその責務は重大であり、より一層の理解が求められる。また、自ら治験を実施する者を支えるスタッフの存在も必須である。

　神戸市立医療センター中央市民病院では、医療機器ではわが国で初めて医師主導治験を実施した（図 5-2-3）。本治験は 2009 年から開始したが、その 5 年前の 2004 年から、薬剤部より 1 名ずつ定期的に PMDA へ人材を派遣しており、医薬品や医療機器の審査に精通した人材の存在が、わが国初の医療機器における医師主導治験を成功させたといっても過言ではない。この取り組みは、現在に至るまで 20 年以上にわたり継続しており、神戸市立医療センター中央市民病院における臨床研究のレベルアップに多大な貢献を果たしており、この医療産業都市で開発された製品の社会実装に寄与している。

　さらに治験だけではなく、薬事行政やレギュラトリーサイエンスに精通した者の存在も重要な点である。神戸市民病院機構は、神戸市の中核病院である神戸市立医療センター中央市民病院を中心に、市民の健康の増進に中心的な役割を担う医療機関を設置し、医療産業都市の発展に貢献するため臨床研究に積極的に取り組んでいる。地域と大学関連病院とのネットワークの構築は重要であり、豊富な臨床実績を背景とする臨床研究の基盤を活かした新しい医療機器や革新的医薬品、再生医療等の開発に貢献するためには、レギュラトリーサイエンスの専門人材の育成は欠かせない。

　現在、神戸市民病院機構は、京都大学医学研究科内に寄附講座「医療機器等開発規制科学講座」を開設し、機構と京都大学間で各種事業を通じた人材交流を図っている。

記者資料提供（平成25年12月19日）
地方独立行政法人神戸市民病院機構 中央市民病院
事務局庶務課　○○　TEL：078-XXX-XXXX

医師主導治験による
医療機器の薬事承認について

　神戸市立医療センター中央市民病院は、神戸市の基幹病院として市民の生命と健康を守るため、患者さんが中心の質の高い医療を安全に提供することを理念に掲げ、医療を提供しています。また安全で、より有効な医薬品や医療機器をより早く患者の皆様にお届けすることができるよう、治験に積極的に取り組んでいます。
　この度、当院医師が行った医師主導治験を基に医療機器が薬事承認されましたのでお知らせいたします。本件は我が国で承認された医療機器の中で、初めて医師主導治験を基に薬事申請を行ったものです。

◆対象疾患
　頭蓋内動脈狭窄症

◆医師主導治験の実施
　医師主導治験とは、製薬企業等が実施する治験と同様に、医師自らが治験を企画・立案し、実施するものです。頭蓋内動脈狭窄症の治療のための新しい医療機器（ステント）の安全性と性能を調べるための治験を行い、この度薬事承認されたものです。

◆治験実施者
　神戸市立医療センター中央市民病院
　　脳神経外科 坂井信幸部長
　名古屋大学医学部附属病院 脳神経外科 宮地茂准教授

◆治験調整委員会
　神戸市立医療センター中央市民病院
　　脳神経外科 坂井信幸部長
　独立行政法人国立循環器病研究センター
　　臨床研究開発部 山本晴子室長
　財団法人先端医療振興財団 臨床研究情報センター
　　永井洋士副研究事業統括

◆治療機器
　WS-01 ステント（販売名：ウィングスパン ステント）
　（金属の網目チューブの形をし、狭くなった脳血管を広げ、保持するための機器）

◆使用目的
　頭蓋内動脈狭窄症に対するバルーン拡張式血管形成術用カテーテルを用いた経皮的血管形成術において、以下の場合に使用します。
　・血管形成術時に生じた血管乖離、急性閉塞又は切迫閉塞に対する緊急処置

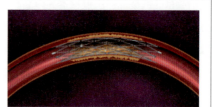

〈Wingspan〉2009年治験開始、2013年製造販売承認

　・他に有効な治療法がないと判断される血管形成術後の再治療

◆今後について
　今回の薬事承認では、使用する医師が講習等により十分な知識を得ていること、並びに全例を対象とした使用成績調査を行うこと等が義務付けられています。当院は治験実施病院として、このような医療教育への貢献および市販後の情報収集に協力することが求められています。

◆治験に対する中央市民病院の取り組み
　神戸市立医療センター中央市民病院では、神戸市の基幹病院として市民の生命と健康を守る役割を果たすとともに、様々な症例が集まる当院の特性を活かし、治験および臨床研究に積極的に取り組んでいます。これらの成果を医療の質および安全性の向上に繋げることで社会に還元することを目指しています。

◆治験・臨床試験管理センターの設置
　治験や臨床研究に関する業務を一体的に支援していくため、治験・臨床試験管理センターを設置しています（平成24年4月設置）。これにより、治験や臨床研究をより円滑に進めることができる体制を構築することが可能となっています。この度発表する医師主導治験についてもセンターが発足する以前から病院をあげた支援体制により実施してきたものです。
〇センター長
　神戸市立医療センター中央市民病院 橋田 亨院長補佐（兼薬剤部長）
〇役割、業務内容
　治験、臨床研究、治験審査委員会の事務業務を一体的に実施
　新規治験等の受入れに対応するための院内調整
　CRCにより、企業治験、医師主導治験、多施設共同臨床研究等を支援

■図5-2-3　医師主導治験による医療機器の初の薬事承認

おわりに

われわれの生活は、科学技術と切り離すことはできない。日進月歩する科学技術を安全に国民へ届けるために、人と社会に役立てるために必要となる予測と評価を行うレギュラトリーサイエンスは、今後もますます重要になるであろう。薬学教育においてはすでにカリキュラムに取り入れられているが、医学教育においてもその導入と人材育成が希求される。

引用・参考文献

1) 内山充ほか. わが国でレギュラトリーサイエンスを如何に育てるか. 医薬品医療機器レギュラトリーサイエンス. 2010;41:94-106.
2) 内山充. レギュラトリーサイエンス：その役割と目標. 衛生化学. 1995;41(4):250-5.
3) 科学技術基本計画（平成23年8月19日閣議決定）. https://www8.cao.go.jp/cstp/kihonkeikaku/4honbun.pdf［2025/1/20 閲覧］
4) 農林水産省. レギュラトリーサイエンスとは. https://www.maff.go.jp/j/syouan/seisaku/regulatory_science/rs_keikaku.html［2025/1/20 閲覧］
5) 独立行政法人医薬品医療機器総合機構. PMDA とは. https://www.pmda.go.jp/about-pmda/outline/0001.html［2025/1/20 閲覧］
6) 丈達泰史. PMDA におけるレギュラトリーサイエンス研究等の取り組みについて. Drug Delivery System. 2014;29(3):200-6.
7) 独立行政法人医薬品医療機器総合機構. 先駆的医薬品等指定制度（先駆け審査指定制度）. https://www.pmda.go.jp/review-services/drug-reviews/0002.html［2025/1/20 閲覧］
8) 独立行政法人医薬品医療機器総合機構. 医薬品の条件付き承認制度への対応. https://www.pmda.go.jp/review-services/drug-reviews/0045.html［2025/1/20 閲覧］

Profile	坂井千秋	京都大学医学研究科医療機器等開発規制科学講座 兼 脳神経外科 特定准教授

平成10年岩手医科大学大学院医学研究科卒業。平成6年岩手医科大学脳神経外科教室入局、平成15年先端医療センター脳血管内治療科、平成27年独立行政法人 医薬品医療機器総合機構再生医療製品等審査部主任研究員、平成28年兵庫医科大学脳神経外科臨床准教授、令和元年神戸市医療センター中央市民病院臨床研究推進センターを経て、令和6年4月から京都大学医学部附属病院脳神経外科特定准教授、10月から京都大学医学研究科医療機器等開発規制科学講座特定准教授、現在に至る。日本脳神経外科学会専門医、日本脳神経血管内治療学会専門医、指導医。

03 | 日本の医薬品安全保障と創薬エコシステム
―神戸医療産業都市の役割―

橋田 亨

はじめに

わが国の医薬品安全保障はますますその重要性が高まっている。特に、原薬や中間体の多くを海外に依存する現状や、新型コロナウイルス感染症（COVID-19）パンデミックで露呈したサプライチェーンの混乱は、輸入に依存する供給体制が持つ脆弱性を浮き彫りにした。また、後発医薬品をはじめとする流通課題もあり、医薬品供給の安定確保が急務となっている。一方、第2期「健康・医療戦略」が2020年に閣議決定され、新規モダリティの研究開発や製造技術の基盤整備が行われてきた。こうした施策は、創薬エコシステムの強化を通して、医薬品安全保障における課題解決に寄与するものである。神戸医療産業都市とそのメディカルクラスターは、産学官医連携で研究開発から事業化までを強力にサポートする環境とサービスを提供することで医薬品開発と臨床への実装に貢献していく高いポテンシャルを有している。

医薬品流通問題の現状

一般市民の健康に対する関心は高く、医薬品や健康食品に関する話題がメディアで頻繁に取り上げられている。中でも最近よく目にするのは、医薬品の供給不足についてである。COVID-19パンデミック時には解熱鎮痛薬アセトアミノフェンの供給不足が問題となり、予想を超えた需要の増大が原因と捉えられていた。

■表 5-3-1　全国的な医薬品供給不足発生前後における神戸市立医療センター中央市民病院への薬局からの院外処方に関する問い合わせ件数の変化（文献 1 より改変）

		全国的な医薬品流通		P 値*
		供給不足発生前 （2020 年 9 月～ 2021 年 1 月）	供給不足発生後 （2021 年 9 月～ 2022 年 1 月）	
院外処方箋の発行枚数		66,792（100%）	70,104（100%）	
薬局からの 問い合わせ件数	すべての問い合わせ	2,748（4.1%）	3,776（5.4%）	P < 0.001
	処方薬の入手困難に 関する問い合わせ	38（0.06%）	398（0.57%）	P < 0.001

*：χ^2 検定

　その後同薬の流通は安定したが、医薬品の流通問題は深刻で、風邪の季節になりデキストロメトルファンなどの鎮咳薬を処方しても薬局に在庫がない、といった事例が伝えられている。これらは、いわゆるエッセンシャルドラッグと呼ばれる比較的安価で日常診療には欠かせない薬剤であり、当然十分な量が生産され流通しているはずが、手に入らないといった事態が起こっている。

　神戸市立医療センター中央市民病院（以下、当院）でもこの医薬品流通問題に対して対策を講じている。当院の院外処方箋発行率は約 95% であり、院外処方に関する薬局からの問い合わせは、院内の調剤室を担当する薬剤師が仲介して必要に応じて処方医に問い合わせる。医薬品の入手困難が生じた場合、その対応は医師や薬剤師だけでなく、待ち時間の増加による患者の負担にもつながる。広範囲の供給不足の発生前後における当院の院外処方箋の発行枚数に対する薬局からの問い合わせ件数の割合の変化を調査したところ、処方薬の入手困難に関する問い合わせの割合は、供給不足の発生前が 38 件 /5 カ月、発生後が 398 件 /5 カ月と著しく増加した（表 5-3-1）。当院では薬剤部で問い合わせを受けた薬剤師があらかじめ定めたプロトコールに従い、医師に代わって代替薬を指示することで処方医の負担を軽減し、患者待ち時間を短縮するなどの効果を挙げている[1]。また、入院患者に用いる医薬品の入手困難が生じる場合も多々あるが、製薬企業や

医薬品卸業者との綿密な情報共有に努め、在庫調整や代替薬の確保に努めている。

医薬品安全保障に向けた対策

　医薬品安全保障に関連して、いくつかの諮問機関や委員会が設置されているが、中でも「医薬品の迅速・安定供給実現に向けた総合対策に関する有識者検討会」はその中心的役割を果たしている。本検討会では、医薬品の安定供給の確保、創薬力の強化、ドラッグ・ラグやドラッグ・ロスの解消、さらには適切な医薬品流通の促進など、幅広い問題に包括的に対応することを目標にしている。2022年9月～2023年6月までに13回にわたって、集中的に具体的な施策が議論された[2]。

　後発医薬品については製造管理や品質管理体制の問題が指摘された企業が相次ぎ、ひいては出荷停止、出荷制限を招いて医療現場に大きな混乱を引き起こしている。後発医薬品の製造に関しては、質の確保と安定的な供給能力を有する産業構造への転換が求められる。それを促す上で薬価制度の改革が進められており、不採算品再算定の適用範囲の拡大といった施策も検討されている。後発医薬品メーカーの中でも、安定供給を確保できる企業の評価が高まり、医薬品の適正な価格設定が可能になることが期待される。

　医薬品供給網の強靱化については、原材料や原薬の国内生産体制を強化し、備蓄体制の整備を進めることが必要とされている。特に輸入に依存する医薬品については、国内製造能力の向上が優先課題とされている。

　加えて、創薬力の強化も重要な検討項目となっている。革新的な医薬品の研究開発を促進するために、研究開発から製品製造に至るまでの創薬エコシステム（後述）の整備が求められている。また、ベンチャー企業の支援や産学連携の強化が推奨されており、これらの取り組みによって日本国内の創薬基盤の強化が進められ、革新的な医薬品の開発が加速し、国内外市場への迅速な導入が期待される。

　さらに、ドラッグ・ラグやドラッグ・ロスの解消に向けた施策も議論されている。未承認薬や適応外薬の迅速な承認、小児用医薬品の開発の促進などにより、

医療現場で必要とされる医薬品が患者に早期に提供されることが期待される。

　適切な医薬品流通の確保も重要な課題であり、価格交渉の適正化や過度な値引き要求の是正を目指した「流通改善ガイドライン」の改訂が行われ[3]、安定供給と適正価格の維持を両立させるための具体的な指針が示されている。医薬品の流通過程における無駄や混乱が解消され、より効率的な供給体制が構築されると期待されている。

　以上のように、医薬品の迅速かつ安定的な供給を実現するための基盤が整備されつつある。しかしながら、これらの施策の効果を最大限に引き出すためには、引き続き関連するステークホルダーの連携と継続的な議論が求められる。

健康・医療戦略[4]の目指すところ：医薬品プロジェクトを中心に

　2020年3月、日本政府は第2期「健康・医療戦略」を閣議決定し、2020～2024年度までの5年間を対象とした新たな医療・創薬イノベーション戦略を策定した[4]。この戦略は、超高齢社会や新興感染症の脅威に対応し、国民の健康寿命の延伸と医療産業を目的としている。第2期戦略では、従来の9分野から6つの統合プロジェクトに再編成された。具体的には、①医薬品プロジェクト、②医療機器・ヘルスケアプロジェクト、③再生・細胞医療・遺伝子治療プロジェクト、④ゲノム・データ基盤プロジェクト、⑤疾患基礎研究プロジェクト、⑥シーズ開発・研究基盤プロジェクトである。ここでは、①医薬品プロジェクトについて詳しく述べる。

　医薬品プロジェクトでは、医療現場のニーズに応える医薬品の実用化を推進するため、創薬標的の探索から臨床研究に至るまで、モダリティの特徴や性質を考慮した研究開発が進められてきた。このプロジェクトの特徴は、従来の創薬プロセスに新しい技術やアプローチを取り入れることであり、人工知能（artificial intelligence：AI）、ビッグデータ、ゲノム情報の活用が含まれる。これらの技術を基盤として、疾患のメカニズム解明、新たな創薬標的の発見、効果的な治療法

の開発が進められている。

　また、個別化医療の実現を目指し、患者の遺伝子情報や病態に基づく医薬品の研究開発が進行している。このプロジェクトでは、基礎研究と応用研究の橋渡しを強化することが重要視されている。具体的には、大学や研究機関での基礎研究成果を実用化につなげるための支援体制の構築が行われている。これにより、有望な創薬シーズを早期に発掘し、製薬企業やベンチャー企業との連携を通じて、効率的かつ迅速に臨床試験段階に進めることが可能となる。この橋渡し支援には、創薬支援ネットワークやオープンイノベーションの活用が含まれる。

　さらに、医薬品の迅速な承認と市場導入を目指し、薬事規制の見直しや審査体制の強化が進められている。独立行政法人 医薬品医療機器総合機構（PMDA）による審査プロセスの効率化が図られ、審査期間の短縮や申請者への技術的支援が強化されている。これにより、ドラッグ・ラグの解消が期待されている。また、海外展開を見据えた国際的な規制調和の取り組みも進行しており、国内で承認された医薬品がグローバル市場に迅速に展開できる体制が整備されている。

　新規モダリティの開発も、このプロジェクトの重要なテーマである。抗体医薬、核酸医薬、細胞医薬、遺伝子治療などの新しい治療法の研究開発が積極的に推進されている。従来の医薬品では対応が難しい疾患や希少疾患の治療が可能となり、医療の質が大きく向上することが期待されている。また、オーファンドラッグの研究開発支援も重点的に行われている。これには、研究開発費の助成、優先審査、税制優遇措置などの施策が含まれる。

　医薬品プロジェクトのもう一つの柱は、臨床研究の充実である。質の高い臨床試験を効率的に実施するためのインフラ整備が進められ、臨床研究中核病院や当院のような臨床研究支援に重点を置いた医療機関がその中心的な役割を担っている。これらの医療機関は、研究デザインの作成からデータの収集・解析まで、トータルなサポートを提供し、治験の成功率向上に貢献している。

　第2期「健康・医療戦略」に基づく医薬品プロジェクトは、日本の医薬品産業の競争力を向上させるだけでなく、革新的な治療法を国民に迅速に提供する基盤を整備している。このプロジェクトの成果は、日本が医療先進国としての地位を

確立、維持する上で不可欠な要素である。

創薬エコシステムに果たす神戸医療産業都市の役割

創薬エコシステム

　創薬エコシステムは、医薬品の研究開発、生産、供給における革新を促進する枠組みであり、学術研究機関、製薬企業、医療機関、行政機関が密接に連携し、医薬品開発の全過程を効率化することを目指している[5]。医薬品開発は、基礎研究から実用化まで長期間を要し、多大なリソースを必要とする複雑なプロセスであるため、各分野の専門知識と技術を結集させ、統合的に運用するエコシステムの構築が不可欠である。創薬エコシステムでは、基礎研究から応用研究、臨床試験、製造、流通までを一貫して進める環境の整備が求められる。基礎研究では、新しい分子やメカニズムの発見が医薬品開発の第一歩となるが、この段階での発見を応用研究や臨床試験に迅速に移行させることが成功の鍵となる。また、臨床試験では、安全性と有効性を検証するための高度な管理とデータ解析が必要であり、これを支えるためのインフラと人材が不可欠である。さらに、製造と流通の分野では、効率的な製造技術や供給網の構築が求められる。特に、日本国内での原薬や中間体の製造拠点を増やすことは、供給の安定性を向上させるだけでなく、地元経済の活性化にも寄与する。連続生産技術やAIを活用したプロセスの最適化など、革新的な製造技術の導入は、コスト削減と品質向上を実現する重要な手段である。

神戸医療産業都市

　神戸医療産業都市は、1998年から神戸市のプロジェクトとして始動した。理化学研究所や大学などの研究機関、当院をはじめとした高度専門病院群および医

第5章｜医療の未来を拓く臨床研究　　305

療関連企業・団体が神戸のポートアイランドに集積し、産学官医連携で研究開発から事業化までを強力にサポートする環境とサービスを提供する日本最大級のバイオメディカルクラスターであり、創薬エコシステムを実現するための最適モデルになり得る。基礎研究から応用研究、臨床試験、実臨床への実装までを一体的に進める環境が整備されており、効率的で迅速な医薬品開発が可能である。近年は特にAIやビッグデータを活用した創薬技術が積極的に導入されており、再生医療やバイオ医薬品といった次世代医薬品の開発が進展している[6]。

当院の役割

神戸医療産業都市のメディカルクラスターの中で中核的役割を果たしている当院の最大の特徴の一つに、臨床試験の実施における高い能力がある。国際的な臨床試験の基準に準拠した治験体制を整備しており、新薬の安全性と有効性を迅速に検証できる環境を提供している。過去5年間の治験実施数は平均150件を数え、数ある臨床研究中核病院のそれを超える。また、医療従事者と研究者が密接に連携することで、患者の治療経験を研究開発に活用する循環が生まれている。このような取り組みは、医薬品開発の加速化に寄与するだけでなく、患者の治療選択肢を広げることにもつながる。

さらに、AIやリアルワールドデータを活用した臨床研究にも積極的に取り組もうとしている。電子カルテや診療記録から得られる膨大なデータを解析することで、医療提供体制の改善や特定の疾患に対する新薬の開発に必要な洞察が提供可能となる。2024年10月に院内に開設した臨床AI研究部は兵庫県立大学と連携してこのプロジェクトの中心的役割を果たすことを目指している。

また、当院は災害時やパンデミック時における医療供給体制の要としての役割も担っている。地域医療のハブとして医療資源を効率的に供給するだけでなく、全国的な災害時やパンデミック時においても disaster medical assistance team（DMAT）や災害支援のために人的資源を派遣し当該地域医療の補完的役割も果たしている。例えばCOVID-19の流行時には、COVID-19重症患者専用病棟を開

設し、地域の中心的な役割を果たしたが、それらの貴重な経験の積み重ねにより得た知見は、臨床研究として再構築され、論文や書籍の形で社会に還元されている。

当院が創薬エコシステムにおいて果たすもう一つの重要な役割は、人材育成である。当院は、院内の医療従事者だけでなく、神戸医療産業都市内外の医療機関、医療系教育機関や企業に対しても研修や教育の機会を提供している。これにより、医療と研究開発の双方で活躍できる高度な専門人材を養成している。このような人材は、創薬エコシステムの持続可能性を支える重要な資源である。

医薬品開発のこれから

創薬エコシステムの強化は、日本の医薬品供給体制の強靱化と臨床研究イノベーションの推進において重要である。医療現場のニーズに応える基礎研究で得られたシーズから応用研究、臨床試験、製造、流通に至る全過程を効率化する統合的なエコシステムの構築が求められる。特に、AIやリアルワールドデータの活用により、疾患メカニズムの解明や創薬ターゲットの発見を加速し、新たな治療法の迅速な開発が可能となる。これには、神戸医療産業都市のような好事例を参考に創薬エコシステムの中核となる研究拠点を整備、展開していくことが重要である。臨床研究の効率化を図るため、専門性の高い研究支援機能を有するインフラ整備やそのための人材育成をさらに進めたい。これらの取り組みは、神戸医療産業都市の医薬品開発に関わる臨床研究イノベーションのリーダーシップを強化する鍵となる。

引用・参考文献

1) 高瀬友貴ほか. 医薬品の供給不足による院外処方の問合せに対する院内対応型の簡素化プロトコールの有用性. 医療薬学. 2023;49(7):247-53.
2) 医薬品の迅速・安定供給実現に向けた総合対策に関する有識者検討会. 医薬品の迅速・安定供給実現に向けた総合対策に関する有識者検討会報告書. 令和5年（2023年）6月9日.

https://www.mhlw.go.jp/content/10807000/001106010.pdf ［2025/1/24 閲覧］

3) 医療用医薬品の流通改善に向けて流通関係者が遵守すべきガイドライン. 令和 6 年 3 月 1 日改訂.
https://www.mhlw.go.jp/content/10800000/000861022.pdf ［2025/1/24 閲覧］

4) 内閣官房 健康・医療戦略室. 健康・医療戦略. 令和 2 年 3 月 27 日閣議決定. https://www.kantei.
go.jp/jp/singi/kenkouiryou/suisin/ketteisiryou/kakugi/r020327senryaku.pdf
［2025/1/24 閲覧］

5) 内閣官房. 創薬力の向上により国民に最新の医薬品を迅速に届けるための構想会議：中間とりまとめ.
https://www.cas.go.jp/jp/seisaku/souyakuryoku/pdf/chuukantorimatome.pdf
［2025/1/24 閲覧］

6) 神戸医療産業都市の将来像についての検討会. 神戸医療産業都市の将来像〜多様性を包摂するバイ
オ・メディカルの国際的ゲートウェイへ〜. 令和 6 年 7 月 31 日. https://www.city.kobe.lg.jp/
documents/68937/20240917kikaku05.pdf ［2025/1/24 閲覧］

| Profile | 橋田 亨 | 神戸市立医療センター中央市民病院 院長補佐／臨床研究推進センター長、神戸学院大学薬学部教授 |

clinical pharmacy 教育の先駆である名城大学薬学専攻科を修了し、1980 年京都大学医学部附属病院薬剤部入職。生体肝移植など世界に先駆けて行われた先端医療の薬物治療に従事する中で発した clinical question から薬物体内動態に関するトランスレーショナルリサーチ（TR）研究を進め京都大学博士（医学）を取得、京都大学大学院薬学研究科講師を併任して医療現場での実地教育にあたる。2008 年神戸市立医療センター中央市民病院に薬剤部長として着任、院長補佐を兼務。2021 年より臨床研究推進センター長を務め、連携協定を結ぶ神戸学院大学薬学部教授を兼務し研究・教育のさらなる発展を目指している。兵庫県病院薬剤師会会長（2014〜2019 年度）、日本薬剤師レジデント制度研究会会長（2014〜2021 年度）、2019 年度日本医療薬学会学術貢献賞受賞。

04 ファーマコメトリクス研究の国際連携とこれから

水野知行

はじめに

　近年、疾患の多様化や新しいモダリティの登場による治療選択肢の増加、さらにゲノムやバイオマーカーなどの新たな情報に基づく医療の進展に伴い、薬物治療はますます複雑化している。こうした背景の中、従来の「一律的な」薬物治療アプローチでは十分な効果が得られない事例が増えており、precision medicine（精密医療）の実践が世界的に推進されている。ファーマコメトリクスは、薬物の投与量と効果・安全性の関係を数理モデルや統計解析を用いて定量化し、最適な治療計画を立案する学際的な研究分野である。米国オハイオ州のシンシナティ小児病院臨床薬理学部門ではこれまで、神戸市立医療センター中央市民病院（以下、中央市民病院）薬剤部と連携し、ファーマコメトリクスの研究および臨床実装の推進に努めてきた。

　本項では、ファーマコメトリクス研究の概要から個別化薬物治療におけるその役割、臨床応用の代表的手法である model-informed precision dosing（MIPD）の事例について整理する。また、ファーマコメトリクス研究における国際連携の重要性と今後の展望についても触れ、複雑化する医療の中で安全で有効な薬物治療の実践にファーマコメトリクスがどのように貢献できるか述べる。

第5章｜医療の未来を拓く臨床研究　309

ファーマコメトリクスとは

　ファーマコメトリクスは、体内での薬物挙動（吸収・分布・代謝・排泄）と、薬物が疾患や生体機能に与える影響（薬力学）を数理モデル化し、投与戦略を定量的に最適化する学問領域である。これにより、患者の年齢、体重、腎・肝機能、併用薬、遺伝子多型などを総合的に考慮した治療個別化が可能となり、従来の集団データに基づいた画一的な投与方法では見落とされがちな有害事象や治療失敗リスクの低減が期待されている。また、電子カルテや血中濃度の情報をリアルタイムに取り込み、治療予測モデルを更新する先進的な取り組みも進展しており、医療従事者の意思決定を強力に支援するツールとなりつつある[1]。

　ファーマコメトリクスの中心的な手法には、母集団 PK/PD 解析がある[2]。これは、実際の患者集団から得られる薬物血中濃度や臨床指標といった「臨床データ」をもとに、個人間の変動（between-subject variability）や残差変動（residual variability）を統計モデルで定量化する方法であり、年齢、体重、腎機能、遺伝子多型など、多様な共変量（covariates）をモデルへ組み込むことで、個々の患者における薬物動態パラメータの変動を推定し、最適投与量を導くことができる。さらにベイズ推定を活用すれば、血中濃度測定値や検査値を個人単位で反映できるため、きめ細かな投与設計が実臨床で行われている。

　一方、病態や薬理作用の機序に基づき薬物動態や反応性を予測するシステム薬理学的アプローチも、特に臨床情報を得ることが困難な状況における解決策として活用されている。physiologically based pharmacokinetics（PBPK）モデルでは臓器の体積・血流量など生理学的パラメータを考慮し、薬物の吸収・分布・代謝・排泄を機構的に予測する[3]。quantitative systems pharmacology（QSP）モデルでは病気の進行や薬理作用に関わるシグナル伝達経路、免疫応答を数理モデルで記述することで、薬物の応答性、複数薬剤を併用した際の相互作用や副作用メカニズムをより包括的に評価する[4]。これらの手法は、小児や妊婦など大規模臨床データを得にくい集団でも、機序に基づく推定を行うことでデータギャップを補い、安全かつ有効な投与設計に貢献する。

310

これらの臨床データに基づく top-down 手法と PBPK や QSP を代表とする bottom-up 手法は相互補完的に活用され、限られたリソースでも予測結果の信頼性を高め、特殊集団への適用や新薬開発の効率化など、ファーマコメトリクスの活用領域を一層拡張している。

なぜ精密薬物治療の実践にファーマコメトリクスが必要か

薬物治療の第一目標は、患者に最大の効果をもたらしつつ、副作用や有害事象を最小限に抑えることである。しかし、現行の医薬品開発制度では、添付文書に記載された標準投与量は「平均的な患者集団」のデータに基づいて設定されている。実臨床では個々の患者の体格や病態を考慮して調整は行われるものの、時間やリソースの制約もあって十分な精密化が進まない場合が多い。こうした背景から、より個別化された治療戦略の構築を可能にするツールとしてファーマコメトリクスが注目されている。ファーマコメトリクスでは、患者の遺伝子多型や臓器機能などを数理モデルに組み込むことで、過去の臨床経験や研究知見を効果的に蓄積・活用しながら、投与量や治療方針の立案を科学的かつ効率的に行うことが可能となる。従来の臨床試験で集積されたデータに加えて、電子カルテや血中濃度モニタリング情報などもリアルタイムに取り入れれば、投与設計において「個人差」をより正確に考慮し、有害事象のリスクを抑えつつ治療効果を最大化する「精密医療」の実現に貢献する。特に小児などの特殊集団（specific population）では、投与量設定の根拠となる大規模な臨床試験が実施困難な場合が多いが、機序に基づいたシステム薬理学モデルや母集団 PK/PD 解析を組み合わせることで、成人データからの外挿を補完し、成長や臓器発達の影響を定量化しつつ、個別患者に応じた投与設計が可能となる[5]。

臨床への活用事例：MIPDの実践

　model-informed precision dosing（MIPD）は、ファーマコメトリクスの技術を活用して、個々の患者に適した投与レジメンを設計する手法である。患者の年齢、体格、腎・肝機能、遺伝子多型などをモデルに組み込み、投与開始前や投与中の血中濃度や臨床データをリアルタイムに反映しながら、投与量を精密に調整する（図5-4-1）[1]。ここではMIPDの活用事例をいくつか紹介する。

小児領域における活用

　小児患者（特に新生児・乳児）の生理機能は成長と発達の影響を受けるため複雑で、成人と大きく異なる。また、成長・発達過程は非線形であり、成人の投与量を単純に体重換算した場合に副作用リスクの増大や効果が不十分なケースが懸念される。われわれのグループでは小児の成長・発達が薬物動態に与える影響を

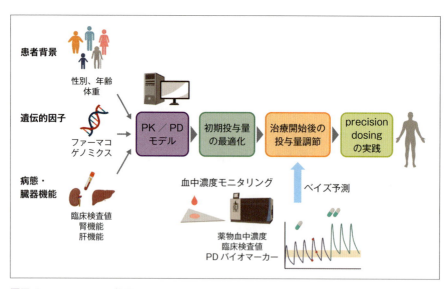

■図5-4-1　MIPDの概要（文献1より改変）

数理モデルで反映し、年齢に応じた新しい投与レジメンの作成や実際の患者の個別化投与設計に活用している。例えば、mTOR 阻害薬であるシロリムスはさまざまな難治性の小児希少疾患治療での活用が進められているが、小児、特に乳児への治療ガイドラインは確立していなかった。そこでわれわれは、シンシナティ小児病院で実施された、血管腫・血管奇形に対するシロリムスの治験に参画し、定期的な血中濃度モニタリングに基づく個別化投与設計を全例において実施した[6,7]。また、得られた臨床データを用いて発達過程に応じたシロリムスのクリアランスをモデル化し、臨床試験シミュレーションによって0〜2歳までの乳児の月齢に応じた投与レジメンを構築した[8]。現在、このレジメンは乳児における結節性硬化症に対するシロリムスの臨床試験の初期投与量決定に活用されている[9]。

がん領域における活用

がん薬物治療領域においても MIPD への関心が高まっている。われわれは中央市民病院薬剤部と共同で、抗 PD-1 抗体ニボルマブの母集団薬物動態解析を実施した。本研究では、日常臨床における残余検体から得たデータでモデルを構築し、血清アルブミンや腎機能（推算糸球体濾過量〔estimated glomerular filtration：eGFR〕）がクリアランスの個人差に重要な因子であることを見出した[10]。また、mTOR 阻害薬エベロリムスは乳がんなどに対して有効性が示されているが、重篤な副作用の頻度も高く、きめ細かい投与設計の実施が望まれている。そこで中央市民病院薬剤部とわれわれは、エベロリムスの PK/PD 解析を行い、エベロリムスのトラフ血中濃度を 10〜20ng/mL に維持することで、無増悪生存期間が延長する可能性を見出した。また用量制限毒性を発現した患者ではエベロリムスのトラフ濃度が高い（中央値 19.0ng/mL）ことを明らかにし、血中濃度に基づく個別化投与設計が乳がん患者におけるエベロリムスの治療成績の改善に寄与する可能性を見出した[11]。これらの事例はファーマコメトリクスの手法を用いることで臨床データを効果的に活用し、抗がん薬の適正使用に有用な情報を提供できることを示している。

AI・機械学習・IT 技術の活用

近年の機械学習の進歩により、MIPD 分野でも人工知能（artificial intelligence；AI）の活用が広まっている。具体的には、AI を活用した PK/PD モデルの予測性能向上、ビッグデータを使ったモデル構築の最適化、幅広い臨床情報を統合した治療アウトカムの予測、MIPD のプロセス自動化など、多岐にわたる研究が進められている（図 5-4-2）[12]。

例えば、われわれは小児炎症性腸疾患治療における抗 TNF（腫瘍壊死因子）-α抗体の MIPD の実践に機械学習を活用している。抗体医薬品の薬物動態は、病気の重症度や炎症反応の程度により変動する。これらの炎症マーカーは予測共変量として薬物動態モデルに組み入れられているが、現行のモデルでは患者の病態の経時的な変化などに伴う予測誤差が存在する。そこで機械学習を用いてより広範な臨床情報をもとに予測誤差を改善するアルゴリズムを構築した[13]。また、

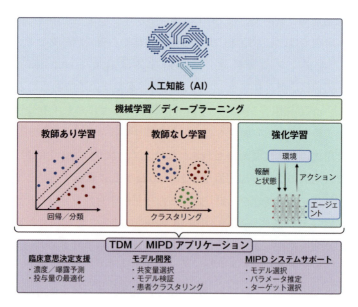

■図 5-4-2　AI・機械学習の MIPD への活用（文献 12 より改変）

抗体医薬品の精密投与を支援するために、電子カルテに搭載型のソフトウェア（clinical decision support tool；CDST）の開発も進めている[14~16]。これらの電子カルテ搭載型ソフトウェアと機械学習を組み合わせることで、MIPD を臨床現場で迅速かつ簡便に実施することが可能となり、得られたデータをモデルに継続的に学習（continuous learning）させることで、臨床データを最大限活用したシステム構築と改善が可能であると期待される。

学際的および国際的な連携の重要性

　ファーマコメトリクス研究の発展および MIPD の社会実装を実現するには医学、薬学、統計学、計算科学、バイオインフォマティクスなど、多岐にわたる専門分野が協力する必要がある。医療現場で即応できる投与量提案システムを開発・活用するためには、モデル構築や検証を専門とする研究者と、実際に臨床データを収集・活用する医師や薬剤師、看護師、臨床検査技師、さらに IT エンジニアやデータサイエンティストなどが密接に連携することが不可欠である。学際的連携は、実装後の MIPD プラットフォームの改善やソフトウェア保守、モニタリング精度向上のためにも欠かせない要素となる。

　こうした学際的連携を促進するための研究基盤として、神戸医療産業都市・メディカルクラスターのような産学官連携の集中拠点が注目を集めている。複数の医療機関や大学、研究機関、製薬企業が集積することで、臨床と研究の距離が近い環境が構築され、ファーマコメトリクスや MIPD のような高度なモデル開発・臨床応用が円滑に進められる。さらに、周辺のバイオテック企業や IT 企業と協力することで、データ解析やソフトウェア開発のノウハウを融合し、新たなイノベーションが生まれやすいメリットがあり期待される。このように、学術研究と臨床現場、企業の各セクターが密接につながる神戸医療産業都市・メディカルクラスターのような環境は、ファーマコメトリクスの発展や新しいイノベーションの創出にとって極めて魅力的な舞台と言えるだろう。

　またわが国において、ファーマコメトリクスや MIPD を専門的に扱える人材

はまだ限られており、学会やワークショップ、オンラインセミナーなどの教育・情報共有の機会も海外で実施されることが多い。さらに、先進的なモデル開発のノウハウや臨床での成功・失敗事例は国際学会などで発表されることが多く、世界で活躍できる研究者の育成により、日本でのファーマコメトリクスに関する研究力強化と社会実装が今後さらに加速すると見込まれる。

　シンシナティ小児病院臨床薬理学部門では中央市民病院薬剤部や神戸学院大学薬学部などと連携し、さまざまな日本人研究者および薬剤師を留学生・研究員として受け入れる枠組みを整え、国際的な共同研究および人材育成を推進してきた。このようなプログラムを通じて、日本から渡米した若手研究者や臨床家は、最先端の理論やノウハウを習得し、自国にフィードバックするルートを確立している。上述したAI・機械学習の活用は、神戸学院大学薬学部および中央市民病院薬剤部から当研究室に参加した入江 慶博士が中心になって進めている研究であり、国際的な連携体制の成果の一つである。さらに最近では、京都大学医学部附属病院薬剤部との連携を深め、ファーマコメトリクスの臨床応用に関する研究を進めている。また、京都大学医学部附属病院先端医療研究開発機構（iACT）と協力してファーマコメトリクス（PMx）チームを設立し、特にアカデミア発の創薬においてモデルを活用した医薬品開発（model-informed drug development；MIDD）の推進にも取り組んでいる。こうした取り組みをさらに発展させることで、世界水準の研究力と臨床応用能力を兼ね備えた人材が育成され、日本のファーマコメトリクス分野の底上げにつながると期待される。

▌今後の展望

　医療と科学技術の進歩に伴いprecision medicineの必要性と実現可能性は今後さらに高まると予想される。ファーマコメトリクスは臨床や基礎研究から得られる薬物動態・薬力学情報、遺伝情報、バイオマーカー、臨床アウトカムなどの幅広いデータを効果的に統合し、具体的な薬物治療計画を立案できる点に強みがあり、precision medicineの社会実装を進めるうえで重要な役割を担うと考えられ

る。さらに、近年の IT 技術、とりわけ AI や機械学習の発展により、電子カルテやウェアラブル端末などから得られる膨大なデータを解析できるようになったことで、ファーマコメトリクスの活用は大きく広がっている。

さらに、最近では precision medicine の領域でもデジタルツイン（digital twin）の活用について、関心が高まっている[17, 18]。デジタルツインとは、実世界の対象（患者個人や生体システムなど）を仮想空間に精密に再現し、その挙動や機能をシミュレーションによって可視化・予測することで、実空間での治療方針や薬物投与計画の最適化を図る手法である。従来のモデリング手法は、主に集団ベースの情報に基づいた統計的・数理的な予測が中心であり、患者個人の遺伝的背景や病態進行の差異を捉えきれない場合も多い。そのため、より詳細な個人情報（遺伝子多型、バイオマーカー、臨床検査結果など）を反映したデジタルツインの活用により、患者一人ひとりの病気の進行速度や薬物応答を高い精度で予測することで治療方針を最適化し、医薬品開発や個別化治療を推進することが期待されている。

このように、AI やバイオセンサー、先端的な基礎研究技術の融合によって、ファーマコメトリクスはより高度かつ柔軟な投与戦略の策定を可能とし、医療現場における正確かつ迅速な意思決定を強力に支援する存在へと進化している。今後はクラウドコンピューティングや超高速通信技術（5G/6G）、さらにはデジタルツインのさらなる発展によって、precision medicine の実現に向けたファーマコメトリクスの貢献は、さらに大きなものとなるだろう。これらのファーマコメトリクス研究の発展と臨床実装を推進するためには国境や職種の垣根を超えた連携および次世代を担う研究者・医療従事者の育成が不可欠である。こうした学際的・国際的連携と産学官のクラスター形成を効果的に活用することで、ファーマコメトリクスは多くの疾患領域・薬剤領域で医療を支える重要な基盤となり、患者と社会の利益に大きく貢献することを期待する。

引用・参考文献

1) Mizuno T, et al. Clinical implementation of pharmacogenetics and model-informed precision dosing to improve patient care. Br J Clin Pharmacol. 2022;88(4): 1418-26.

2) Mould DR, et al. Basic concepts in population modeling, simulation, and model-based drug development. CPT Pharmacometrics Syst Pharmacol. 2012;1(9):e6.

3) Jones H, et al. Basic concepts in physiologically based pharmacokinetic modeling in drug discovery and development. CPT Pharmacometrics Syst Pharmacol. 2013;2(8):e63.

4) Helmlinger G, et al. Quantitative systems pharmacology: An exemplar model-building workflow with applications in cardiovascular, metabolic, and oncology drug development. CPT Pharmacometrics Syst Pharmacol. 2019;8(6):380-95.

5) Vinks AA, et al. Modeling and simulation in pediatric drug therapy: Application of pharmacometrics to define the right dose for children. Clin Pharmacol Ther. 2015;98(3):298-308.

6) Adams DM, et al. Efficacy and Safety of Sirolimus in the Treatment of Complicated Vascular Anomalies. Pediatrics. 2016;137(2):e20153257.

7) Mizuno T, et al. Model-based precision dosing of sirolimus in pediatric patients with vascular anomalies. Eur J Pharm Sci. 2017;109S:S124-31.

8) Mizuno T, et al. Developmental pharmacokinetics of sirolimus: Implications for precision dosing in neonates and infants with complicated vascular anomalies. Pediatr Blood Cancer. 2017;64(8): e26470.

9) Capal JK, et al. Preventative treatment of tuberous sclerosis complex with sirolimus: Phase I safety and efficacy results. Ann Child Neurol Soc. 2024;2(2):106-19.

10) Tohi M, et al. Population Pharmacokinetics of Nivolumab in Japanese Patients with Nonsmall Cell Lung Cancer. Ther Drug Monit. 2023;45(1):110-6.

11) Hirabatake M, et al. Everolimus pharmacokinetics and exposure-response relationship in Japanese patients with advanced breast cancer. Front Pharmacol. 2022;13:984002.

12) Poweleit EA, et al. Artificial Intelligence and Machine Learning Approaches to Facilitate Therapeutic Drug Management and Model-Informed Precision Dosing. Ther Drug Monit. 2023;45(2):143-50.

13) Irie K, et al. Hybrid Population PK-Machine Learning Model Approach to Predict Infliximab Concentrations in Pediatric Patients with Crohn's Disease. In: 15th Annual American Conference on Pharmacometrics (ACoP).

14) Xiong Y, et al. Real-World Infliximab Pharmacokinetic Study Informs an Electronic Health Record-Embedded Dashboard to Guide Precision Dosing in Children with Crohn's Disease. Clin Pharmacol Ther. 2021;109(6):1639-47.

15) Colman RJ, et al. Model-informed Precision Dosing for Biologics Is Now Available at the Bedside for Patients With Inflammatory Bowel Disease. Inflamm Bowel Dis. 2023;29(8):1342-6.

16) Minar PP, et al. Precise infliximab exposure and pharmacodynamic control to achieve deep remission in paediatric Crohn's disease (REMODEL-CD): study protocol for a multicentre, open-label, pragmatic clinical trial in the USA. BMJ Open. 2024;14(3):e077193.

17) Fischer R-P, et al. Digital patient twins for personalized therapeutics and pharmaceutical manufacturing. Front Digit Health. 2024;5:1302338.

18) Katsoulakis E, et al. Digital twins for health: a scoping review. NPJ Digit Med. 2024;7(1):77.

| Profile | 水野知行 | シンシナティ小児病院トランスレーショナル・臨床薬理部門 准教授、シンシナティ大学医学部小児科学 准教授、京都大学大学院医学研究科先端国際医学講座 客員教授 |

2012年京都大学大学院医学研究科博士課程修了、京都大学博士（医学）を取得。その後、シンシナティ小児病院臨床薬理学部門に客員研究員として赴任、複数の職位を経て、2023年よりAssociate Professor および Director of Pharmacometrics。2024年より京都大学大学院医学研究科先端国際医学講座客員教授（ファーマコメトリクス・システム薬理学分野）を兼任。京都大学医学部附属病院先端医療研究開発機構（iACT）のファーマコメトリクス（PMx）チームや京都大学医学部附属病院薬剤部、神戸市立医療センター中央市民病院薬剤部と連携してファーマコメトリクス研究の国際連携に取り組んでいる。

主な受賞歴：国際TDM学会（IATDMCT）Victor Armstrong Young Investigator Award（2021年）、科学技術分野の文部科学大臣表彰若手学者賞（2023年）、米国臨床薬理学会（ACCP）Tanabe Young Investigator Award（2024年）

05 臨床研究における 次世代情報基盤のあり方

竹村匡正

はじめに

　健康・医療分野の情報化に対する期待は大きく、昨今はデータサイエンスや機械学習・人工知能（artificial intelligence；AI）に対する期待が大きくなりつつある。オーダリングシステムや電子カルテシステムの導入による業務の効率化や医療の質の担保については、着実に進んできている一方で、複雑化する医療制度のもとでの患者アセスメントや記録などの医療従事者に求められる労力も非常に大きいものになりつつあり、実際の業務負荷にもつながっている側面があるのは否めない。また、医療機関の情報化が進んでいるとは言え、「どのような生活を行っている人がどのような疾患になっているのか」「医療サービスを受けた人がその後どのような健康状態にあったのか」などを把握することは困難であり、この分野の情報化はまだまだこれからであるのが現状である。神戸医療産業都市においては、元 神戸市立医療センター中央市民病院長・京都大学総長の井村裕夫先生が提唱してこられた「先制医療（preemptive medicine)」の概念を支柱として、これまでもさまざまな検討が進められている。これは、2014 年の国立研究開発法人 科学技術振興機構（Japan Science and Technology Agency；JST）の COI STREAM における「ライフコース・データに基づく健康医療情報プラットフォームの構築と新しいパブリックヘルスの実現」や、同じく JST の 2015 年リサーチコンプレックス推進プログラムである「健康"生き活き"羅針盤リサーチコンプレックス」という形で進められてきた。しかし、個々の市民の生活に関す

るデータを取得することや、これらのデータを病院の医療データと結び付けて、疾患ばかりでなくその人の健康に関するすべての状態を把握し、また介入することは難しい。

これらの先制医療の実現のためには、情報通信技術（information and communication technology；ICT）の発展が不可欠であり、遺伝情報や生体内の変化の情報、また環境や生活データ（ライフコース・データ）を取得した上で、因果関係を含めてこれらの関係を総合的に理解する必要があると考えられる。そのためには、在宅におけるセンシングなどの情報技術および、IoT（internet of things）やウェアラブルコンピューティングによるさまざまなデバイスを常時通信することによる多様な健康に関するデータの取得が必要になる。また、これらの膨大なデータを用いて分析した上で、潜在的な因果関係を抽出したり、機械学習などの利用による知的な判断を実現することで、リアルタイムの見守りや急な状態変化の把握などが実現できる。

もっとも、これらの情報技術は、病院内の診療データを含む病院情報システムのデータに対しても適用することができる。例えば、病院情報システム内に蓄積されている膨大なデータから臨床研究のみならず病院運営に関する知識なども抽出することができる。しかし先述したように、病院情報システムはあくまでも医事システムや、オーダーリング、電子カルテ、モバイルデバイスを用いた三点認証による安全管理などの、診療報酬点数業務や病院運営における業務を効率化するために導入されてきたのが現状である。そのため、これらの診療に関するデータや病院運営に関係するデータを利用できているとは言い難い状況であった。

先述したように、昨今の ICT 化による期待は、DX（digital transformation）という概念で示されている。DX は、2004 年にエリック・ストルターマンが提唱した概念であり、当初は「IT の浸透が、人々の生活をあらゆる面でより良い方向に変化させる」というものであった。現在は ICT によるわれわれの活動そのものの根本的な変換が期待されている。DX をどのように実現できるのかについてはさまざまな観点から考えられるが、その有力な考え方の一つに、ジム・グレイが提唱した「第四の科学（The Forth Paradigm）」が挙げられる。われわれの

科学的な探求の手法は、観測を主とした「第一の科学」およびニュートン力学のように理論を主とした「第二の科学」を経て、数学的なモデルおよび定量的評価法を構築し、スーパーコンピュータや分散コンピューティング環境を用いた「第三の科学」、および大量のデータに基づく帰納的な知識発見を踏まえた「第四の科学」という新しい科学のパラダイムとして進化している。これらの考え方に基づくと、われわれは病院の環境においても、演繹的なモデルに基づいてシミュレーションなどを行うことによる精緻な予測や、データによる帰納的なアプローチによる臨床研究における新たな知識発見のみならず、これらの知識を用いた機械学習や大規模言語モデル（large language model；LLM）の活用による DX の実現が検討できる。

　神戸医療産業都市および神戸市立医療センター中央市民病院においては、これまでも先駆的な試みが行われてきた。本項では、これらの流れにおいて、現在構築を進めている新たな臨床研究および病院情報システムにおける「健康・医療 DX 基盤」について紹介する。

▌病院データの次世代利活用基盤

　病院情報システムのデータ利活用については、これまで重点的に検討されてきたとは言い難い現状があった。これには、これまで述べてきたように、病院情報システムの発展が病院の運営に関わる業務を効率化することを目的に検討されてきており、臨床研究等へのデータ利活用が重点的に検討されてこなかったという経緯がある。もっとも、これらのデータの利活用の大きなハードルは、システムそのものの由来ばかりでなく、個人情報の利活用に対する問題もある。例えば、個人情報保護の観点からのセキュリティリスクに対する懸念はもちろん病院運営上重要であり、この観点からもデータの利活用に対してはネガティブになる。また、そもそも診療行為に直接関与しない患者の情報を閲覧することについても職務上好ましいとは言えない、という考えも根強い。そのため、現実的に病院情報システムからどのようにデータを抽出して利活用するのかについては、今でも各

病院によって対応が異なっているのが現状である。結果として、多くの病院では、臨床研究や症例報告のためのデータを抽出する場合、病院情報システムから直接抽出するのではなく、人手で転記する作業を行ったり、抽出までの申請などについて多くの手間がかかる場合も多い。

　一方で先述したように、診療データを含むデータの利活用については、データそのものがわれわれの社会を変革するものとして期待されており、要配慮個人情報として定義されている診療データについても、然るべきルールに従って適切に運用することで利活用できるようになりつつある。これには、データを利用するための情報基盤のみならず、個人情報を取り扱うためのルールが整ってきたことも大きい。

　さて、データを利用するための情報基盤では、計算機や計算科学の発展に伴ってさまざまな変化が起こっている。例えば、病院情報システムを含む多くのシステムはデータベース（database management system；DBMS）の発展に支えられてきたが、蓄積されたデータを自由に、迅速に抽出することが可能なシステムとして利用されてきた。これらのデータを分析するには、基本的に匿名化を行った上で、統計ソフトウェアやデータ分析ソフトウェアを用いて処理することが行われてきた。しかし、昨今のデータサイエンスの発展に伴うデータ分析基盤では、データの抽出はデータベースから行われるものの、大きな random access memory（RAM）上で高速にデータを処理する傾向がある。また、機械学習や画像処理などのために graphical processing unit（GPU）を搭載した計算機を用いて、大規模なデータを処理するのみならず、AI などを用いたシステム構築も可能になっている。また、ソフトウェア的なデータ処理環境についても、Python や Jupyter といった、データ分析に特化した環境が提供されており、多くのライブラリによって複雑な統計処理や機械学習を行うことが可能である。そのため、病院内にこのような情報基盤を準備することが重要になると思われる。また、より重要になるのが、データ分析の人材確保である。これまでも、病院情報システムやデータ抽出の専門職員が配置されている病院は、病院情報システムのデータを効果的に利活用しているという事実がある。今後は、データ分析の専

門職員などの配置も徐々に進むかもしれないが、病院経営環境などを鑑みるに容易ではないと思われる。

さて、神戸市立医療センター中央市民病院においては、院内業務におけるデータの利活用が早期から検討されてきており、さまざまなシステムのデータを統合した上で、これらのデータを用いて院内のシステムをインハウスで開発している先駆的な病院として認識されている。それに加えて臨床研究推進センターを中心として、上記の環境の整備が進められており、病院情報システム内もしくは病院情報システムに近しいネットワーク環境を整備することで、セキュアな環境でデータ分析を行う基盤が整備されている（図 5-5-1）。また、データの分析ばかりでなく、機械学習としていわゆる生成 AI を実装できる LLM を自院内で動作できる環境を構築することで、例えばサマリ作成などの病院内の業務に広く利用することが可能になる。人的な組織についても、臨床 AI 研究部を臨床研究推進センター内に設置した上で、筆者の所属する情報科学系大学院との協定を結ぶこと

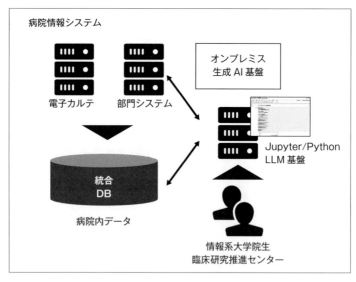

■図 5-5-1　神戸市立医療センター中央市民病院における臨床研究情報基盤

で、大学院生のデータ分析や機械学習の適用を踏まえた研究の遂行を、病院情報システム内のデータを用いて行うことが可能になる。これは、病院内のデータ利活用のための人材確保のみならず、医師や看護師、医療従事者とのコミュニケーションなどを含む、大学院生の実践的な研究教育に対しても画期的なことであり、かつ医療従事者や院内のスタッフのデータ利活用の促進にも貢献できる。このことは、神戸医療産業都市において臨床研究の推進のみならず、今後の病院情報システムの検討や産業育成、人材の輩出につながっていくと考えられる。

健康データの次世代利活用基盤

臨床研究は病院内で完結するわけではなく、退院後の長期的な病状変化の把握も重要である。また先述したように、どのような人がどのような生活を行い、どのような疾患に罹患するのか、またその変化にどのように介入できるのか、という先制医療の実現のためには、病院外の健康データを把握する必要があると考えられている。これらのデータを収集する基盤、もしくはこれらのシステムはPHR（personal health record）と呼ばれており、ウェアラブルデバイスによるバイタルデータや、○○手帳と言われるような疾患に関する情報を管理する仕組みとして認識されている。健康データの利活用により、疾患に至るまでのプロセスを明らかにするだけでなく、さまざまなサービスの提供が可能になる。神戸医療産業都市では、このような健康データの利活用を踏まえ、これまで JST の COI STREAM（2014〜2015 年）リサーチコンプレックス（2015〜2024 年）を通じて、健康データの収集方法、また健康データからの健康状態の把握や予測などの仕組みづくりを検討してきた。

健康データの取り扱いについては、病院で発生する医療データとはさまざまな相違点がある。その中でも代表的な相違点として次の 2 点が考えられる。第一に、病院のように管理された環境でデータが発生しているわけではないため、社会的な仕組みとして本人性を担保する ID でデータを管理する必要があるということである。第二には、健康に関するデータは医療データ以上に多様であってさまざ

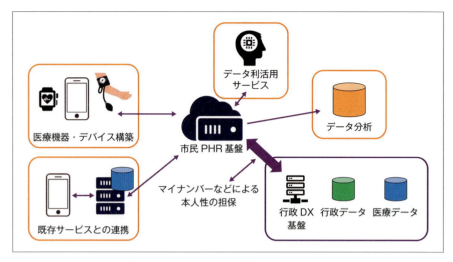

■図 5-5-2　市民 PHR 基盤による新たな臨床研究社会基盤

まな場所で管理されており、また基準なども曖昧なことである。例えば歩数計を考えたとしても、デバイスによってカウントする歩数は異なることがある。また、新たなデバイスやソフトウェアが開発された場合、これらのデータをどのように定義づけして、どのようにデータとして格納するのか、という問題がある。

　神戸医療産業都市では、これらの問題に対して2つのプロジェクトを中心にしてさまざまな検討がなされてきた。情報基盤としては、後者の健康データの管理をセキュアに、かつ多様に管理できる仕組みを検討してきた。それ以上に重要なのは前者の本人性の担保であり、本人性を担保することでさまざまなデータを同意に基づいて連携することができる。これについてはまだまだ検討を行う必要があるが、マイナンバーの利活用や本人同意の仕組みを検討することで、臨床研究のみならず社会サービスにも展開することが期待されている。神戸医療産業都市推進機構においては「市民サポーター制度」が準備されており、市民が参加して、さまざまな健康デバイスの開発における評価などを行える仕組みがある。これらの仕組みを拡張することで、市民のデータを統合的に扱うことができれば、医療サービスのみならず市民生活におけるサービスについても個別に提供することが

可能になる。これは、いわゆるスマートシティやスーパーシティという概念で示されており、例えば「AIによる見守り」など、行政サービスの新たな形の検討も進められている。また、先制医療を通じた臨床研究から考えると、これらの健康データと神戸市立医療センター中央市民病院を含む病院の医療データと連携することで、市民が参加する臨床研究の推進につながることが期待できる。これは、いわゆる「市民参加型研究（citizen science）」と呼ばれるものであり、次世代の臨床研究社会基盤として整備が進められている（**図 5-5-2**）。

| Profile | 竹村匡正 | 兵庫県立大学大学院情報科学研究科 教授、神戸市立医療センター中央市民病院臨床研究推進センター臨床 AI 研究部 顧問 |

1998 年大阪大学医学部保健学科卒業、2003 年大阪大学大学院医学系研究科修了。博士（保健学）。同年、京都大学医学部附属病院医療情報部助手、2007 年同講師、2008 年同副部長、2012 年ハーバード大学客員研究員。同年兵庫県立大学准教授、2017 年同教授。2022 年神戸大学特任教授（クロスアポイントメント）。2014 年より JST 神戸 COI、2018 年より JST 神戸リサーチコンプレックスのコア事業である市民 PHR 基盤（データ HUB 事業）を担当し、2024 年より神戸市立医療センター中央市民病院臨床研究推進センター臨床 AI 研究部顧問。

06 | 求められる未来の病院と臨床研究

木原康樹

時代が求める病院の姿

　病院が傷病者に治療を提供する専門機関として社会の中で機能し始めるのは18世紀であり、意外と最近のことである。わが国においては、明治新政府が医療に西洋医学を全面採用した「西洋医術許可の布告」（1868年）に伴い病院の概念が導入され、その後、民間を中心に比較的小規模な施設が全国に設立されていった。戦後、昭和23年の医療法制定において、病院は「病床数が20床以上の医療施設」と定義されたことにより、個人を中心とする民間経営体制や小規模感が温存された。現在では、約8,000施設が病院として登録されているが、そのうち個人および医療法人による設立が71％を占め、公的病院や社会保険団体の運営する施設はたかだか15％である[1]。

　一方、分子生物医学やIT工学の進捗は著しく、その情報の公開と共有は日々進んでいる。それら技術革新を取り入れ、高品位で労働集約型の体制を整備してゆくには、資金的にも人材的にもそれなりの規模感が求められる。医師の偏在であるとか2024年実施の医師の働き方改革が内包する課題とも本質において交絡しており、抜本的な改革は避けては通れないと想像される。

　同時にわれわれを取り巻く社会環境変化の進行は想像を超え劇的である。高齢化と少子化はすでに実社会で顕在化しており、医療と介護の包括的運用が社会の要請に応える形で実施できていない実態や、地方のみならず都市部においても医療者の確保が困難になってきている状況などが日々報道されている。社会保障費

負担は、国民 1 人当たり年間 100 万円相当まで増大しており、その規模とともに地域や世代にわたる不公平感も拡大している。それらは包括的に「2025 年問題」と呼ばれている。

困難な状況の中で、医療者自身が意識して取り組むべき課題として、医療の効率的実践が挙げられている。医療が傷病者を対象に社会資源を消費するだけの活動から、新たな発明・開発や利便性、安全性などの付加価値を社会に発信し、それらの還元を通して自らの効率化を図る必要がある。そのような発信の第一段階として、病院に集中する医療情報の利活用が挙げられており、患者以外のステークホルダーに対しても病院が開かれているような組織の在り方が求められている。

情報リソースとしての病院

電子カルテを中心にデジタル化された病院では、診断や医療の計画・実施・評価のみならず、それを支援する物流・連携・収支あるいは人材管理などのほとんどを含めて情報が日々蓄積されている。その情報量は 1 日 1 病床当たり数百 MB と莫大であるが、そのうち利活用されている情報量はたかだか 3% 程度と言われている。事実、神戸市立医療センター中央市民病院（以下、当院）が参照サーバ系に蓄えるデータ増加量に画像サーバの蓄積増加量を加えると、2024 年では約 30TB であり、1 日約 82GB に該当する[2]。

病院で発生する情報に関しては、整合性と一貫性がとりわけ重視され、その上に個人情報の観点から機密保護を加味した形式で管理されてきた。一方で、情報をリアルタイムに取り出したり、技術革新に即して新たなデータ管理システムやツールを導入したりすることには重点が置かれなかった。基本的には個々患者の時系列に沿った忘備録として考えられてきたと言えよう。しかしながら、診療科や病院単位での診療実績であるとか、疾患ごとの経年変化であるとか、ある特徴に紐づく症例の横断的集計であるとかについて統計的・学術的解析が求められることは常であるし、蓄積されたデータを解析することにより、現状での通説が覆るようなインパクトを生むことも少なくない。

第 5 章 | 医療の未来を拓く臨床研究　329

そのような後方視的な解析による臨床研究を可能とするために、当院では対象となり得るすべての入院・外来患者に対して、個人情報保護法に準拠しつつOPT-OUT方式による個人データの利用許可をそれぞれ取得している。その内容については病院ホームページならびに料金明細票添付にて都度周知を行っており、個人の意向を最大限尊重しつつ運用を行う体制を構築している（**図5-6-1**）[3]。利用許諾が得られた医療情報に関しては、医療情報部の監視下において電子カルテメインサーバより参照サーバ（Data Warehouse；DWH）に送られ、原則としてこの参照サーバを介して情報活用に供されている。なお、HL7 FHIRに準拠した3文書・6情報などの電子カルテ情報共有サービスやマイナーカードによる救急時医療情報閲覧など、いわゆる医療DX条項についても速やかに整備を進めている。

■ 院外データベースへの診療情報提供 （表5-6-1）

千年カルテプロジェクトは、次世代医療ICT基盤協議会設立や医療情報の二次利用のニーズを背景に、地域医療連携ネットワーク（EHR）の全国統合を掲げて2015年に国立研究開発法人 日本医療研究開発機構（AMED）の研究公募事業として始まった[4]。現在では一般社団法人ライフデータイニシアティブ（LDI）と（株）NTTデータが共同運営する大型データベースであり、次世代医療基盤法に準拠して医療データの二次活用を実施している。現在、全国で100を超える医療機関が参画しているが、当院はその中でも最大規模のデータ提供を実施している。製薬企業などによる二次利用、すなわち指定した情報の販売がようやく進み始める段階に到達している。

CyberOncologyは京都大学腫瘍内科学講座が開発し、新医療リアルワールドデータ研究機構（株）（PRiME-R）が運用する癌患者の診療過程を構造化したデータベースであり、患者を登録することにより標準化医療の選択やがんゲノム情報管理センターへの臨床情報登録などの作業を省力化し、同時に二次利用を行うことを目的としている[5]。OneWebプラットフォームは京都大学医学部附属病院次

患者さんの個人情報の利用目的について
（神戸市立医療センター中央市民病院）

　神戸市立医療センター中央市民病院では、「個人情報に関する当院の基本方針」を定め、患者さんの個人情報保護に厳重な注意を払っております。迅速で的確な医療を安全に受けていただくために、患者さんの個人情報について下記の目的に利用することにご同意いただきますようお願いいたします。

１．患者さんへの診療を目的として利用するもの

（１）当院の内部で利用するもの
　◇ 患者さんに迅速で的確な医療を安全に受けていただくために利用いたします。
　◇ 医療保険事務、病棟管理、受付、会計、経理、医療安全対策、医療サービス向上に利用いたします。

（２）他の事業者や本人以外への情報提供
　◇ 他の病院、診療所、助産所、薬局、訪問看護ステーション、介護サービス事業者等との円滑な連携のために情報を交換いたします。
　◇ 他の医療機関等から診療上の問い合わせがあった場合には回答いたします。
　◇ より適切な診療を行うために、外部の医師等の意見・助言が必要な場合に情報の収集または提供に利用いたします。
　◇ ご家族等への病状説明に利用いたします。
　◇ 検体検査等を外部業者に委託した場合に、誤認防止のために利用いたします。
　◇ 医療保険事務のうち、保険事務の委託、審査支払機関へのレセプト提出、審査支払機関または保険者からの問い合わせに対する回答に利用いたします。
　◇ 病棟管理、受付、会計等の事務の委託に利用いたします。
　◇ 事業者等から委託を受けて健康診断等を行った場合は、事業者等へその結果を通知いたします。
　◇ 医師賠償責任保険等に係る保険会社等への相談または届け出に利用することがあります。

２．上記以外の利用目的

（１）当院の内部で利用するもの
　◇ 医療サービスや当院業務の維持・改善のための基礎資料として利用いたします。
　◇ 内部で行われる症例研究、臨床研修、教育、学生実習への協力に利用することがあります。
　◇ 治験、臨床研究の計画や実施等に利用することがあります。

（２）他の事業者や本人以外への情報提供
　◇ 当院の運営管理について外部監査を受ける場合、外部監査機関に提供することがあります。
　◇ 法令に基づく場合、人の生命・身体・財産の保護のために必要がある場合、公衆衛生の向上または児童の健全育成のために必要がある場合、行政機関から法令に基づく協力依頼がある場合には、例外として、ご本人の同意を得ることなく提供することがあります。
　◇ 千年カルテプロジェクトにおいて、次世代医療基盤法に基づき利用いたします。

（３）学会発表や学術誌発表などの研究
　◇ 医学・医療の進歩のために匿名化したうえで利用することがあります。
　◇ この際、事例の内容から十分な匿名化が困難な場合は、その利用については原則としてご本人の同意を得ます。
※ 上記のうち、他の医療機関等への情報提供について、同意しがたい事項があるときには、その旨をお申し出ください。また同意されなくても何ら不利益はありません。
※ お申し出がないものについては、同意していただけたものとして取り扱わせていただきます。
※ 上記利用目的への同意や留保は、後からいつでも撤回、変更等をすることができます。
※ その他ご不明な点がありましたら相談窓口までお申し出ください。

（平成 17 年 4 月 1 日制定）

（平成 19 年 4 月 1 日改定）

（平成 30 年 8 月 1 日改定）

■図 5-6-1　神戸市立医療センター中央市民病院が提供している個人情報の利用許諾同意書

■表 5-6-1　神戸市立医療センター中央市民病院が外部に提供している診療データ

（2024 年 10 月）［当院医療情報部提供］

項番	名称・システム構成名	事業主体	関連団体・協力パートナー	研究診療科	提供しているデータ	研究内容・備考	期間
1	千年カルテ・プロジェクト	京都大学	ライフデータイニシアティブ (LDI)	—	■全患者の診療録・DPC・レセプト・医用画像、同意書などのPDFは含まれない	■次世代医療基盤法に基づく仕組み (1) 診療情報を匿名化せずにLDIに提供 (2) 患者同意は「丁寧なオプトアウト」で実施	2020年～
	(同上)	京都大学	日本医療ネットワーク協会 (JMNA [現：ライフデータイニシアティブ (LDI)])	腫瘍内科	(同上)	■ビッグデータから治験に適する患者を自動で抽出する「治験スクリーニング」の共同研究	2021年～
2	CyberOncology	京都大学	PRIME-R	腫瘍内科	■腫瘍内科・呼吸器内科など、限定した診療科の診療録で、CyberOncologyに症例登録されたものの統計データのみ提供	■リアルワールドデータの利活用を図るため、診療情報を構造化データとして扱うためのプラットフォームを研究するものとしての実施	
	(同上)	京都大学	PRIME-R、西日本がん研究機構 (WJOG)（研究名：Real Wind 2）	呼吸器内科	■腫瘍内科・呼吸器内科など、限定した診療科の診療録で、CyberOncologyに症例登録されたもの ■提供されるデータは仮名化加工情報として提供		
	(同上)	京都大学	PRIME-R（研究名：CONNECT 2、CONNECT胃癌付随研究など）	腫瘍内科	■院内がん登録で登録された癌患者のデータ ■提供されるデータは仮名化加工情報として提供	■院内がん登録データおよびレセプトデータを利活用し、CyberOncologyを用いた感染性の高い医療情報プラットフォームを構築する研究	2023年～
	(同上)	関西医科大学附属病院	PRIME-R、西日本がん研究機構 (WJOG)、アストラゼネカ製薬（研究名：PROCEED）	腫瘍内科	■腫瘍内科・呼吸器内科など、限定した診療科の診療録で、CyberOncologyに症例登録されたもの ■提供されるデータは仮名化加工情報として提供	■CyberOncologyを用いた切除不能進行・再発胃癌に対するニボルマブ併用化学療法の前向き観察研究	2022年～
	(同上)	京都大学	PRIME-R、ブリストルマイヤーズスクイブ (株)、小野薬品工業 (株)（研究名：G-Knight）	腫瘍内科	■腫瘍内科・呼吸器内科など、限定した診療科の診療録で、CyberOncologyに症例登録されたもの ■提供されるデータは仮名化加工情報として提供	■未治療進行または再発胃癌を対象にしたニボルマブ+化学療法の実臨床下における有効性と安全性に関する観察研究	2021年～2026年
3	OncWebプラットフォーム	京都大学	IQVIA ジャパン グループ	腫瘍内科	■全患者の統計化された診療情報	■治験スクリーニングのための研究、当院の、京都大学、大阪赤十字病院、当院の3病院で実施する共同研究	2025年～（予定）

世代医療・iPS 細胞治療研究センターと IQVIA ジャパン グループが運用する癌患者を主とした治験対象者のスクリーニング目的の構造化データベースであり、同プラットフォーム（匿名化）を公開することで治験の推進が図られている[6]。

当院では患者情報秘匿の厳格な運用のため、プロジェクトごとに異なる連携サーバを設置して DWH に接続し、データの出入りを管理している。今後、二次データの商用活用が一般化するにつれてデータ出力は増大し、管理エフォートが拡大してゆくと予想される。データ元である参画医療機関への還元の在り方についても検討を行ってゆく時期に入りつつあるように思われる。ともあれ、病院に蓄積されるだけであった医療情報が社会に還元されることにより二次利用に供される仕組みが動き始めたことは重大であり、国家の資源としてその価値を高めてゆくことを着実に支援し見守ってゆく必要がある。

CLISTA!による参照サーバからの データ抽出

本章 6「臨床研究における次世代情報基盤のあり方」に詳しいが、当院では院内業務におけるデータ利活用を早期から検討してきており、さまざまなシステムのデータを統合した上で、これらのデータを用いて情報統合基盤（統合データベース）を開発している。神戸市民病院機構 DX 推進室を中心に当院臨床研究推進センターにより環境整備が進められており、病院情報システム内あるいはそれに近接したネットワーク環境を整備することで、セキュアな環境でデータ分析を行う基盤が整備されてきている。

情報統合基盤から汎用性をもってデータ抽出を行うツールとして 2024 年に CLISTA! Ver2.1 を導入し、院内関係者に公開している[7]。CLISTA! は（株）医用工学研究所が開発した、マイクロソフト社 Windows 上で動作するオンライン診療データ分析システムであり、①情報統合基盤に内在する情報に対してさまざまな条件を設定してデータを抽出したり、抽出テンプレートを連続的・横断的に活用したりすることができ、②分析セットを作成して統計分析を実行し、容易に

統計情報を引き出すことが可能である、また、③ポータル機能により統計分析で作成された複数のグラフを表示したり、統計分析と連動させたりする統合機能を有することを特徴としている。

CLISTA! は院内随所の医療端末から参照でき、医療情報部にて簡易研修を終えて登録された個人により実行が可能である。すなわちその閾の低さを特徴としており、医療者が知りたいと思えば容易にそのデータと解析結果に到達できる仕組みを提供している。例えば、「昨日、院内で COVID-19 に対する PCR 検査が何件実行され、陽性者が何名発生したのか」というような疑問を著者のような者が院長室に居ながら（検査室の担当者に電話を掛けて問うことなく）電子端末を操作して解を得ることが可能になったということである（図 5-6-2）。

CLISTA! のような仕掛けがもたらす変化は当初は小さなものである。しかしながら、臨床データに基づくさまざまな研究を行いたいものの、時間であるとか資金であるとかアイデアの試行であるとかに閾を感じている大多数の臨床医に DWH を身近にして開放するツールである。DWH に即して症例を解析することは、遣り放しに終わっていた各自の臨床に当院独自の基盤に基づく参照を提供し、仮説を素早く検証させ、PDCA サイクルを回転させて、さらに高次な目標に向かわせる行為を実現することである。そのような過程に興味を持ち面白がる医療者が増えていくことは、本節が論じる医療情報のさらなる活用と医療の効率化という課題につながる、またとない転機であると考える。

VCC による病床運用データの抽出と活用

DWH に蓄えられる情報は診断や病名、治療あるいはその転帰といった医療実績に関するものだけではない。病院を訪れた患者個人が、いずれの病床を利用し、どれほどの検査や手術などの医療資源を利用したのかについて、あるいはその実施にあたって医療材料や医療職がいくばく投入されたのかについても綿密に記録がなされている。ただ情報は一元的には患者個々との紐づけでまとめられているため、それら患者が病院や病棟にどれだけの負荷を及ぼしているのか、あるいは

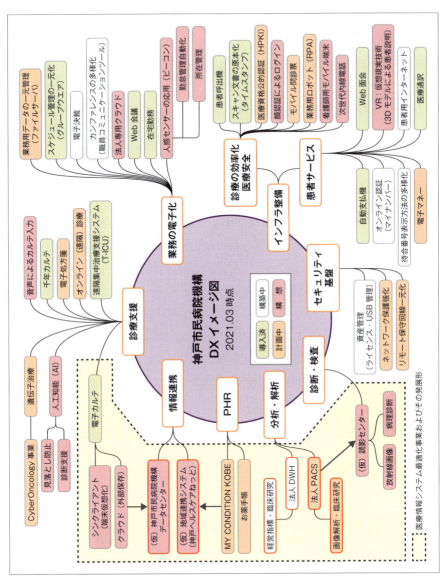

■図 5-6-2　神戸市民病院機構が目指す情報統合基盤（統合データベース）の構築・統合
　　　　　（文献 8 より転載）

データベースを介してあらゆる医療情報が一元的にアクセスでき、CLISTA! のような簡易ツールで解析を加えることができる。

対応する診療体制は適切に機能したのかについては情報の収集と解析が必要とされた。とりわけそのような情報が必要なのは「現在」であり、リアルタイムに状況把握がなされれば、救急患者の応諾や病床管理についてより客観的で透明性のある運用が可能となると思われた。当院は「断らない救急」を掲げて入院患者の4割を救急から受け入れており、予約のない緊急患者に対する適切な病床確保は積年の課題であった。したがって、病院全体にわたってDWHから病床情報を随時引き出し、実時間で統計処理を施しつつパネルなどに表示することができないかが問われた。VCCシステムの開発はそのような必要に則して2022年から始まった。

病院全体の病床（volume；V）を実時間で掌握し、control center（CC）で一元管理・運用するシステムを開発したのはJohns Hopkins大学病院であり、その開発を支援したのがGeneral Electrics社である[9]。同システムは瞬く間に米国の大規模医療施設を中心に50箇所以上に普及した。わが国ではGEヘルスケア・ジャパン（株）により当初、社会医療法人誠光会 草津総合病院に導入されたが[10]、大規模医療施設として導入・開発を実践したのは当院が最初である。当院はGE社とシステム開発を行った後、2024年春より試験運用を開始した。改良を繰り返しながら、今では病床管理に不可欠なシステムとして定着している。

当院のVCCは8個のパネルによって形成されており、それらは、①病棟稼働率と空床一覧、②病床稼働率傾向分析、③患者DPC期間一覧、④患者重症度スコア、⑤入退院・転入出一覧表、⑥看護業務量、⑦日毎病棟イベント、それに、⑧入院患者管理フローとなっている（**図5-6-3**）。従来の電子カルテ情報と異なるのは、個々の患者の病状による重症度や入院から退院までのフローが表示されたり、退院支援の進捗が付記されたりしていることである。すなわち看護の観点から患者の重み付けが行われ、それを可視化することで病棟全体での仕事量を推定できる仕掛けを盛り込んでいる。一方で、看護を提供するチームについても看護師個々人の経験年数などに基づいて重み付けが行われ、どれほどの看護力が見込まれるのかが看護単位ごとにパネル表示される。したがって、納得のいく看護体制を敷けるように調整したり、緊急対応への余力を推定したりすることができ

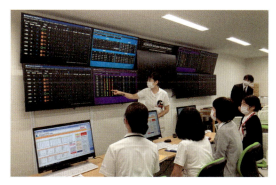

■図5-6-3 神戸市立医療センター中央市民病院のvolume control center（VCC）病床管理システムと、それを参照に病棟運営を話し合う看護師長たち

るので、柔軟で公平性のある病床運用実態が可視化され共有されている。これらの複雑な業務は、従来限られた病床管理師長の過酷な負担となっていたが、本システムによりその苦労はおおむね解消された。

　初期の運用に顕著な成果が認められたので、これからはVCCを中心として入退院支援業務を病院全体で一元化するよう体制構築を実施したり、病診連携も含めて病院の機能を向上させたりすることが可能となったと考えている。記載したようなDWHに潜在する患者の付帯事項や看護などに関する情報の抽出と利活用が病院業務の効率化を向上させており、これらの点においても当院は医療DX推進に寄与していると言えよう。興味深いことに、VCCは潜在する医療情報に対して今後も新たな開発推進を可能にしてくれるツールである。実際、当院では入院患者の薬剤処方・服薬指導システムの支援モジュールも新規に開発中である。基本フレームさえ堅牢に構築しておけば、その後は多くの利得があるシステムとして展開させることが期待される。

データ駆動型臨床研究に向けての
医療 DX 人材育成プログラム

　医療情報を利活用してゆくためには、情報システムの整備と同時に、医療情報を利活用しようとする者がデータを扱うために必要な教育・研修を受けることができる体制を整備したり、情報の抽出や集計あるいは分析を行うためのツールなどの環境を準備したり、さらには医療施設ごとに異なるデータ形式を平準化したり、利活用を行う者への法令・指針を整備したりする過程も欠かせない。米国では 2016 年 2 月に、21st Century Act としてリアルワールドデータ（real-world data；RWD）やリアルワールドエビデンス（real-world evidence；RWE）を積極的に開発・評価に利用することが国の方針として示され、その実績が積み上げられている。わが国においても、臨床研究中核病院の機能評価事項に RWD 利活用の項目が加えられ、次世代医療基盤法が整備されて RWE 利活用への体制が整備されてきた。これにより、例えば独立行政法人 医薬品医療機器総合機構（PMDA）が運用する医療情報データベース（MID-NET）事業から協力医療機関の集合データ解析を用いた発信が具体化したりしている [11]。

　神戸医療産業都市推進機構神戸メディカルクラスター連携推進委員会の臨床研究（治験）部会では、参画する医療機関間で人材育成などについて問題意識の共有が進んでいない状況を認識し、2024 年度より当院臨床研究推進センターの宮越千智を中心にワーキンググループ（WG）を立ち上げ、人材育成を目的としたプログラム整備を開始した [12]。WG はメディカルクラスターに属する 8 病院のうち参画希望があった 4 病院（神戸大学医学部附属病院国際がん医療・研究センター、兵庫県立こども病院、神戸市立神戸アイセンター病院、および当院）で構成されている。各病院におけるデータ駆動型研究などに対する取り組みの実態を 2024 年に調査し、課題を以下の 3 点に整理した。

①医療情報を自ら利活用する者がデータを扱うために必要とする教育・研究体制が欠如していること

②データ抽出・整理に関わる補助者についても当該者が必要とする知識習得の体

制が不備であること

③医療情報を利活用するための抽出・集計・分析に供するツールなどの環境整備が不十分であること

WG は議論を重ねて、必要とする対応、すなわち 2025 年度より、①人材育成、②環境整備、③教育・訓練体制を実践していくためワークショップの定期開催にこぎつけている。現状では本人材育成ワークショップへの参加は 4 病院に限定されているが、平準化され短期間で習得できる内容であることや、医師のみならずすべての医療職や補助者にも開放される内容であることなどから、プログラムの汎用性は高く、内外に普及してゆくと考えられる。

このような人材育成が進むことにより、各医療機関はそれぞれが所有する医療情報の混沌とした堆積を DWH へと質的に変革し、近い将来においては複数の医療機関が接続されることにより強力な RWD の駆動と RWE の発信を実現してゆくことになる。

社会基盤としての病院と求められる機能

病院は情報の坩堝である。多くの医療人がそのことに気づき、坩堝から金の精製が叶うべく懸命の努力を行っている。当院を含め神戸市医療産業都市メディカルクラスターも自身のシステム改革を断行しつつ、その実現に挑戦しているのが現状である。傷病者の診療を行う従来の病院の使命の上に、RWE を発信する情報センターとしての機能が具備される日が遠からず訪れることを確信している。

● 引用・参考文献

1) 厚生労働省. 医療施設動態調査（令和6年5月末概数）. https://www.mhlw.go.jp/toukei/saikin/hw/iryosd/m24/is2405.html［2025/2/10 閲覧］
2) 神戸市立医療センター中央市民病院医療情報部内部統計.
3) 神戸市立医療センター中央市民病院. 個人情報に関する取扱いについて. https://chuo.kcho.jp/policy/［2025/2/10 閲覧］

第5章｜医療の未来を拓く臨床研究　　339

4) 吉原博幸. 千年カルテプロジェクト：本格的日本版 EHR と医療データの 2 次利用に向けて. 情報管理. 2018;60(11):767-78.

5) 京都大学大学院医学研究科リアルワールドデータ研究開発講座. CyberOncology. https://www.rwd.kuhp.kyoto-u.ac.jp/project/cyberoncology/［2025/2/10 閲覧］

6) 京都大学大学院医学研究科リアルワールドデータ研究開発講座. CyberOncology. https://earlyclinical.kuhp.kyoto-u.ac.jp/patients/［2025/2/10 閲覧］

7) 株式会社医用工学研究所. CLISTA! ttps://www.meiz.co.jp/clista/［2025/2/10 閲覧］

8) Cover Story：神戸市民病院機構. 月刊新医療. 2024 January, No.589, 8-13.

9) Johns Hopkins School of Medicine. Emergency Medicine. https://www.hopkinsmedicine.org/emergency-medicine/c3［2025/2/10 閲覧］

10) GE Japan. リアルタイムデータを活用した効果的な病院運営へ　コマンドセンター導入. https://www.youtube.com/watch?v=PZm8tUiApDs［2025/2/10 閲覧］

11) 医薬品医療機器総合機構. MID-NET（医療情報データベース）. https://www.pmda.go.jp/safety/mid-net/0001.html［2025/2/10 閲覧］

12) 神戸市医療産業都市メディカルクラスター連携推進委員会 2024 年度臨床研究（治験）部会議事録（2025 年 1 月 31 日）.

Profile | **木原康樹** | 神戸市立医療センター中央市民病院 病院長

広島大学名誉教授、神戸市立医療センター中央市民病院病院長。京都大学大学院医学研究科卒業、医学博士。京都大学講師を経て、2005 年神戸市立中央市民病院循環器内科部長。2008 年より広島大学医学研究科循環器内科学教授（初代）として臨床教室を設立し、広島大学医学部長、広島大学副学長を歴任した。2020 年 4 月現職に就任と同時に新型コロナウイルス大型クラスターを経験し、その後、病院の再起を率先してきた。日本内科学会功労会員、日本循環器学会名誉会員、日本心臓病学会名誉会員、日本心不全学会名誉会員、日本超音波医学会功労会員、FELLOW OF AMERICAN COLLEGE OF PHYSICIAN、FELLOW OF AMERICAN COLLEGE OF CARDIOLOGY、FELLOW OF EUROPEAN SOCIETY OF CARDIOLOGY、日本学術会議第 24 期会員。

結びに当たって：
変貌する医学と
神戸医療産業都市のチャレンジ

成宮　周

変貌する医学
~Human Disease Biology の誕生~

　阪神淡路大震災の復興事業の一環としてポートアイランドに神戸医療産業都市が発足して25年になる。医療産業都市は、ほとんど何もないところから360を超える研究機関、医療機関、企業が集積し、1万数千人が働く一大バイオメディカルクラスターにまで発展した。一方、この間、医学も飛躍的な発展を遂げ、大きく変貌しつつある。神戸医療産業都市が今後さらに発展するためには、この変貌しつつある医学を的確に捉え、それを自身の推進力にすることが肝要である。

医学の変貌

　では、医学の変貌とは何だろうか？　私は、それは基礎医学と臨床医学の融合であり、これによって医学の本来の目的であるヒトの疾患のメカニズムを明らかにする Human Disease Biology が誕生したことと考える。永らく医学は基礎医学と臨床医学に分かれて発展してきた。基礎医学は生体の構造と機能を明らかにする学問であり、臨床医学は病気・病態の原因とメカニズムを明らかにするものとされてきたが、ヒトの不可侵性により、多くの研究はモデル動物や細胞で行われ、疫学的・臨床医学的アプローチも限定的で叙述的なものになりがちであった。万有引力を発見した Isac Newton は、研究者としての自分自身を問われて、「自分は、海岸で綺麗な小石や貝殻を拾って遊んでいる子どものようなものだ。その向こうには大きな真理の海が未発見のまま横たわっている」と答えたというが、

医学のこれまではまさにその通りであった。われわれが行っていたことは、生体機能発現の基礎となる過程を一つひとつ丹念に拾い上げてメカニズムを明らかにすることであり、その前にはヒトの疾患の解明という大きな海が横たわっていた。

しかし、20世紀末から21世紀初頭にかけて前者の研究は大きく集積した。例えば私自身は、アクチン細胞骨格による細胞の形態形成・接着・移動のメカニズムの研究を行ったが、同時期に細胞周期、増殖応答・がん化、転写制御、アポトーシス、ユビキチン、小胞輸送、オートファジー、小胞体ストレスなどさまざまな細胞プロセスに関与する分子とその働きが明らかにされた。また、チャネル、Gタンパク共役受容体（G-protein-coupled receptor；GPCR）などの機能素子、日内リズム、低酸素応答、トル様受容体（病原体パタン認識受容体）、サイトカインとその情報伝達、免疫チェックポイント、嗅覚・触覚・温覚など、生体機能発現メカニズムが次々と解明された。さらに、ノックアウトマウス、RNA干渉、microRNA、蛍光タンパク質、人工多能性幹細胞（iPS細胞）、ゲノム編集など、遺伝子の自在な操作、タンパク質の時空間動態解析、in vitroでの細胞分化の再現などを可能にする新技術が開発された。

次世代DNAシークエンサーの発展も落とすことができない進歩である。この結果、さまざまな細胞機能を担う遺伝子群が定義され、一つの細胞のRNA発現を包括的に明らかにすれば、それら遺伝子群の発現の総体としての細胞表現型が、その延長線上で、これをある組織の構成細胞すべてで行い、結果を統合すればその組織の表現型が、これらを体全体でまとめていけば個体の表現型が叙述できるのではないかと展望される至った。

単一細胞解析の誕生と発展

このような展望の下で生まれたのが単一細胞RNAシークエンシング（single cell RNA sequencing：scRNAseq）をはじめとする単一細胞解析である。scRNAseqは、例えばある組織の細胞をバラバラにして流路に流し、流れてきた一つひとつの細胞のRNAすべてに細胞特異的バーコードを入れておのおのの

RNA が由来する細胞を同定し、それぞれの RNA 一つひとつに異なったラベル（UMI）を入れ、これを PCR 増幅して次世代シークエンサーにかけて、一つひとつの細胞で発現する RNA 種とその数を計測する手法である。これにより、1個の細胞当たり約5千種類の RNA の発現プロフィールが明らかにでき、それをもとにその組織でどのような細胞が何個あり、それがどのような状態・表現型にあるか同定できるのである。scRNNAseq では、これから出発して、例えば発現変動遺伝子（Differential Expression Gene；DEG）解析により、ある細胞集団に特異的に発現する遺伝子プロフィールを明らかにしたり、擬時系列解析（Pseudotime 解析）で特定の細胞状態・分化に至る細胞系譜（cell trajectory）を推定したり、Gene Ontology（GO）解析や Gene Set Enrichment 解析（GSEA）によりある特定の細胞集団でどのような生物学的プロセス、細胞構成要素、分子機構が働いているかを推定することができる。

　例として、われわれが行ったヒト腫瘍組織に浸潤した免疫細胞の scRNAseq の結果を**図 1** に示す[1]。ここでは、大腸がん、卵巣がん、乳がん、各5例の手術標本より CD45 陽性免疫細胞をソートして解析しており、がん細胞や間質細胞が除かれているが、得られた 86,613 個の免疫細胞がまずは9個の細胞種の集団に大まかに分けられ、そこで同定された CD8 陽性 T 細胞がさらに9個のサブセットに分類できることを示している（**図 1A、図 1B**）。前者が細胞タイプを、後者が表現型に基づく状態を示すと解してもよいと思われる。私たちは、このデータをわれわれの研究の対象である EP4 と呼ばれるプロスタグランジン（PG）E$_2$ 受容体発現との関連で解析し、この経路と細胞のエネルギー代謝との関係を明らかにした（**図 1C**）が、研究の関心により別の観点から解析することで、そのたびに新しい情報が得られる。

　この 10 年ほどの間に多くのヒトの健常および疾患組織および関連する動物組織の scRNAseq 解析の論文が発表され、その datasets が Gene Expression Omnibus などの公共データベースに登録されて解析できるようになっている。これらはまさに、新知見発掘の源である。また、2016 年から開始された Human Cell Atlas 事業では、scRNAseq に加えて、スライド上に貼り付けた組織で

343

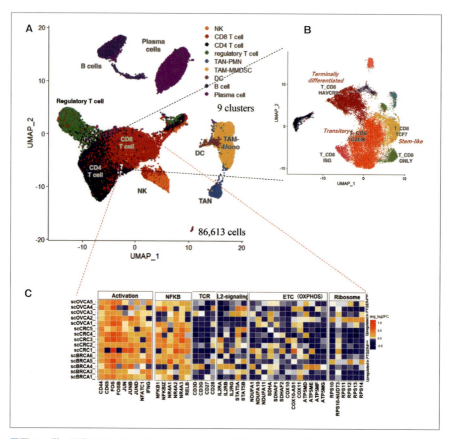

■図1 単一細胞RNAシークエンシング（scRNAseq）の一例（文献1より転載）

ここでは、がん患者15名の手術標本よりCD45陽性免疫細胞を集め解析している。1個1個のドットが1つの細胞を表している。その結果、がんに浸潤した86,613個の免疫細胞が大雑把に9つの細胞種の集団に分けられること（A）、その中で見られたCD8陽性T細胞の集団がさらに9つのサブセットに分けられること（B）を示している。このサブセットは、CD8陽性T細胞の状態を表すと考えられ、これらを対象におのおのの関係（どう分化しているかなど）をpseudotimeなどで解析できる。（C）では、CD8陽性T細胞をPGE$_2$のEP4受容体の発現により分類し、高発現群と低発現群での遺伝子発現をDEG解析で比較している。各列は、一人の細胞由来患者を表す。多くのがん患者に由来するCD8陽性T細胞で、EP4受容体の発現が、細胞活性化遺伝子発現と正に相関し、ミトコンドリア関連遺伝子・リボソームタンパク質遺伝子の発現と負に相関しているのを示している。

RNAseqを行うVisiumなどの空間トランスクリプトミクスや、数十種類のタンパク質の免疫染色を可能にするIBEXやHyperion/CyTOFなどの空間プロテオ

ミクスを解析し、ヒトのすべての正常組織といろいろな疾患組織での構成細胞と、おのおのでの RNA 発現を細胞同士の空間配置を含めて明らかにすることを計画している[2]。各組織でざっと 100 万個程度の細胞を解析し、最終的にはヒトのさまざまな段階・状態での正常・疾患組織での解析を目指すという壮大なプロジェクトである。2024 年 11 月 21 日号の *Nature* では、骨格系の発達、四肢形成、発達期の皮膚、神経オルガノイド、腸管、胸腺などでの Human Cell Atlas の draft map が報告されている。

マルチモーダル・アプローチ

最近ではこの方向を深化させ、scRNAseq に単一細胞での ATAC seq を組み合わせてオープンクロマチン（open chromatin）領域を同定し、また scRNAseq での RNA sequencing を 5'- 末端で行うことで mRNA 転写情報と共に同一細胞でのエンハンサーRNA の配列を決定して active エンハンサーを同定するなどのマルチモーダル（multi-modal）なアプローチも報告されている。例えば、前者の手法をとった解析の一つでは、同定した open chromatin 領域の塩基配列で転写因子結合モチーフを探索したり、ChIP Atlas[3] の情報からそこに結合し得る転写因子を同定し、これらを基にその細胞で働いている多数の遺伝子制御ネットワークを推定して、これを *in silico* で動かすことで細胞の表現型や運命決定にどういう影響が出るかを探索している[4]。CellOracle と名付けられたこの手法は、発表論文では血球分化のシミュレーションが行われているだけであるが、発生段階やオルガノイド形成などでの細胞分化の運命決定やヒト疾患に関与する各細胞の表現型変換を予見して仮説を構築するのに貢献するものと思われる。後者の 5'-scRNAseq（ReapTEC 法）[5] は、ヒト CD4 陽性 T 細胞に対してまず試みられているが、双方向性に転写される eRNA を同定することで、より特異的におのおのの type/state の T 細胞での転写部位（候補）領域を特定できるとしている。ReapTEC 法では、ヒト末梢血での CD4 陽性 T 細胞は 136 もの集団に分けられるという。興味深いことに、免疫疾患のゲノムワイド関連解析（GWAS 解析）

で同定された疾患感受性一塩基多型（single nucleotide polymorphism；SNP）は本手法で同定されたエンハンサー領域に多く存在すると報告されている。このことは、SNP が特定の遺伝子制御ネットワークに影響を与え、疾患発症に関与していることを示唆しており、『臨床研究イノベーション』で井村裕夫先生が提唱された先制医療に具体的な戦略を与えるものと思われる。

Human Disease Biology の現在

　以上述べてきたように、現今の医学では組織の単一細胞レベルでの解析を基にヒトの疾患組織でどういった細胞がどの程度あり、それらが空間的にどう分布しているかを解析できるところまで来ている。これを Human Disease Biology の誕生と名付けた所以である。ここで大事な点は、ここで得られる情報が包括的で不偏的（comprehensive and unbiased）なことである。これが、これまでのヒトの疾患研究で行われていた仮説に基づいた臨床研究と大きく異なる点である。ただし、このようなデータだけでは、ある時点での構成細胞とそれぞれの状態が見えるだけで、それらがどう組み合わさって病気・病態を作り出しているかは不明である。Human Disease Biology の現在は、膨大なデータをいかに用いて病気・病態に至るプロセスを推定するか、その手法を作り出す段階と考えられる。

神戸医療産業都市でなすべきこと

データより仮説・解明へ、創薬 AI の必要性

　上記で Human Disease Biology の現状について述べた。ヒトの疾患メカニズム解明に大きなポテンシャルを持つことがおわかりいただけたと思う。この手法により、疾患に関与する細胞群おのおのの分子的表象は明らかにでき、空間的組み合わせを含むそれら総体としての疾患の景観（landscape）を眺めることができる。しかし例えば、細胞群間でのシグナル伝達の実態、そのおのおのの関連性

と重要性、病態形成・疾患誘導に占める役割などは、多くの場合、疾患の景観だけからは明らかにできない。対象となるヒト疾患の一部でも忠実に模した動物モデルがある場合は、そこで scRNAseq を行い、これを遺伝子操作や薬物投与と組み合わせることで、特定の細胞群やシグナル伝達の疾患への関与とその程度を検討することができる。しかし、多くの動物モデルがヒト疾患での予測性に欠けることは、モデルで効果を示した薬物の多くが臨床有効性を示さないことでも明らかである。また、ヒトでの遺伝的多様性も考えるべき大きな要素である。

　これらの解決が期待できるのが、上記の multi-modal なデータを読み込み、これにこれまで集積されたあらゆる生命科学の基盤知識と個々の患者のゲノム・臨床情報を加えて、データを駆動し in silico で学習しながら疾患メカニズムを解明する計算論的アプローチではないかと考える。これを創薬 AI と呼ぼう。これは誰もが考えることで、今や、この分野はいかにして有効な創薬 AI を開発・成長させ、具体的で有効な結果を得るかの大競争時代に突入している。創薬にはさまざまな段階で AI の活用が考えられるが、化合物最適化などの後期段階に比べ、疾患メカニズムの推定から薬物標的の同定に至る創薬の初期段階での AI はまだまだこれからだと感じている。

神戸医療産業都市の取るべきこと、連携と統合

　このような現状認識の下、革新的医療の創造を目指す神戸医療産業都市が取るべき方向は自明である。神戸医療産業都市には、神戸市立医療センター中央市民病院をはじめとする病院群に加えて、神戸大学、理化学研究所生命機能科学研究センター（BDR）、理化学研究所計算科学研究センター（R-CSS）などの研究機関、先端医療研究・橋渡し研究支援・クラスター推進機能を有する医療産業都市推進機構がある。25 年にわたって神戸医療産業都市に集積されてきたこれら機関の活動の連携と統合こそキーである。神戸医療産業都市推進機構としては、中央市民病院、理研 BDR・R-CSS と連携して、神戸での創薬 AI に向けた連携体制の構築のためのプロジェクトを試行することを計画している。

347

その一つには、中央市民病院が整備し、推進機構がサポートしてきた自己免疫疾患の患者コホートを対象と考えている。ここでは、中央市民病院膠原病・リウマチ内科と推進機構先端医療研究センター（IBRI）、医療イノベーション推進センター（TRI）が連携してこのコホート患者の臨床情報とオミックス情報をデータ化し、これを理研計算科学研究センターの創薬AIグループに提供し、ここで既知情報と統合して創薬AIを実施することを計画している（図2）。これについては、すでに関与する先生方に具体的な実施計画を検討していただいている。

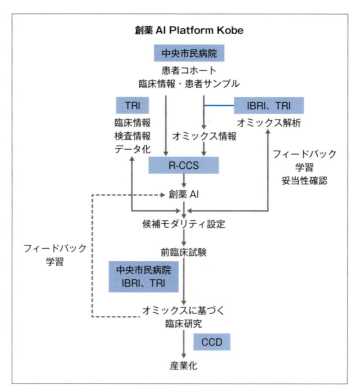

■図2　計画中の創薬AI Platform Kobeでの活動概念図
中央市民病院：神戸市立医療センター中央市民病院、TRI：臨床イノベーション推進センター、IBRI：先端医療研究センター、R-CCS：理化学研究所計算科学センター、CCD：クラスター推進センター

もう一つは、感覚器老化をターゲットにする再生医療を考えている。神戸では、10年前に現在の神戸アイセンター病院の前身である先端医療センター病院で、髙橋政代博士をリーダーとするチームにより世界で最初の自家iPS細胞由来の網膜組織の移植が加齢黄斑変性の患者に行われ、以後、同種移植の積み重ねで安全性・有効性の確認が行われ、先進医療から一般医療へ、自家から他家移植へと発展しようとしている。老化は、さまざまな臓器に起こるが、目と並んで日常生活で困るものに加齢性難聴がある。65歳以上の老人の30％以上が何らかの難聴を訴えると言われている。難聴は、また認知症の素因にもなる。難聴は、内耳蝸牛管での有毛細胞の脱落で起こるが、有毛細胞を再生させラセン神経節との間でシナプスを形成させる内耳再生のプロジェクトを立ち上げることができるのではないだろうか。ここでは、発生期のみならずオルガノイドでの有毛細胞誘導メカニズムを単一細胞レベルでAIを用いて解析するのがキーになろう。有毛細胞を有する蝸牛管のオルガノイド誘導も最近報告され、その中でscRNAseqも行われている[6]。中央市民病院耳鼻咽喉科は、先端医療センター病院当時より難聴をテーマとしてきており、このプロジェクトの牽引を期待したい。このプロジェクトはオルガノイド研究を創薬に結び付けるテストケースを兼ね、ここで開発されるAI手法はその他の器官の再生医療にも役立つものと期待したい。理研BDRでは、故 笹井芳樹博士の脳オルガノイド、網膜オルガノイド研究を受け継ぎ、さまざまな器官のオルガノイド研究が行われている。

不偏的な治験の勧め

　さらに、scRNAseqをはじめとする単一細胞解析の包括性と不偏性を生かす臨床研究での大きな応用は、治験である。薬物の治験は、想定されている当該薬物の作用コンセプトの検証を目的として行われ、このコンセプトに沿った治療効果を到達目標とし、これを反映するであろう指標をバイオマーカーとして実施されるが、往々にして失敗する。失敗した結果、そこでその薬物の開発は終了し、それまでの投資は無駄になる。これは、現今の治験の解析はコンセプトが正しいと

いう仮定に基づいて設定されており、外れると何の情報も得られないためである。治験は、ヒトで薬物の効果が検定できる貴重な機会である。ここで投与した薬物の効果を unbiased に検討できれば、最初のコンセプトが外れたにせよ、想定されていなかった薬物作用を発見でき、次の治験につながる可能性がある。治験の成功確率は、全疾患では 0.13、肝胆疾患領域、精神疾患領域ではおのおの 0.07、0.06 と惨憺たるものである[7]。神戸医療産業都市推進機構では、TRI に上記の unbiased な治験を行える能力を養成し、中央市民病院や神戸大学をはじめとする医療機関と連携し、神戸を"コケてもタダでは起きない再挑戦可能な治験"が実施できる場所にしたいと考えている。

　以上、医学の変貌とその中で神戸医療産業都市がなすべきイノベーションについて述べた。このイノベーションは、さまざまなプレーヤーがおのおのの専門知識を持ち寄る密な連携によってのみ成就される。幸い神戸医療産業都市には、中央市民病院、理化学研究所、神戸大学とプレーヤーはそろっており、神戸医療産業都市推進機構は中核的支援機関として、これらの連携を進め、試行プロジェクトを通して、ここに Human Disease Biology をベースにした医療産業の大きな研究開発産業コンプレックスが生まれることを期したい。

引用・参考文献

1) Punyawatthananukool S, et al. Prostaglandin E2-EP2/EP4 signaling induces immunosuppression in human cancer by impairing bioenergetics and ribosome biogenesis in immune cells. Nat Commun. 2024;15(1):9464.
2) Human Cell Atlas. https://www.humancellatlas.org/ ［2025/1/10 閲覧］
3) ChIP-Atlas. https://chip-atlas.org/
4) Kamimoto K, Stringa B, Hoffmann CM, Jindal K, Solnica-Krezel L, Morris SA. et al. Dissecting cell identity via network inference and in silico gene perturbation. Nature. 2023;614(7949):742-51.
5) Oguchi A, et al. An atlas of transcribed enhancers across helper T cell diversity for decoding human diseases. Science. 2024;385(6704):eadd8394.
6) Moore ST, et al. Generating high-fidelity cochlear organoids from human pluripotent stem cells. Cell Stem Cell. 2023;30(7):950-961.e7.